# 相遇

AME 访谈系列图书 4B007

## 记中国抗HER2二十年之路

名誉主编　沈镇宙　　张　斌

主　　编　宋尔卫　江泽飞　吴　炅

中南大学出版社
www.csupress.com.cn
·长沙·

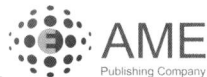
AME
Publishing Company

图书在版编目（CIP）数据

相遇：记中国抗HER2二十年之路/宋尔卫，江泽飞，吴炅主编.
—长沙：中南大学出版社，2025.4
ISBN 978-7-5487-5424-4

Ⅰ.①相…　Ⅱ.①宋…　②江…　③吴…　Ⅲ.①乳腺癌—药物疗法
Ⅳ.①R737.905

中国国家版本馆CIP数据核字(2023)第110359号

AME 访谈系列图书 4B007

# 相遇——记中国抗 HER2 二十年之路

XIANGYU——JI ZHONGGUO KANG HER2 ERSHINIANZHILU

主　编：宋尔卫　江泽飞　吴　炅

□出 版 人　林绵优
□丛书策划　汪道远　陈海波
□项目编辑　陈海波　廖莉莉
□责任编辑　王雁芳　董　杰
□责任印制　李月腾　潘飘飘
□版式设计　朱三萍　林子钰
□出版发行　中南大学出版社

　　　　　社址：长沙市麓山南路　　　　　邮编：410083
　　　　　发行科电话：0731-88876770　　　传真：0731-88710482

□策 划 方　AME Publishing Company
　　　　　地址：香港沙田石门京瑞广场一期，16 楼 C
　　　　　网址：www.amegroups.com

□印　　装　天意有福科技股份有限公司

□开　　本　710×1000　1/16　□印张 13.5　　□字数 278 千字　　□插页
□版　　次　2025 年 4 月第 1 版　□2025 年 4 月第 1 次印刷
□书　　号　ISBN 978-7-5487-5424-4
□定　　价　168.00 元

# 编者风采

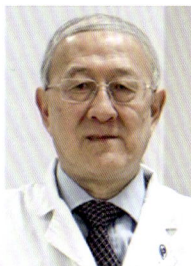

**名誉主编：沈镇宙**

复旦大学附属肿瘤医院

复旦大学附属肿瘤医院终身教授，外科名誉主任，博士生导师，曾任中国抗癌协会副理事长。现任上海乳腺癌临床医疗中心首席专家，上海乳腺疾病防治中心主任；中华医学会肿瘤学分会副主任委员，上海医学会肿瘤学会名誉主任委员，上海市抗癌协会理事长。2000年起任《中国癌症杂志》《抗癌》杂志主编，同时还担任国内外20余种肿瘤专业期刊的编委，已发表论文150余篇，主编《乳腺癌》《肿瘤外科手术学》《现代乳腺肿瘤学进展》《乳腺肿瘤学》等10部专著。

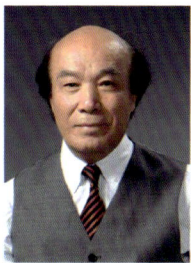

**名誉主编：张斌**

辽宁省肿瘤医院

辽宁省肿瘤医院乳腺外科名誉主任，主任医师，获国务院政府特殊津贴。原中国抗癌协会乳腺癌专业委员会副主任委员，现名誉主任委员，原辽宁省抗癌协会乳腺癌专业委员会主任委员，辽宁省重点学科带头人，辽宁省优秀专家。获辽宁省科技进步奖6项（二等奖3项、三等奖3项）。《中华肿瘤杂志》《中国实用外科杂志》《中华内分泌外科杂志》《癌症》等9家杂志编委。

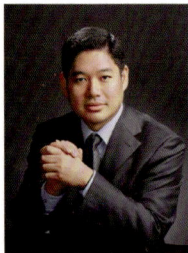

**主编：宋尔卫**

**中山大学孙逸仙纪念医院**

乳腺外科教授，主任医师，博士生导师，第十三届、十四届全国人大代表，中国科学院院士，中山大学医学部主任，中山大学孙逸仙纪念医院院长。多年来一直坚持在临床一线工作，是国内首批开展乳腺癌根治性保乳手术的外科医生之一，其主编的《乳腺癌保乳治疗》等论著，为乳腺癌保乳治疗在全国推广提供了规范性的指引。在临床实践的基础上，他致力于应用基础和转化研究，尤其对肿瘤微环境和免疫治疗开展了系统、深入的研究，取得了一系列原创性学术成果，并提出肿瘤生态学说、肿瘤干细胞拟态学说及效应免疫细胞布控的新概念，奠定了肿瘤生态免疫治疗的理论基础。发表SCI论文167篇，其中以通讯作者在 *Nature*（2篇）、*Cell*（3篇）、*Cancer Cell*（3篇）、*Nature Immunology*（2篇）、*Nature Cell Biology*、*Nature Cancer*、*Science Translational Medicine* 等杂志发表多篇论著。

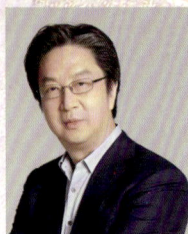

**主编：江泽飞**

**解放军总医院肿瘤医学部**

教授，主任医师，解放军总医院肿瘤医学部副主任，北京医学会乳腺疾病分会主任委员，中国临床肿瘤学会（CSCO）副理事长兼秘书长，St.Gallen乳腺癌国际共识专家团成员。

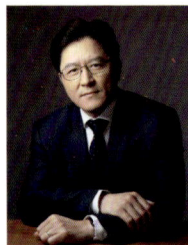

**主编：吴炅**

**复旦大学附属肿瘤医院**

常务副院长，主任医师，博士生导师，药物临床试验机构主任。中国抗癌协会整合乳腺癌委员会执行主任，中国抗癌协会乳腺癌专业委员会名誉主任委员，中华医学会肿瘤学分会乳腺肿瘤学组组长，中国医师协会外科医师分会乳腺外科专家工作组副组长，中国医师协会肿瘤医师分会副主任委员，上海市防癌抗癌事业发展基金会理事会监事长，上海市抗癌协会第九届理事会常务理事。

## 编委（以姓氏拼音首字母为序）：

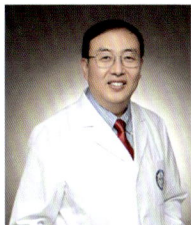

**步宏**

**四川大学华西医院**

教授，博士生导师，四川大学华西医院临床病理研究所所长。中华医学会病理学分会前任主任委员，中国抗癌协会常务理事、肿瘤病理专业委员会名誉主任委员，中国临床肿瘤学会（CSCO）理事兼肿瘤病理专家委员会主任委员，国际病理学会中国区分会主席，北京精鉴病理学发展基金会理事长。

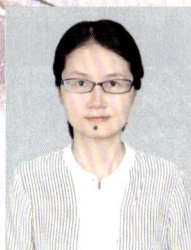

**陈闪闪**

**中国医学科学院肿瘤医院**

副主任医师，医学博士，中国医学科学院肿瘤医院内科。长期从事肿瘤内科临床、教学及科研工作，在常见恶性肿瘤的综合治疗方面积累了较为丰富的临床经验，尤其擅长乳腺癌的化疗、内分泌治疗和靶向治疗等。发表学术论文数篇，参与完成十余项国际国内抗肿瘤新药临床研究，参与多项科研课题，参与编译多部肿瘤学专著。学术任职：中国医药教育协会肿瘤化学治疗专业委员会委员，北京乳腺病防治学会转化医学专业委员会委员、肿瘤免疫治疗专业委员会委员、健康管理专业委员会委员等。

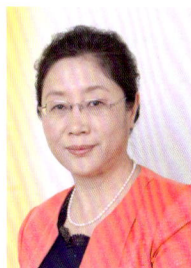

**耿翠芝**

**河北医科大学第四医院**

二级教授，博士生导师，河北医科大学第四医院乳腺中心。中国抗癌协会理事，中国临床肿瘤学会理事，中国临床肿瘤学会乳腺癌专家委员会副主任委员，中国女医师协会临床肿瘤专业委员会副主任委员，中国抗癌协会肿瘤临床研究管理学专业委员会常务委员，中国抗癌协会乳腺癌专业委员会委员，河北省抗癌协会乳腺癌专业委员会主任委员。

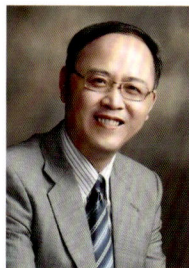

**胡夕春**

**复旦大学附属肿瘤医院**

教授，复旦大学附属肿瘤医院大内科首席专家，博士生导师，复旦大学附属肿瘤医院福建医院（福建省肿瘤医院）大内科主任。欧洲肿瘤内科学会（ESMO）乳腺癌Faculty Member，国际ABC 5-7 panelist，中华医学会肿瘤学分会肿瘤内科专家委员会副主任委员，中国抗癌协会多原发和不明原发肿瘤专业委员会荣誉主任委员，中国抗癌协会肿瘤临床化疗专业委员会副主任委员，中国抗癌协会肿瘤靶向治疗专业委员会副主任委员，中国研究型医院学会乳腺专业委员会副主任委员，上海市医师协会肿瘤科医师分会副会长，上海市抗癌协会常务理事，上海市抗癌协会肿瘤药物临床研究专业委员会主任委员，上海市抗癌协会癌症康复与姑息治疗专业委员会前任主任委员，国家药品监督管理局审评中心审评专家。在*Lancet Oncol*和*JCO*等杂志发表论著300余篇。

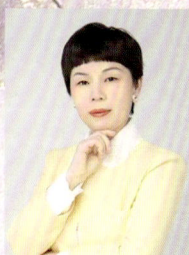

**黄利虹**

**中国人民解放军总医院第一医学中心**

中国人民解放军总医院第一医学中心普通外科护士长。中国医药教育协会乳腺癌个案管理师分会主任委员，中国医药教育协会乳腺疾病专业委员会常务委员，中国抗癌协会乳腺癌整合护理专业委员会常务委员，北京乳腺防治学会护理专业委员会委员。将乳腺术后康复护理以个案管理的方式在医院首创设立门诊。参编《乳腺癌的真相》《乳房的一生》科普书籍，执笔撰写四部共识等。

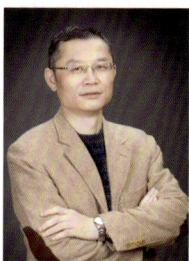

**黄韬**

**华中科技大学同济医学院附属协和医院**

教授，博士生导师，华中科技大学同济医学院附属协和医院甲状腺乳腺外科学科创始人。中国医疗保健国际交流促进会普通外科学分会主任委员，中国医师协会外科医师分会甲状腺外科医师委员会副主任委员，中国研究型医院学会甲状腺疾病专业委员会副主任委员，湖北省医师协会外科医师分会副主任委员，全国卫生系统青年岗位能手，湖北省高校优秀教师。参与制定我国甲状腺癌规范化治疗指南，获全国优秀中青年临床医学奖、卫生部科技进步奖、湖北省科技进步奖、湖北省青年科技奖等奖项。承担多项国家级和省部级科研课题，培养博士研究生和硕士研究生近百名。在甲状腺疾病和乳腺疾病的诊断和治疗方面有很深的造诣。

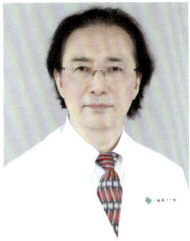

**金锋**

中国医科大学附属第一医院

二级教授，主任医师，博士生导师，中国医科大学附属第一医院乳腺外科。辽宁省抗癌协会乳腺癌专业委员会主任委员，辽宁省医学会乳腺外科分会主任委员，中华医学会肿瘤分会乳腺肿瘤学组名誉副组长，中国抗癌协会乳腺癌专业委员会副主任委员，中国临床肿瘤学会乳腺癌专家委员会常务委员，中华医学会外科分会乳腺外科学组委员，中国医师协会外科医师分会乳腺外科专家工作组副组长，北京乳腺病防治学会副理事长，中国人体健康科技促进会乳腺癌专业委员会副主任委员，辽宁省医学会乳腺外科学分会主任委员。

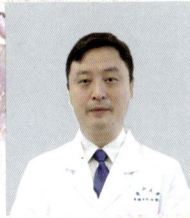

**刘强**

中山大学孙逸仙纪念医院

中山大学孙逸仙纪念医院大外科主任，逸仙乳腺肿瘤医院执行副院长，乳腺肿瘤中心主任，乳腺外科主任，一级主任医师，二级教授，二级研究员，博士生导师。欧洲肿瘤学院—欧洲肿瘤内科学会（ESO—ESMO）年轻乳腺癌国际共识专家组成员，中国临床肿瘤学会乳腺癌专家委员会常务委员兼副秘书长，中国抗癌协会乳腺癌专业委员会常务委员，广东省医学会乳腺病学分会主任委员，《中华内分泌外科杂志》副总编辑，《中国普通外科杂志》副主编。先后主持多项国家级重大项目，包括国家自然科学基金项目2项。近年来，以通讯作者（含共同）在 *Cell*、*Nature Communications*（2篇）、*Science Advances*、*JNCI*等杂志发表多篇论文。率先开展液体活检和免疫联合治疗在乳腺癌中的应用，并发起和制定中国首部年轻乳腺癌诊疗专家共识。2020年获"国之名医·优秀风范"荣誉称号。

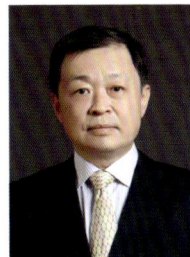

**刘荫华**

北京大学第一医院

教授，北京大学第一医院甲状腺乳腺外科主任医师。中华医学会外科学分会常务委员，中华医学会外科学分会乳腺外科学组组长，北京医学会外科分会副主任委员，北京医学会乳腺疾病分会副主任委员。

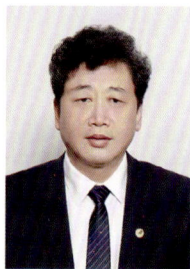

## 刘运江

**河北医科大学第四医院**

博士，教授，博士生导师。河北省有突出贡献中青年专家，河北医科大学外科学学科带头人，中国医药教育协会乳腺疾病专业委员会副主任委员，中国健康管理协会健康科普专业委员会常务副主任委员，中国临床肿瘤学会乳腺癌专家委员会常务委员，中国抗癌协会肿瘤整形外科专业委员会常务委员，中国抗癌协会乳腺癌专业委员会常务委员，中华医学会外科学分会乳腺学组委员，中国医师协会外科医师分会乳腺外科专家工作组常务委员，河北省抗癌协会副理事长兼秘书长，河北省肿瘤防治联合会执行主席，河北省数理医学学会会长。

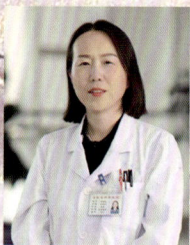

## 刘真真

**河南省肿瘤医院**

河南省肿瘤医院乳腺科主任，主任医师，河南省乳腺癌诊疗中心主任，国家肿瘤质控中心乳腺癌专家委员会委员，中华医学会肿瘤学分会乳腺癌学组委员，中华医学会外科学分会乳腺外科学组委员，中国医师协会外科医师分会乳腺外科专家工作组副组长，中国抗癌协会乳腺癌专业委员会常务委员，中国临床肿瘤学会乳腺癌专家委员会常务委员，河南省肿瘤诊疗质量控制中心乳腺癌专家委员会主任委员，河南省医师协会乳腺医师分会会长，河南省临床肿瘤学会乳腺癌专业委员会主任委员，河南省医学会乳腺病学分会候任主任委员。

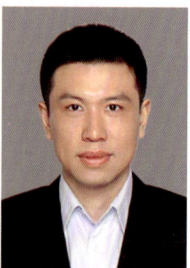

## 马飞

**中国医学科学院肿瘤医院**

内科治疗中心主任，主任医师，博士生导师，教育部"长江学者"特聘教授，北京协和医学院/中国医学科学院长聘教授。国家重点研发计划重点专项首席科学家，国家自然科学基金重点项目负责人，健康中国研究中心癌症防治专家委员会主任委员，国家肿瘤质控中心乳腺癌专家委员会副主任委员兼秘书长，中国乳腺癌筛查与早诊早治规范委员会秘书长，国家抗肿瘤药物临床应用监测专家委员会秘书长，中国抗癌协会整合肿瘤心脏病分会副主任委员，中国抗癌协会肿瘤药物临床研究专业委员会副主任委员，中国药师协会肿瘤专科药师分会副主任委员。*Cancer Innovation*主编，《中国医学前沿杂志》副主编。

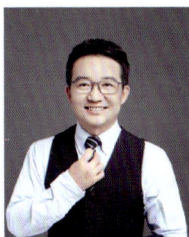

**聂建云**

**云南省肿瘤医院**

博士，主任医师，博士生导师，加拿大麦吉尔大学博士后。云南省肿瘤医院/昆明医科大学第三附属医院副院长，"云南省有突出贡献优秀专业技术人才"津贴获得者，云南省学术和技术带头人，云南省高层次人才医学学科带头人，云南省兴滇英才计划——云岭名医。中国抗癌协会青年理事，中国医院协会理事，中国临床肿瘤学会（CSCO）乳腺癌专家委员会常务委员，CSCO患者教育专家委员会常务委员，中国抗癌协会乳腺癌专业委员会委员，中国抗癌协会肿瘤微创治疗专业委员会乳腺学组副主任委员，长江学术带乳腺联盟副主任委员，云南省医师协会乳腺癌专业委员会主任委员，云南省医院协会副会长，云南省细胞生物学学会副理事长。

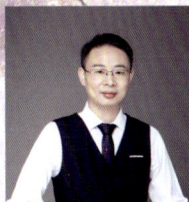

**欧阳取长**

**湖南省肿瘤医院**

医学博士，二级主任医师，湖南省肿瘤医院乳腺内科主任。中国临床肿瘤学会（CSCO）乳腺癌专家委员会常务委员，中国抗癌协会乳腺癌专业委员会常务委员，中国医师协会肿瘤专业委员会乳腺癌学组常务委员，国家抗肿瘤药物临床应用监测专家委员会委员，国家肿瘤质控中心乳腺癌专家委员会委员，湖南省医学会肿瘤内科学专业委员会主任委员兼乳腺癌学组组长，湖南省妇幼保健与优生优育协会妇科与乳腺肿瘤防治专业委员会主任委员。《中华肿瘤杂志》通讯编委，*Journal of Clinical Oncology*中文版编委，《肿瘤药学》副主编。

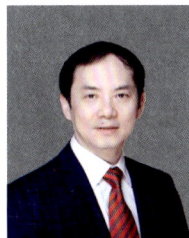

**任国胜**

**重庆医科大学附属第一医院**

重庆医科大学附属第一医院二级教授，博士生导师，法国国家医学科学院外籍院士，重庆市"两江学者"特聘教授，重庆市首席医学专家。中国抗癌协会肿瘤临床研究管理学专业委员会主任委员，中国抗癌协会乳腺癌专业委员会名誉主任委员，中国医师协会外科医师分会乳腺外科专家工作组组长，中华医学会外科医师分会乳腺外科学组副组长。《中华内分泌外科杂志》总编辑。

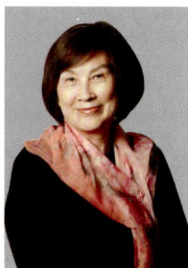

**史安利**

中国抗癌协会康复分会名誉主任委员，北京爱谱癌症患者关爱基金会主席。

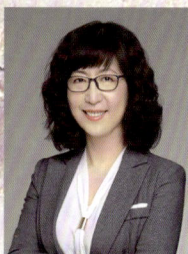

**滕月娥**

**中国医科大学附属第一医院**

中国医科大学附属第一医院肿瘤内科博士生导师、主任医师，中国临床肿瘤学会理事，辽宁省抗癌协会乳腺癌专业委员会副主任委员，中国女医师协会乳腺癌专家委员会副主任委员，中国临床肿瘤学会乳腺癌专家委员会常务委员，中国医师协会肿瘤学分会乳腺学组常务委员，中华医学会肿瘤学分会乳腺癌学组委员，中国抗癌协会乳腺癌专业委员会委员，中国医药教育协会乳腺疾病专业委员会常务委员，中国抗癌协会多原发和不明原发肿瘤专业委员会委员，辽宁省免疫学会肿瘤免疫分会常务委员。

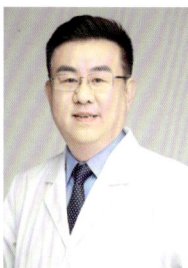

**佟仲生**

**天津医科大学肿瘤医院**

教授，天津医科大学肿瘤医院乳腺肿瘤内科主任医师，天津市肿瘤医院滨海医院副院长。中国抗癌协会肿瘤靶向治疗专业委员会副主任委员，中国抗癌协会乳腺癌专业委员会常务委员，中国医药卫生文化协会肿瘤防治与科普分会副会长，国家肿瘤质控中心乳腺癌专家委员会委员，国家抗肿瘤药物临床应用监测专家委员会乳腺癌组副组长，中国老年协会老年肿瘤委员会乳腺癌专业组主任委员，天津市抗癌协会多原发和不明原发肿瘤专业委员会主任委员。担任《中国肿瘤临床》《天津医药》《中华乳腺病杂志》《中国综合临床》等杂志编委。

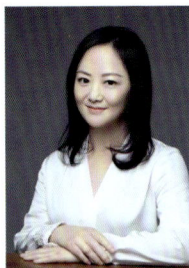

## 王碧芸

**复旦大学附属肿瘤医院**

主任医师，硕士生导师，复旦大学附属肿瘤医院乳腺及泌尿肿瘤内科专科主任。中国临床肿瘤学会（CSCO）常务理事，CSCO青年专家委员会主任委员，CSCO患者教育专家委员会常务委员兼秘书长，CSCO乳腺癌专家委员会委员，上海市抗癌协会癌症康复与姑息治疗专业委员会（CRPC）主任委员，上海市抗癌协会乳腺癌专业委员会常务委员。

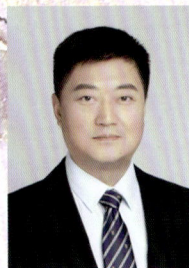

## 王海波

**青岛大学附属医院**

教授，博士生导师，青岛大学附属医院乳腺病医院院长，青岛大学附属医院乳腺病诊疗中心主任，青岛大学实体肿瘤临床转化研究院院长。中国临床肿瘤学会乳腺癌专家委员会副主任委员，中国抗癌协会乳腺癌专业委员会常务委员，中国医师协会肿瘤医师分会常务委员，中国医师协会微无创委员会乳腺分会副主任委员，中国医学促进会乳腺整形分会常务委员，山东省康复医学会乳腺疾病分会主任委员，山东省临床肿瘤学会乳腺专家委员会候任主任委员，山东省医学会乳腺多学科协作分会副主任委员。

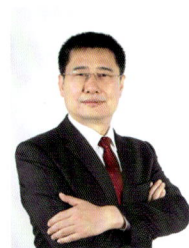

## 王建东

**中国人民解放军总医院**

教授，主任医师，博士生导师，中国人民解放军总医院普通外科医学部乳腺外科主任。中国医药教育协会副会长兼乳腺疾病专业委员会主任委员，中国健康管理协会乳腺健康管理分会会长，中华医学会外科学分会乳腺外科学组委员，中国临床肿瘤学会乳腺癌专家委员会常务委员。《中华乳腺病杂志》等编委。

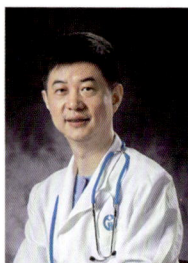

**王坤**

**广东省人民医院肿瘤医院**

教授，博士生导师，广东省人民医院肿瘤医院副院长。中国临床肿瘤学会（CSCO）理事、乳腺癌专家委员会常务委员，中国抗癌协会乳腺癌专业委员会常务委员。2021年，主持的NeoCART研究入选美国国立综合癌症网络（NCCN）乳腺癌指南。2019年度"国之名医"获得者，2023年度人民好医生—乳腺癌领域杰出贡献奖获得者。

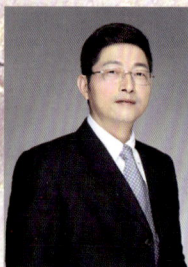

**王晓稼**

**中国科学院大学附属肿瘤医院（浙江省肿瘤医院）**

博士，教授，主任医师，博士生导师，博士后导师，浙江省肿瘤医院乳腺内科主任医师，浙江省肿瘤智能诊断和分子技术研究中心副主任。浙江省免疫学会副理事长，浙江省肿瘤诊治质控中心副主任兼乳腺癌质控专家委员会主任委员，中国临床肿瘤学会（CSCO）乳腺癌专家委员会副主任委员，中国抗癌协会乳腺癌专业委员会常务委员、医学伦理委员会常务委员，浙江省医学会肿瘤内科分会主任委员，浙江省抗癌协会乳腺癌专业委员会主任委员、肿瘤内科专业委员会前任主任委员、肿瘤心脏病学专业委员会（筹）牵头人，浙江省转化医学学会副理事长兼精准医学分会会长。

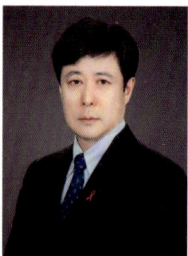

**王永胜**

**山东第一医科大学附属肿瘤医院（山东省肿瘤医院）**

二级教授，博士生导师，人民名医，山东省肿瘤医院大外科主任、乳腺癌学科主任。中国抗癌协会乳腺癌专业委员会第八、九届副主任委员，中国抗癌协会国际医疗交流分会副主任委员，中国临床肿瘤学会理事、乳腺癌专家委员会常务委员，中国医师协会肿瘤医师分会乳腺癌学组副组长，国家卫生健康委乳腺癌诊疗规范专家组成员，山东省肿瘤质控中心乳腺癌学组组长，全球乳腺癌大会（GBCC）国际指导专家委员会成员。

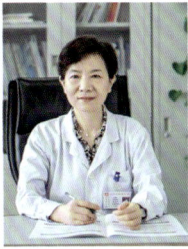

**闫敏**

**河南省肿瘤医院**

医学博士，教授，主任医师。河南省肿瘤医院乳腺科，河南省乳腺病诊疗中心副主任。中国临床肿瘤学会（CSCO）乳腺癌专家委员会常务委员，中国女医师协会乳腺疾病研究中心专业委员会常务委员，中国医师协会肿瘤医师分会乳腺癌学组常务委员，中国医药教育协会肿瘤转移专业委员会常务委员，中国抗癌协会多原发和不明原发肿瘤专家委员会委员，国家卫生健康委能力建设和继续教育肿瘤学专家委员会委员，中国研究型医院学会精准医学与肿瘤MDT专业委员会乳腺学组副主任委员，河南省肿瘤诊疗质量控制中心乳腺癌专家委员会副主任委员，河南省生命关怀协会乳腺癌专业委员会副主任委员，河南省医院协会乳腺疾病管理与创新分会副主任委员。

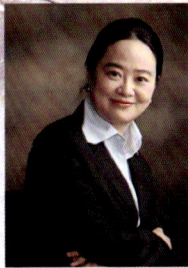

**杨文涛**

**复旦大学附属肿瘤医院**

教授，主任医师，博士生导师，复旦大学附属肿瘤医院病理科副主任。中华医学会病理学分会乳腺疾病学组组长，中国医疗保健国际交流促进会病理学分会副主任委员，中国抗癌协会乳腺癌专业委员会常务委员，中国临床肿瘤学会肿瘤病理专家委员会常务委员，中国抗癌协会肿瘤病理专业委员会委员，上海市抗癌协会乳腺癌专业委员会副主任委员，第五版世界卫生组织乳腺肿瘤分类编委。《诊断病理学杂志》副主编，《中华病理学杂志》、Virchows Archiv杂志、《临床与实验病理学杂志》编委。

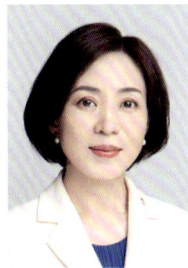

**殷咏梅**

**江苏省人民医院**

二级教授，主任医师，博士生导师，江苏省人民医院（南京医科大学第一附属医院、江苏省妇幼保健院）副院长。中国临床肿瘤学会（CSCO）副理事长，北京市希思科临床肿瘤学研究基金会副理事长，第十九届St. Gallen国际乳腺癌大会专家团成员，CSCO乳腺癌专家委员会副主任委员兼秘书长，中国医师协会精准医疗乳腺专业委员会副主任委员，中国抗癌协会乳腺癌专业委员会常务委员，CSCO患者教育专家委员会主任委员，CSCO乳腺癌指南执笔专家，荣获2021年度、2023年度中国生物医药产业链创新风云榜"Leading PI桂冠奖"。

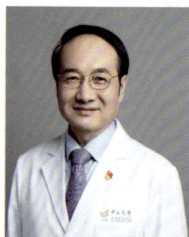

袁中玉

中山大学肿瘤防治中心

教授，主任医师，博士生导师，中山大学肿瘤防治中心内科。广东省胸部肿瘤协会乳腺癌专业委员会副主任委员，广东省健康管理学会乳腺癌专业委员会副主任委员，广东省中医药学会乳腺病专业委员会副主任委员，广东省药学会乳腺科用药专家委员会副主任委员，广东省胸部疾病学会乳腺病防治专业委员会副主任委员，广东省精准医学应用学会乳腺肿瘤分会副主任委员，广东省抗癌协会脊柱肿瘤专业委员会副主任委员。从事乳腺癌临床和科研工作多年，主持或参与临床研究40余项，主持参与国家"863"计划、国家自然科学基金等多个科研项目，在JAMA、CCR、JNCI、Mol Oncol、J Pathol等杂志发表SCI论文50多篇。

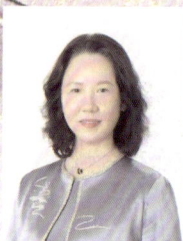

张清媛

哈尔滨医科大学附属肿瘤医院

主任医师，二级教授，博士生导师，肿瘤学国家重点专科带头人，国家"百千万人才工程"入选者，国家有突出贡献中青年专家。中国抗癌协会乳腺癌专业委员会副主任委员，中国临床肿瘤学会乳腺癌专家委员会副主任委员，中国抗癌协会化疗专业委员会副主任委员。

（注：以上简历统一更新于2025年3月）

## AME 出版社采写团队：

| 廖莉莉 | 董 杰 | 高 晨 |
|---|---|---|
| 李沛宇 | 陈 童 | 李欣燃 |
| 周小雪 | 黄冰滢 | 江苇妍 |

# AME 访谈系列图书序言

　　这套丛书，有对医药公司或器械公司高管的访谈，有对医院院长等管理者的访谈，也有对临床各专科一线专家的访谈，虽然被采访对象、主题和访谈的呈现形式有所差异，但是，所有访谈稿件都具有一个共同的特征：作者都试图尽最大努力将访谈最精彩的地方和最有价值的信息传递给读者。

　　殊不知，一篇好的访谈稿件，从选题、收集资料、采访、撰写、修改、校对，到再修改……作者需要付出很多心血、汗水，甚至忍受了不少憋屈，而这一面读者往往是难以感知的。

　　清晰地记得，大学二年级的一天下午，我看到学校橱窗里张贴了一份海报——南通医学院首届学科学术带头人评选结果公示。作为一名学生，我对那些教授非常仰慕，顿时产生了一个念头：如果能对这些学科学术带头人做一个采访，将他们成功背后的故事与周围的人分享，应该可以激励更多的人。于是，我将这个想法写在一张信纸上，便去找《南通医学院报》的老师（备注：《南通医学院报》已更名为《南通大学报》），希望能够得到他们的肯定和支持。

　　接待我的是一位何姓老师，他听了我的想法后，给了我一顿"教训"，大概的意思就是让我别胡思乱想，采访这些学科学术带头人的任务怎么能够让学生负责？正当我很郁闷的时候，一旁的沈宝衡老师（时任南通医学院宣传部部长）安慰我说："这样吧，汪同学你把纸条留下来，等负责院报的张老师回来之后，我帮你转交给他，你先回去等消息吧。"

　　我怀着沮丧的心情回到了宿舍，就在这时，宿舍的电话真的响起来了。原来是院报的张老师看到我写的想法之后，亲自致电我，一方面给予肯定，另一方面表示全力支持我的想法，他将亲自帮我联系专家，预约好采访时间……只记得我当时很激动，张老师滔滔不绝地在电话那头讲了半天，很多信息我都没有记住，感觉幸福来得太突然了。第一位接受采访的是南通医学院附属医院血液内科主任刘红教授，采访过程比较顺利。通过这一系列采访，我认识了著名统计学专家陈峰教授、病理学专家陈莉教授和眼科专家管怀进教授等多位老师，聆听了他们成功背后酸甜苦辣的故事，受益匪浅。

　　看到AME访谈系列图书即将出版，触景生情，禁不住回想起自己当年作为大学生记者去采访专家的点滴小事。

希望读者能够多多支持这个系列图书的出版，如果您觉得有启发、有收获，如果您很欣赏这个系列的某本书或者其中的某篇文章，作者和编辑都将甚感荣幸；如果您觉得有一些采访稿写得不够深入，有不完美的地方，希望能够多多包涵，给作者多一份鼓励，这份鼓励也许能够让作者和编辑倍感温暖。

是为序。

汪道远

AME出版社社长

# 序言

癌症是全球主要的公共卫生问题，也是世界范围内的主要死亡原因，根据世界卫生组织统计，2020年全球约有1 000万人死于癌症，在这一年乳腺癌超过肺癌成为全球最高发的恶性肿瘤，其新发病例数高达226万例。乳腺癌作为"模式肿瘤"，其理论和治疗的探索一直走在癌症研究的前列，得到了各国癌症研究机构的效应免疫细胞布控（effector immune cell deployment，EICD）理念的高度重视！

在过去的一百多年间，乳腺癌研究不断取得新的突破，改变了乳腺癌甚至实体肿瘤的临床实践！1882年，William S. Halsted提出"乳腺癌是局部疾病"，一般先通过淋巴转移，再播散到全身，因此创立了"Halsted radical mastectomy"肿瘤根治术式，将乳腺癌的手术范围确定为整块切除包括肿瘤在内的全部乳腺组织（含胸大肌）以及腋窝淋巴结清扫，该手术方式大大降低了患者术后局部复发风险。1976年，Bernard Fisher通过$^{51}$Cr标记肿瘤细胞作为示踪材料，观察到肿瘤细胞可以进入淋巴系统或者静脉系统，肿瘤播散是无序的，提出"乳腺癌是全身性疾病"，创立了保留乳房根治乳腺癌手术。更重要的是，他证实了并非肿瘤的局部治疗范围，而是全身系统治疗将影响患者的长期预后。因此，"以手术为主的全身综合性抗肿瘤治疗模式"被推广应用于乳腺癌的临床实践。蓬勃发展的抗肿瘤新药研发与局部治疗双剑合璧，改善了乳腺癌患者的预后。

1979年，Robert A. Weinberg教授及其团队在乙基亚硝脲诱导的大鼠神经胶质母细胞瘤中发现了一种特殊的癌基因，因其来源于神经胶质母细胞瘤而被命名为"*neu*"。1985—1987年，Axel Ullrich、Dennis Slamon和Stuart Aaronson带领3个团队几乎同时确定了c-neu的人类同源物，称为人表皮生长因子受体2（human epidermal growth factor receptor 2，HER2）或c-erbB-2。Slamon博士的团队还发现*HER2*基因在约五分之一的乳腺癌患者的肿瘤组织中高表达（HER2阳性），且这部分HER2阳性患者的肿瘤复发和转移风险更高，并提出了阻断HER2信号通路将抑制乳腺癌细胞生长的假设，这一发现为"HER2阳性乳腺癌患者"带来新的治疗靶点。

1992年首个HER2单克隆抗体"曲妥珠单抗"进入Ⅰ期临床研究。1998年，曲妥珠单抗（赫赛汀）正式获批上市，从此改变了"HER2阳性乳腺癌"患者的命运。2001年的H0648g研究、2005年的NSABP B-31/NCCTG-N9831研究和2005年的HERA研究分别在晚期一线、新辅助和辅助阶段通过大型Ⅲ期随机对照临床研究证明"曲妥珠单抗联合化疗"可以显著延长HER2阳性乳腺癌患者的生存时间！自此，基于曲妥珠单抗的治疗方案作为HER2阳性乳腺癌的标准治疗写入指南。

曲妥珠单抗的巨大临床获益让更多科学家致力于研发HER2靶向药物，新的HER2靶向药物为患者带来更多的治疗选择和治疗获益。2007年第一个小分子酪氨酸激酶抑制剂拉帕替尼上市，拉帕替尼在脑转移HER2阳性乳腺癌患者中展现出高效的颅内疾病控制，并为曲妥珠单抗耐药患者提供了更佳的解决策略。2012年帕妥珠单抗上市，在具有里程碑意义的CLEOPATRA研究中，探索了"曲妥珠单抗联合帕妥珠单抗"的双靶治疗的临床获益。研究结果显示，HER2阳性晚期乳腺癌患者通过双靶联合化疗获得57.1个月的中位生存时间，37%的患者甚至实现8年的长期生存！NeoSphere研究和APHINITY研究分别在新辅助阶段和术后辅助阶段探索了HER2双靶联合化疗在HER2阳性早期乳腺癌患者尤其是高危人群中的临床价值，并获得显著的生存获益，自此，指南再次改写了HER2靶向策略，"曲妥珠单抗联合帕妥珠单抗"的双靶治疗成为HER2阳性乳腺癌早期及晚期阶段治疗的新标准！

然而，HER2靶向治疗的探索仍未停止。2013年，乳腺癌领域第一个抗体药物偶联物（antibody-drug conjugate，ADC）恩美曲妥珠单抗（T-DM1）上市，2012年的EMILIA研究和2019年的KATHERINE研究相继证明T-DM1在HER2阳性晚期乳腺癌二线治疗和早期乳腺癌新辅助未达病理学完全缓解人群中的生存获益。这些研究推动了ADC药物在乳腺癌领域闪亮登场，及至2019年获批上市的T-DXd进一步将HER2靶向治疗的适应证拓展到HER2低表达，覆盖近四分之三的乳腺癌人群，进一步提高了HER2靶点的临床价值。HER2靶向治疗锐意创新，一路高歌猛进，不仅带动靶向治疗的蓬勃发展，更为肿瘤患者带来了实实在在的生存获益！在临床工作中，我们可以感受到，既往让患者"闻之色变"的HER2阳性乳腺癌反而成为"不幸中的万幸"，HER2阳性乳腺癌患者的生存状况也自此反转，成为预后最好的乳腺癌亚型。

曲妥珠单抗等HER2靶向药物在HER2阳性乳腺癌患者中的出色疗效让人们意识到乳腺癌具有很显著的个体化差异。2000年，Charles M. Perou通过基因芯片检测首次把乳腺癌区分为不同分子分型，即基底型、ErbB2阳性型（HER2阳性型）和管腔型（ER阳性型）。此后，关于乳腺癌精准分型和靶向治疗的研究大量涌现，开启了"肿瘤精准个体化诊疗"的新时代。随着HER2靶向治疗的药物更新迭代，患者的生存率也不断提高。但是，抗HER2治疗如何在HER2低表达的患者中发挥作用，以及如何解决抗HER2治疗的耐药问题，仍需肿瘤治疗领域的一次革命性飞跃来突破。

曲妥珠单抗作为第一个HER2靶向药物，其基础结构为单克隆抗体，其抗原结合片段（Fab段）可与肿瘤细胞表面的HER2受体相结合，通过阻断HER2信号从而产生抗增殖作用，而其可结晶段（Fc段）则可通过募集NK细胞、巨噬细胞、单核细胞或者中性粒细胞等免疫细胞介导抗体依赖细胞介导的细胞毒作用（antibody-dependent cell-mediated cytotoxicity，ADCC）或者抗体依赖细胞介导的吞噬作用

（antibody-dependent cell-mediated phagocytosis，ADCP）实现肿瘤免疫效应。甚至有研究认为后者带来的免疫效应可能是曲妥珠单抗更重要的抗肿瘤机制，也是曲妥珠单抗发挥长期抗肿瘤作用的重要原因。那么如何提高曲妥珠单抗的免疫效应呢？中山大学孙逸仙纪念医院宋尔卫院士团队提出的EICD理念就免疫细胞的局部和全身分布提出精确的评定标准，为提高免疫治疗获益指明方向。EICD指的是效应免疫细胞在淋巴结、外周血和肿瘤微环境中的启动、激活、循环、募集、浸润和细胞命运，但是，肿瘤免疫过程并不是免疫系统的单兵作战，它与远处器官、神经内分泌系统，甚至外界干预密切相关并相互作用，肿瘤与宿主内环境的关系就像物种个体与生态环境的关系一样息息相通、互为一体，因此，宋尔卫院士团队提出"肿瘤生态学"理论将抗肿瘤治疗的焦点从杀灭癌细胞扩展到改良宿主的整体生态内环境，为提高肿瘤免疫治疗获益提供了更广阔的发展空间。

根据"肿瘤生态学"的整体观来探索提高曲妥珠单抗免疫效应的途径，宋尔卫院士团队发现肿瘤生态系统中的免疫细胞、内皮细胞和成纤维细胞等都参与了曲妥珠单抗的免疫调控。团队前期的工作发现，曲妥珠单抗介导的ADCP效应中的巨噬细胞可招募AIM2到吞噬体并上调PD-L1引起免疫抑制。因此曲妥珠单抗或ADC与PD-1/PD-L1单抗的联合应用快速进入临床试验阶段，并在部分人群中获得阳性结果。另外，前期研究还发现HER2可以通过上调血管内皮细胞生长因子及诱导免疫抑制细胞，从而对肿瘤免疫产生抑制作用，因此HER2靶向治疗联合抗血管生成的临床研究也在探索中。苏士成教授团队也发现，在曲妥珠单抗的影响下，CD16+成纤维细胞可通过增强细胞外基质硬度减少药物输送导致耐药，为曲妥珠单抗的联合治疗策略提供了新的治疗靶点。运用"肿瘤生态学"理论，将HER2靶向治疗与靶向宿主生态系统的新疗法相结合，用联系和发展的眼光分析和治疗癌症，这不仅更贴合肿瘤治疗的临床实践，也更有利于肿瘤患者获得长期的生存获益。

曲妥珠单抗作为恶性肿瘤获批的第一代靶向药物，开创了根据肿瘤的分子分型使用靶向治疗药物的新模式，推动肿瘤治疗进入"精准个体化靶向治疗"的时代！但曲妥珠单抗不仅是靶向治疗药物，更是免疫治疗药物，因此如何提高其免疫治疗获益，从而实现肿瘤长期控制成为新的探索方向。"肿瘤生态学"理论的提出为提高HER2靶向药物的免疫效应提出了更丰富的解决策略和联合治疗思路。相信在"精准个体化诊疗"和"肿瘤生态学"的指导下，以HER2靶向药物为基础的肿瘤治疗策略将持续为乳腺癌患者带来更好的生存获益！

《相遇——记中国抗HER2二十年之路》编委会

# 目录

**篇章三：沐浴阳光——扩大药物可及性，普惠患者**

**展望：走向未来——满足患者之需，实现精准化治愈**

# 篇章一

# 星光指路

## 抗HER2治疗引领者

他们，是中国乳腺癌治疗领域的领导力量。

他们，亲历中国抗 HER2 二十年发展历程。

他们，从抗 HER2 治疗中汲取成长的能量，也用热情、坚毅、创造力，深入蓝海，探索未知领域，成为后人前行的指路星光。

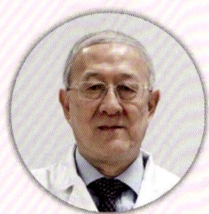

**沈镇宙**　复旦大学附属肿瘤医院

# 01

# 毕生为医无穷期

　　"有时是治愈，常常是帮助，总是去安慰。"这句谚语曾在西方广为流传，它不仅道出了医生救死扶伤的毕生职责，更表达了医生对待患者呵护至极的态度。

　　对于复旦大学附属肿瘤医院的沈镇宙教授来讲，这句话同样也是他从医60余载的真实写照。60余载，不仅象征着他卓越的职业操守，更代表了他"一切为了患者"的医者仁心。

## 拥有一双"东方神手"

　　1935年，沈镇宙出生于上海的一个高知家庭，父亲毕业于上海交通大学电机系，后来又在哈佛大学取得了相关硕士学位。出生在这样一个家庭环境中的沈镇宙，自小便拥有着超乎常人的学习头脑，高中一毕业，他便以优异的成绩考取上海第一医学院，后又顺利进入上海市肿瘤医院工作，开始了他漫长的与肿瘤打交道之旅。

　　走上工作岗位后，沈镇宙时刻不敢放松，努力工作的同时继续学习深造，

1961年考取了上海第一医学院肿瘤外科的在职研究生，师从我国肿瘤外科学奠基人之一的李月云教授。自此以后，沈镇宙便在李月云教授的指导下，开始了与乳腺癌有关的临床科研工作。

"起初我并不是在乳腺外科，而是在放疗科工作，后通过调岗才到了乳腺外科，并且由于当时医院的整体发展条件有限，乳腺外科也并不像现在这样是以一个独立的科室形式存在，甚至很多时候需要我们和胸外科共同开展乳腺癌诊疗工作。"也正是由于不够完善的外部条件和治疗体系，促使沈镇宙在早期临床实践工作中打下坚实的基础、积累了丰富的经验，获得了"东方神手"这一美誉。

对于这一称呼，沈镇宙谦虚地表示愧不敢当，顶多是占了经验的"便宜"。但是，经他手诊治过的患者们却表达了对这双手的信任："被沈教授触诊过的肿块，基本上良恶性就'有谱了'。"

身为一名医者，沈镇宙深知，医生的一个决断对患者的意义。他曾在应邀参加一场外地会诊时，遇到过一位乳腺癌根治术后患者。患者锁骨下长出了一个网球大小的肿块，左上臂也出现肿胀。当时有医生认为，这种情况已无法开展手术，只能采取化疗。但沈镇宙在仔细触摸患者的肿块并结合病情综合分析后，提出了不同的意见："虽然肿块明显，但肿瘤应该尚未转移，可以考虑进行二次手术，只不过因为肿块的位置和形状都不是很好，所以建议把上肢连同肿块和淋巴结一起切除。"

虽然有些许遗憾，但这位患者还是选择相信沈镇宙，进行了二次手术。结果手术非常成功，患者虽然失去了左臂，但在术后存活了十余年之久，实现了超乎预期的生存期。患者为了纪念自己的此次重生，还把手术日这一天定为自己的"新生日"。这件事让沈镇宙至今回想起来都大受触动，以至于每次想起，他都会提醒自己：每一例手术的成功不仅证明了医生高超的技艺，更延续了患者对于生的希望，所以临床检查务必要仔细，手术设计务必要合理（图1-1）。

自此以后，慕沈镇宙"神手"之名而来的患者更是络绎不绝，其中还不乏许

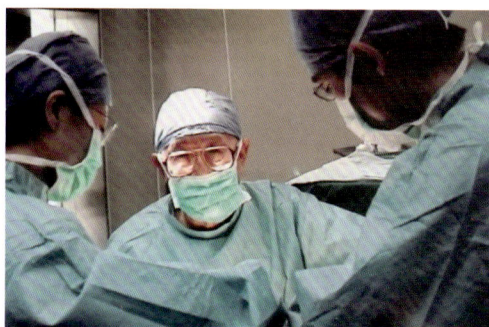

图1-1　手术中的沈镇宙

多来自美国、法国、意大利、澳大利亚、日本等国家和地区的海外患者。

这期间，也曾有后辈向沈镇宙提出疑问：在医疗技术、设备等如此发达的今天，"触诊"这个检测手段的优势何在？沈镇宙给出了一番坚定而又质朴的解答："中医讲究望、闻、问、切，而西医则讲究视、触、叩、听，无论是中医还是西医，这些都是作为医生必不可少的基本功。近些年，医疗技术、设备虽然在飞速发展，但我发现很多医生对于基本功的掌握却开始有些松懈。要知道，即使检查设备再高级，仪器再精密，也终归是做不到百分之百精准检测的，就像有些患者本身并没有很明显的症状，这种时候就算用设备也是检测不出来的。"

他回忆，在近30年前，有一位患者来他这里检查，临床症状方面并没有出现什么异样，但是在随后的触诊过程中发现了肿块的"不一样"，而以当时的条件是无法对其开展穿刺术的，所以团队立刻进行了活检，结果发现是阳性。"即使有很多新的辅助诊断方法在不断涌现，医生的基本功也是一定不能丢的！"沈镇宙特别强调。

## 开创"乳腺癌保乳手术"先河

除了久负盛名的触诊手法，沈镇宙所擅长的乳腺癌扩大根治术在20世纪80年代同样也吸引了来自全国各地的患者。从医学角度来看，乳腺癌扩大根治术可以通过将乳腺癌患者的乳房及其周边组织尽可能多地切除，来彻底阻断癌细胞的扩散和转移，从而改善中晚期患者的治疗效果。然而，从患者的角度来讲，这种治疗方法却似乎有些"不近人情"——虽然乳腺癌是一种严重威胁生命健康的疾病，但为了治疗疾病而要将整个乳房切除，对于女性患者来讲很可能是一个更大的梦魇。

除此以外，也有越来越多的数据证明，扩大根治术可能并不能进一步提高治疗效果，相反还会让患者吃足苦头。为此，保乳手术逐渐引起广泛关注。基于此背景，沈镇宙也不断思考：如何破旧立新，舍弃掉自己更擅长的技术，而及时转变理念，将"切乳"变为"保乳"。在当时，很多同行对于他的这种做法很是不解，但沈镇宙的解释从始至终都是："患者的直接感受最重要。保乳手术既能减轻患者的痛苦，又能带来良好的治疗效果，为什么不努力尝试一下？"

为了学习和借鉴国外在保乳手术方面的先进经验，沈镇宙甚至把远在美国学习的学生邵志敏也及时召回了肿瘤医院。被恩师赤诚之举深深打动的邵志敏，也积极将国外学习到的知识、经验与国内治疗相融合，师徒二人最终于1995年成功开展了国内第一例保乳手术，开创了我国乳腺癌保乳手术的先河。随着对术式的不断探索和开拓，上海复旦大学附属肿瘤医院成为国内开展规范化保乳手术的单位之一。事实亦证明，有些处于早期且符合手术条件的患者在经历完保乳手术后，其自信心和生活质量都得到了显著的提升，这些都离不开沈镇宙及邵志敏师徒二人为此所付出的心血与努力。

## 创办国内首家乳腺癌患者俱乐部

自保乳手术顺利开展以后，沈镇宙也愈发意识到患者术后心理建设的重要性。乳腺癌，常常又被称为"粉红杀手"，女性患者往往占大多数。

从医以来，沈镇宙常常听到这样的疑问："沈医生，做完乳腺癌手术后，我还能算是一个正常的女人吗？我有点不敢去面对别人。"45~55岁是我国女性乳腺癌患者的高发年龄，而处于这个年龄段的女性，无论是在家庭中还是工作岗位上，都有着举足轻重的作用，一旦患病将会对整个家庭造成严重影响。面对这样一群女性的担忧，沈镇宙深知自己在治疗之外要做的事情。

"我记得有一位乳腺癌根治术后患者，来自中国香港，手术过程很顺利，手术效果也比较理想，出院以后一直联系我说想通过自己的方式表达感谢之情。"最终，这位患者选择向复旦大学附属肿瘤医院捐赠100万元人民币。虽然已时隔多年，但沈镇宙的记忆仿佛瞬间被拉回1997年："我们都没有想到这样的方式，这在当时可不是一个小数字，医院还为此举办了一个盛大的捐赠仪式。"

100万元到账后，如何使用这笔经费成为摆在医院和沈镇宙面前的一个难题。经过几番思索，沈镇宙向医院提议，40万元用作科研基金支持团队开展相关研究工作，剩余的60万元则"从患者中来，到患者中去"。"许多患者在接受抗癌治疗以后，常会变得悲观消极，所以我想是时候建立一个组织，将术后的患者们聚在一起，一边由我和团队向她们传递乳腺癌相关的防治知识，另一边由她们自己'抱团取暖'，互相鼓励帮助，摆脱因疾病带来的思想束缚。"为此，国内第一个以医院为主体，集"医、护、患"三位于一体的乳腺癌患者康复俱乐部——"妍康沙龙"在沈镇宙的大力倡导下于2003年正式成立。

俱乐部成立以后，沈镇宙坚持在百忙之中抽出时间参加相关活动（图1-2），有时会为患者们讲解术后康复知识，有时也会组织科室里的医生去

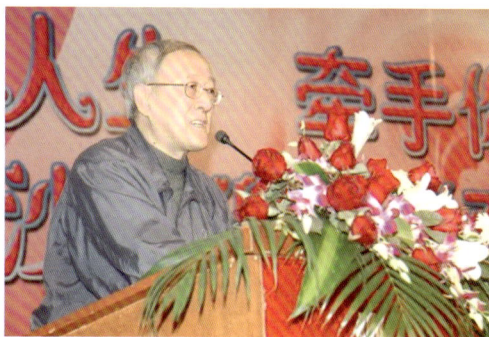

图1-2　沈镇宙在"妍康沙龙医患迎新联欢会"上致辞

进行义诊。在沈镇宙的良苦用心之下，沙龙里的患者渐渐找回了对于生活的信心，开始尝试自发举办一些活动，例如开展分享讲座，出版乳腺癌术后康复相关书刊，同时还会组织探视小组轮流到病房向新入院的患者和家属传授自己的康复经验。截至2022年11月，这个"大家庭"已经拥有了9万余名成员。

除此以外，沈镇宙还建立了复旦大学附属肿瘤医院乳腺科首个"乳腺癌患者数据库"。据沈镇宙介绍，他在早期的工作中发现，国外一些医疗机构之所以能将乳腺癌防治工作做得比较到位，很大一部分原因是他们有足够的条件开展大量的临床研究，且团队还会通过长期随访来分析判断某种治疗方法是否切实有效。而数据库的开发和使用，必然涉及大量的数据分析，最离不开的就是电脑。

20世纪80年代，电脑在国内可是一件"了不得的稀罕物件儿"，为此沈镇宙不惜花重金托人在国外买回了一台电脑，这也使他成了全院"头一个"拥有电脑的医生。电脑拿到手的那一刻，沈镇宙特意聘请了一位数据专家，让他和科室里的医生将医院1956年以来所有乳腺癌患者的病历资料整理录入电脑。由于不少病历纸张太过老旧，手写字迹基本看不太清，且电脑又是英文系统，很难准确显示出中文内容，所以无形之中也为这项工作带来了不小的阻碍。即使如此，沈镇宙仍然没有流露出一丝放弃的念头，他选择迎难而上，与同事们协同合作，通过原始记录方式，将所需资料转换成简单易理解的计算机语言进行录入。最后，历时6年之久，这个丰富的数据库成功建成，并且直到现在都还发挥着重要作用。

## 打开通往国际学术舞台的大门

20年，对于人类历史长河来讲不过是短暂的一瞬，但对于我国乳腺癌防治领域来讲，却是一段漫长又难忘的岁月。在这段不容抹去的岁月里，我国乳腺癌治疗历经从无到有、从稚嫩走向成熟、从国内走向国际的发展过程。回首20年前，正是全球首个用于HER2阳性乳腺癌的靶向药物——曲妥珠单抗（商品名为赫赛汀）在中国的上市之时。

如果说，乳腺癌是威胁女性健康的头号"杀手"，那么作为曾经的乳腺癌预后不良分型，HER2阳性乳腺癌就是"杀手"中"最凶险"的存在。与其他分型相比，过多的HER2蛋白不仅会刺激癌细胞加速增长、分裂更快，还会使其侵袭性增强，这也就意味着肿瘤在患者体内的进展会加快，更容易发生癌细胞转移和复发。除此以外，由于HER2阳性乳腺癌患者对部分治疗方案不太敏感，故其生存期仅是HER2阴性患者的一半。因此，曲妥珠单抗的出现，无疑激发了乳腺癌领域学者们在抗击HER2的道路上，寻求创新和突破的决心和信心。

"我从事乳腺癌工作已经60多年了，最早的时候，国内关于乳腺癌的治疗方式还是以手术为主，后期通过不断研究突破，才陆续开始尝试使用化疗和内分泌治疗。即便如此，当时的我们对于部分患者病灶较前缩小以及患者术后癌细胞仍很快出现转移、复发的原因，依旧很难作出准确的解释。"沈镇宙回忆，由于国内早期相关临床知识和经验有限，对于乳腺癌治疗多停留在"摸着石头过河"的阶段。"直到1987年，血液肿瘤学专家Slamon教授在一次机缘巧合之下发现了HER2基因与乳腺癌预后有着很密切的联系，之后他与罗氏制药公司联合开展了相关研究，最终研发出了一款适用于HER2阳性乳腺癌的药物曲妥珠单抗。2002年，曲妥珠单抗在中国获批上市，往日被动的局面才开始改变。"

再小的石子，投掷下去的一瞬间也会让平静的湖面荡起阵阵涟漪，更何况这对于乳腺癌治疗领域来说并不仅仅是一颗"小石子"。

为了评估曲妥珠单抗在HER2阳性早期乳腺癌患者辅助治疗中的获益，罗氏制药公司与国际乳腺研究组织合作开展了一项多中心研究——HERA研究。由沈镇宙等专家牵头，国内包括复旦大学附属肿瘤医院在内的8家医院参与了该项研究，由此，国内一线肿瘤专家首次介入国际多中心临床研究，打开了通往国际学术舞台的一扇大门。

HERA研究提示了早期HER2阳性乳腺癌患者使用曲妥珠单抗辅助治疗1年，能够显著改善无病生存率和总生存率，奠定了曲妥珠单抗在早期HER2阳性乳腺癌患者中的辅助治疗地位。2017年，随访11年的研究结果在《柳叶刀》杂志上公布，应用联合方案1年，可使患者10年无病生存率达69%，为HER2阳性乳腺癌患者带来新的希望。

量的积累带来质的飞跃。依靠着前期一点一滴的努力摸索，沈镇宙及其团队再一次获得机会，参与了CLEOPATRA这项具有里程碑意义的临床研究，研究结果进一步确立了双靶治疗在HER2阳性晚期乳腺癌中的一线治疗地位。据了解，CLEOPATRA研究旨在比较曲妥珠单抗联合化疗基础上，增加帕妥珠单抗是否能够进一步改善HER2阳性乳腺癌晚期患者的预后，以及评估曲妥珠单抗、帕妥珠单抗、多西他赛三药联合治疗的效果与安全性。经研究结果证实，在曲妥珠单抗和多西他赛的基础上加用帕妥珠单抗能够为患者带来更好的疗效，不仅可以延长患者生存期，还创新了HER2阳性乳腺癌治疗方案，在HER2阳性乳腺癌诊疗史上留下浓墨重彩的一笔。

## 见证乳腺癌从"可控"到"走向治愈*"

在肿瘤领域奋战六十余载，沈镇宙有幸亲眼见证了国内乳腺癌防治"从无到有"的发展历程。如今，中国抗HER2治疗走过20年之际，沈镇宙指出，我国乳腺癌治疗不仅实现了里程碑式的跨越，还实现了由"可控"到"走向治愈"的重大突破。

"多年前，有一位HER2阳性患者让我印象很深刻，她当时的症状表现是乳头部位出现糜烂。我们立刻开展相关检查，发现她的身体已经出现了近7处淋巴结

---

* 本书中所述的乳腺癌相关"治愈"指临床治愈。

转移。如果按照以往，对于这种情况大概率会采取化疗等手段进行治疗，而且预后也很可能不会理想。但是曲妥珠单抗的出现为患者带来了更多可能性。在接受曲妥珠单抗治疗后，一直到2022年患者的随访结果都很好。"

虽然乳腺癌防治工作取得了显著进展，但沈镇宙表示还有诸多需要完善的地方，包括如何制定三阴性乳腺癌患者的治疗方案，以及HER2阳性患者治疗后再次出现复发和转移的处理等。

前路漫漫无止境，毕生为医无穷期。作为乳腺癌规范化治疗的重要推动者之一，近70年来，这位永葆初心的前辈不仅挽救了诸多乳腺癌患者的生命，还扶植了乳腺学科人才梯队建设。患者口中的他"温暖如春"，学生口中的他"亦师亦父"，多重身份下的他犹如一棵常青树般巍然屹立，为新一代青年医生遮风挡雨，指引他们在乳腺癌防治道路上走向前沿、迈向国际。

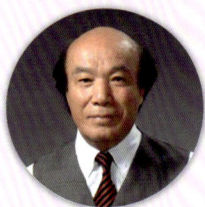

**张斌**　辽宁省肿瘤医院

02

# 和时间赛跑

　　如果你和张斌教授一起赶过飞机，你可能会很惊讶，自己居然不如一位80多岁的老爷子走得快！其实他并非故意走快，只是"习惯了"。

　　曾经为了把"丢失的时代"补回来，张斌争分夺秒地和时间赛跑。管病房、做手术、学英语、看文献、照顾家庭……他每天的时间掰成八瓣还嫌不够用，在辽宁省肿瘤医院外科病房里，总能看到他一路小跑的身影。正是在这一路小跑中，他率先在国内开展了"乳腺癌新辅助化疗"和"早期乳腺癌保乳手术的综合治疗"。

　　活到老、学到老。张斌在采访中多次强调"新的东西我不能不知道"，大到乳腺专业的前沿资讯，小到手机投屏这种新功能。

　　时至今日，这场和时间的赛跑仍在继续。

### "把丢失的时代补回来"

　　张斌的人生中，曾有10多年时间偏离了既定的人生轨道。

　　1965年，在"把医疗卫生工作的重点放到农村去"的政策方针下，本已获得毕业后留校资格的张斌被下放到农村，成为援助农村医疗卫生建设大军中的一员。一年后，"文化大革命"开始了，崇尚知识的氛围被极度打压，获取知识的途径严重受限，这对于一个从小喜欢读书，对知识充满无限憧憬的人来说，无疑是残酷的。张斌不甘，默默抓紧有限的资源充实自己。他回忆道："那时候我成天读沈克非、黄家驷的《外科学》，还进修过普外科、胸外科，甚至连麻醉都没落下。"

弹簧被压得越紧，反弹力则越强。

改革开放后，张斌被调到辽宁省肿瘤医院工作。"当时大量的外国文献随着改革开放的大潮涌进来，我们的图书馆也引进了很多文献，简直令人眼花缭乱。"被压抑10年后，张斌终于如鱼得水般回到了知识的海洋。

同20世纪六七十年代大多数人一样，张斌的第二语言是俄语，而非英语。他深知，英语是了解外面世界的一扇窗，为了获取新的知识，打开这扇窗，势在必行。

在英语教育尚未普及的年代，没有正式的教材可以用来系统学习，张斌就拿着一本由吉林大学编写的小册子自学发音，用他自己的话说"发音极不标准"。随着中国改革开放日益深化，英语学习愈发受到重视，中央电视台引进了一档语言教学类节目——《跟我学》，他期期不落下。而后，教材《新概念英语》正式出版，他便用一个月的工资买了这本教材和录音机，每天跟着磁带学发音。那段时间，26个字母带给了他无尽的乐趣。

张斌用"连滚带爬"形容那几年自己的生活状态。

他每天6点前起床，给孩子准备早饭；吃完饭，用自行车（前面一个、后面一个）把俩孩子送到学校；到医院先学20分钟英语，然后立马给患者换药、开医嘱；8点交完班，马不停蹄地进手术室，开始一天的手术；下班后买菜、做饭，一切收拾得当才开始看书，一直看到12点才睡觉。一天又一天，周而复始。

"我必须拼命、必须争分夺秒，才能把丢失的时代补回来！"

在这种忙碌的生活中，逢年过节是张斌难得的"黄金时间"与"幸福时刻"。节前，他会到图书馆借一大摞书放到办公室。假期一到，就沉浸到一个人的世界里心无旁骛地看书。

张斌看书时并非漫无目的地浏览，而是带着工作中遇到的问题在看。

可能很多人不知道，在乳腺外科之前，他的专业是大肠外科。"那时候，大肠的手术方式有很多，但乳腺外科的手术方式只有标准根治术和改良根治术。所以当年乳腺外科的领导让我去乳腺外科工作时，我犹豫了整整3个月。但我这人有个特点，领导让我干啥我就干啥。下定决心后，大肠外科的手术我就再也没动过，一心扑在乳腺疾病的诊治上。"

崭新的专业，太多的未知、太多的问题在前路等待着张斌去探索、去解决。

## 外科=内科+手术刀

摆在乳腺外科医生张斌面前的首要问题是——局部晚期乳腺癌患者如何手术？

20世纪80年代，由国家财政支持的"乳腺癌筛查"工作尚未启动，很多患者一经检出，分期已较晚，肿瘤体积大，伴有转移病灶，无法实施外科手术。而内科治疗则有了用武之地，尤其是蒽环、紫杉类化疗药物的出现，使化疗效果得到大幅提升。

"我在英文文献里看到，'乳腺癌对化疗比较敏感，术前化疗能够缩小肿瘤，为患者争取手术治疗的机会'，这不正好解决了我最大的难题吗？"于是，新辅助化疗的想法就此萌生。

张斌回忆，在他曾经实习的医院，外科科室墙上赫然贴着一条格言——外科=内科+手术刀。从那时起，他将这一格言时刻铭记于心，在一生外科生涯中始终坚守其内涵。"我上学的时候就特别喜欢内科，它需要丰富的知识、出色的逻辑思维能力，才能对疾病进行鉴别诊断。因此，一名优秀的外科医生，绝对不能只会做手术。"

在自身的不懈努力与时代的推动下，1986年，张斌在国内率先开展了"乳腺癌新辅助化疗"。

首例患者是当年一位家喻户晓的演员的夫人，她罹患炎性乳腺癌——一种少见且高侵袭性乳腺癌，就诊时整个乳房红肿，根本无法进行手术。张斌便慎重提议，先行化疗，再行手术。"因为她是知识分子，对于新疗法的接受度可能比较高，考虑到这点我提出了这个治疗方案。"结果喜人，在用了4个周期化疗药物后，患者的肿瘤明显缩小，之后成功进行了手术治疗。

"首例成功的消息非常鼓舞人心！新辅助化疗就此开展起来。"

然而，与质疑相伴似乎是创新者永恒的宿命。在新辅助化疗顺利开展之际，不乏同行质疑，"外科医生搞什么化疗？"他倒觉得这很正常，"万事都有个认识过程嘛。"

后来，从组织科里的同事学习文献（图2-1），到越来越多中国医生主动走出国门，获取国际前沿讯息以更新自己的知识体系，甚至包括化疗在内的新辅助治疗也被越来越多的乳腺外科医生所接受。

除了延长患者的生存时间，提高患者的生活质量也是医者一直追求的目标。张斌对乳腺癌患者在接受乳房切除手术后面临的生活窘境有深刻认知。"对于女性，尤其是中青年女性来说，切掉乳房就等于毁形。在我们那个年代，很少人家里有能洗澡的卫生间，大多数人要去公共浴池，很多接受过乳房切除的患者就羞于去。"随即他开始思考，对于肿瘤很小、腋窝淋巴结没有转移的患者，能不能不切除乳房呢？这一思考成为他开展早期乳腺癌保乳手术综合治疗的开端。

20世纪70年代，乳腺癌研究先驱Bernard Fisher曾提出，乳腺癌是一种全身性疾病。在日复一日的临床实践中，张斌对这一理念有了更加深刻的认知。

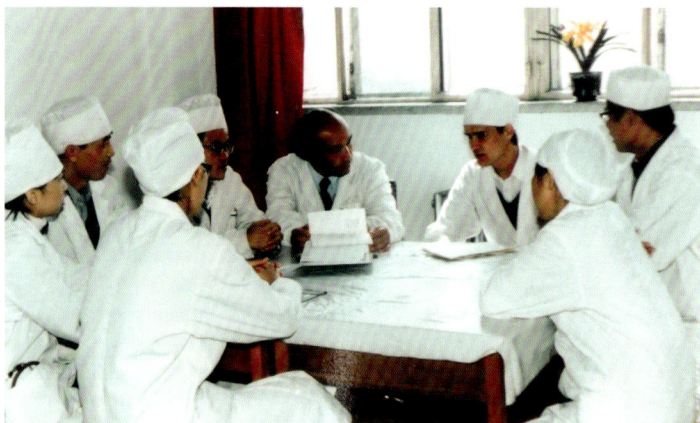

图2-1　张斌组织科里的同事学习文献

　　一方面，他发现乳腺癌治疗的失败最终都是由复发转移造成的，如肺转移、脑转移、骨转移等。另一方面，一些被定义为早期乳腺癌的患者，术后两三年就发生了全身转移。也就是说，手术时患者其实已经发生了转移，只是受限于当时的仪器没有检测到，这类乳腺癌其实已经不能称之为早期了。"既然乳腺癌是全身性疾病，那不得先进行全身治疗吗？这也是我开展术前全身治疗的原因。"

　　2007年，包括乳腺癌新辅助化疗在内的乳腺癌全身治疗指南终于被写进《中国抗癌协会乳腺癌诊治指南与规范》。而这距离张斌首次开展"乳腺癌新辅助化疗"和"早期乳腺癌保乳手术的综合治疗"已过去20余年。

　　制定规范前讨论时，时任中国抗癌协会乳腺癌专业委员会（Chinese Anti-Cancer Association，Committee of Breast Cancer Society，CACA-CBCS）主任委员的邵志敏教授曾问张斌，"大家对新辅助化疗意见不一致，怎么办？"张斌坦然答道："能接受的就实施，接受不了的不勉强，新辅助化疗需要一个被认识和接受的过程。"

## "新的东西我不能不知道"

　　"不能""必须"是本次采访中出现的高频词汇——"乳腺领域的新东西我不能不知道""手机上的电影可以投屏，这种功能我必须得会"。

　　在旁人眼中，张斌对吃穿的要求极其低，一颗心扑在自己的专业上。曾经和他一起参加St. Gallen国际乳腺癌会议的同行就曾讲到，"他每天很早就到会场，晚上几乎不参加饭局"。此事在张斌口中也得到了印证，"我白天开会，晚上就回房间整理会议内容，会议一结束，重点内容我已经全都整理好了"。

　　了解是保持客观的必要前提。张斌说："对任何一个新生事物，必须保持新鲜、好奇的心态，接近它、了解它，然后亲身实践，绝不能人云亦云。"在HER2阳性乳腺癌患者的靶向治疗上，他就贯彻了这一原则。

张斌最初了解到HER2阳性乳腺癌是在1987年的《科学》杂志上，"预后不好，容易复发转移"是他对这一分型的初印象。"一开始我对这点体会不深，后来在临床中陆续发现有一些患者，初诊时肿块很小，2 cm都不到，淋巴结也没有转移，但手术后不到2年就出现了转移，一查病理——HER2阳性，这时候再联系之前看过的文献报道，我就觉得这个分型不得了，可怕！"

靶向药物的问世扭转了HER2阳性乳腺癌的治疗颓势。

H0648g研究首次证实，化疗加曲妥珠单抗能将患者总生存期（overall survival，OS）从20个月延长到29个月。2002年，由孙燕院士牵头的"注射用曲妥珠单抗治疗晚期乳腺癌临床试验"在中国患者中验证了这一结论，并直接推动了曲妥珠单抗在中国上市。2012年，CLEOPATRA研究证实，在曲妥珠单抗与化疗的基础上，加用帕妥珠单抗能够获得更好的疗效，双靶治疗在HER2阳性晚期乳腺癌中的一线治疗地位就此确立。

张斌在一位晚期乳腺癌患者身上3次见证了靶向治疗的效果。第一次是患者初诊时（2007年），肿瘤已发生骨转移，无法手术。靶向治疗（曲妥珠单抗）半年后，乳房肿块消失；继续使用半年，包括腋窝淋巴结在内的所有肿块消失。第二次是患者停药1年后，腋窝淋巴结出现复发，手术清除后，又发现多处骨转移，靶向治疗1年后转移灶得到控制。第三次同样是停药1年后，肿瘤发生脑转移，手术联合放疗后，使用双靶（曲妥珠单抗联合帕妥珠单抗）治疗了1个月，后换成单靶联合化疗，肿瘤得到控制，初治至今已有15年。

"如今这位患者仍然活得很好，可能是出于这么多年来医患之间深厚的感激之情，她总亲切地叫我'老爸'。"

从乳腺癌晚期到早期，从单靶到双靶，靶向治疗效果不断超出医生与患者的预期。

2013年，NeoSphere研究显示，新辅助治疗在曲妥珠单抗与化疗的基础上联合帕妥珠单抗有效延长了患者的5年无进展生存及无病生存期，并获得了更高的病理学完全缓解（pathological complete response，pCR）率。此后，基于亚洲人群的PEONY研究进一步证实，帕妥珠单抗联合曲妥珠单抗与化疗用于HER2阳性乳腺癌新辅助治疗，可以使患者的pCR率提高1倍。

作为新辅助化疗的先行者，张斌同样较早地开展了新辅助靶向治疗，并在无数患者身上印证了上述研究结论——"我们采用双靶新辅助治疗HER2阳性乳腺癌患者，几乎让每个患者都能达到pCR，这令我非常兴奋！"

## 俯首甘为孺子牛

除医者身份之外，张斌还曾任CACA-CBCS副主任委员，彼时的主任委员正是邵志敏教授。回忆起这段缘分，他对两件事情记得格外清楚。

一是二人的初次见面。在1996年的日本乳腺癌学会年会上，34岁的邵志敏站在张斌面前，自我介绍道，"我是复旦大学附属肿瘤医院的邵志敏，沈（镇宙）老师的学生。"那一年的会议上，张斌作了一个题为"早期乳腺癌保乳手术七年随访"的报告，这刚好是邵志敏最为关注的话题。会议休息时间，二人走到哪聊到哪，聊保乳患者如何选择，切口离乳头应该多远、怎么切，切缘应该保留多少等。

"他给我留下的第一印象是非常好学，身上学生气很浓，对他的老师非常尊敬。"而当年这个张斌眼中学生气很浓的邵志敏，其实已是美国加利福尼亚大学洛杉矶分校客座教授、美国癌症研究会会员。

二是4年后的一次学术汇报。2000年CACA-CBCS大会在天津召开，邵志敏在会上作了关于"炎性乳腺癌的裸鼠模型实验室资料"的报告，当时的主持人刚好是张斌。

"我当时想，这个小伙子回国没多久就已经开始出基础研究成果了，这强化了我对他的第一印象，人品很好，作风非常正派，事业上特别钻，我就喜欢这样的人。"

在CACA-CBCS共事的时间里，二人通力协作，还与委员会其他成员共同制定了第一版《中国抗癌协会乳腺癌诊治指南与规范》。张斌更是直接促成了CACA-CBCS青年专家委员会的成立。

中国抗癌协会章程规定，专业委员会委员数量不能过百。"全国23个省、4个直辖市、5个自治区，除了北京、上海、天津能获得4~6个名额，其他地区就只能摊到1~2个名额，到了医院里，这些名额多半是给到科室主任，而热爱乳腺专业的中青年就很难参与进来。当时我们乳腺专业后起之秀越来越多，我就跟邵志敏教授商量，能不能成立中青年委员会？"

张斌的设想是，中青年委员会在专业委员会领导下，初期有活动一起做，发展成熟后开始独立活动。"这样能够给青年人提供更大的成长空间，我们国内的乳腺专业人才梯队也将后继有人。"邵志敏听后当即表示，"张老师您提，我们支持！"

在CACA-CBCS的换届工作会上，张斌将这一想法向中国抗癌协会组织部部长提出。2009年，CACA-CBCS青年专家委员会正式成立。此后，中青年专家指南巡讲等活动陆续开展，"南北汇"等具有品牌形象的中青年乳腺癌交流平台逐渐诞生。一批乳腺专业中青年专家以青年委员会为起点，迈向更高的平台。

## "我的事业与生命同在"

张斌1940年生于山西省大同市，出于对有知识人的仰慕，他从小就立志成为一名知识分子。但在实现理想的路上，他曾绕过一个小弯。

俄国诗人马雅可夫斯基曾说过，"世界上没有比结实的肌肉和新鲜的皮肤更加美丽的衣裳。"学生时代的张斌爱玩，尤其酷爱踢足球。"我上学那个时代，学校每天下午有两段业余活动时间，让我们充分发展个性，喜欢什么就去做什么。同学们有的拉手风琴、有的跳舞、有的跑步，我就喜欢在操场上踢球。"

因为这份喜欢，张斌被选进了大同市少年业余体校足球班，后又因表现优异被选入省足球队，成为一名国家二级运动员（图2-2）。"那时候小，十七八岁的年纪，单纯觉得好玩就去了。"

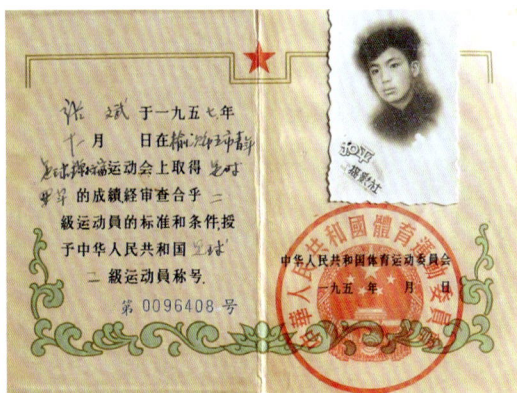

图2-2 国家二级运动员证书

直到放假回家与同学相聚，看到曾经的同学此时已考上大学，张斌这才猛然意识到，"我不能一辈子踢足球啊！那只是一个业余爱好，完全可以业余时间玩，念书才是正道。"于是，他干净利落地从省队辞职，恰逢400千米外的包头医学院还在招生，冥冥之中，一份将令他奋斗终生的事业缓缓向他敞开大门。

张斌身上的底色可以从他钟爱的两部文学作品中探知一二。

一是《钢铁是怎样炼成的》——人活着应该有抱负、有理想，不应该虚度年华，更不能碌碌无为，必须有所作为，去做别人没做过的事情。

二是《约翰·克利斯朵夫》——人这一生最大的敌人不是别人，正是你自己。要超越自我、战胜自己。咬紧牙关，持之以恒地干下去，总能离理想的自己更近一步。

往后的数十年里，这样的信念一直支撑着张斌，无论是在10多年沉寂的日子里，还是在追回丢失的时代的日子里。从来没有人给他施压，压力全部源于他对自身的要求，"我必须拥有丰富的知识，必须去解决临床亟须解决的问题，即便面前有艰难险阻，但只要坚持不懈地做、去攀登，即使最后达不到预想的顶峰，也必然离它越来越近"。

张斌说，自己这辈子做事最大的底气有二，一是头脑中的知识与时俱进，二是手上的基本功不停地磨练。

和年少时一样，如今的张斌仍然爱玩，喜欢看电影、听音乐、唱歌、和人广泛地交流……但于他而言，参加学术会议、跟同行深入交流才是最令他兴奋的事情。

采访全程，提及乳腺外科，张斌说的都是"事业"而非"工作"。"我这一生最热爱的是我的事业，它是我的阳光、空气、水和食粮，没有它就没有我，我的事业和我的生命同在。"

生命不息，事业不止。

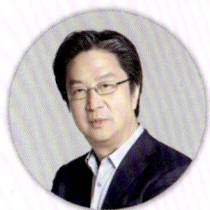

人物专访

**江泽飞**　解放军总医院肿瘤医学部

03

# 不悔深耕二十载，千磨万击还坚劲

医学世界里，敢于沙里淘金、挑战长期回报的人一定会有超越常人的一面。

比如生于20世纪五六十年代的那批中国学者。他们拥有当时医学金字塔顶尖的人群画像：高智商、对知识如饥似渴——懵懂中经历"文化大革命"时期的峥嵘岁月，更感恩教育机会的来之不易；具备钢铁般的意志和冷静思考——时势造就的丰富经历，看似充满机会，却更考验他们面对挑战时的勇气和定力。

正值天命之年的江泽飞（图3-1）就是其中之一。拥有军医大学教育背景、肩负军人和医生两大使命的他，与很多同时代的同行一样，既有机会接受国际最新医学知识的熏陶，也可作为科室的中流砥柱致力于将国际先进治疗理念引入中国，并创新性地引领中国先进知识理念走出国门、走向国际，为行业发展作出了卓越的贡献。

江泽飞自称，这份成绩单主要归功于时代的馈赠和前辈的信任。2022年是抗HER2治疗药物曲妥珠单抗（商品名为赫赛汀）在中国上市的第20年，也恰好是他从美国从事客座研究回国后的第20年。从踌躇满志到千锤百炼，他把这关键的20年浓缩为一句话——"科学发展，学科进步，个人成长"——科学发展带动学科进步，学科进步带动个人成长，个人成长反过来又能推动学科发展，从而为我

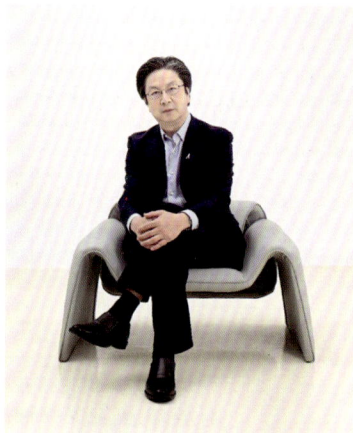

图3-1　江泽飞教授

国医学事业的发展贡献一份力量。

采访中，江泽飞一如既往地贴合了人们对他的印象：脑子灵光、逻辑性强、目标导向明确。他擅长总结个人经历背后的经验，一个话题的讲述中总能运用通俗易懂、直观明了的比喻；能迅速洞察问题的本质、关键，并强调重要的是解决方案。

也许，能真正区分出"赶路者"和"佼佼者"的，正是"善感知的头脑"。

## 理想照进现实

继1998年在美国上市并获得重大成功之后，2002年，全球首个针对实体瘤的抗HER2靶向治疗药物赫赛汀被中国国家药品监督管理局批准上市。

对江泽飞而言，"抗HER2治疗"走进中国，冥冥之中与自己有着3次不解之缘。

回到故事的最开始。1998年5月，因筹划次年赴美交流工作事宜的江泽飞，来到美国。当时正值第34届美国临床肿瘤学会（American Society of Clinical Oncology，ASCO）年会召开，他清楚地记得当时美国希望之城（City of hope）国家医疗中心院长亲自把他接到了会场。"压轴"登场的丹尼斯·斯拉蒙（Dennis J. Slamon）汇报了"H0648g试验"的结果。彼时，基因泰克公司经过一系列早期试验后发起了3项独立的Ⅲ期临床试验来测试赫赛汀的临床疗效，其中最关键的即为"H0648g试验"。

江泽飞坦言，当时意料之内的是这个药的出现会引起较大的反响，"因为吸引了几乎整个会场的听者，赫赛汀将化疗有效率提高了150%，研究组有一半患者的肿瘤缩小，比对照组生存期延长了4~5个月"，不出所料，这成为改变乳腺癌治疗格局的重要转折点。

而后来发生的系列事情则不断刷新着江泽飞对于赫赛汀的认知。"1999—2001年，我在美国从事客座研究期间，切身体会到了这个药的'神奇'。而2001年，H0648g研究在《新英格兰医学杂志》（*N Eng J Med*）上的发表，更是添上了一笔重要的证据。"本来是一种预后相对较差的乳腺癌类型，而因为靶向药物的出现，现状却得以扭转，"令人震撼之余，更多带来的是思考——或许人类在与癌症抗争的过程中真的找到了一些出口。"

而机会又牵出了第二次缘分——2001年，在上海召开的中国临床肿瘤学会（Chinese Society of Clinical Oncology，CSCO）年会特别邀请江泽飞作大会专题报告。为了这次报告，江泽飞在美国做了精心准备，"斥资"复印珍贵图片资料，在幻灯片上列举了当时还未上市的多种靶向治疗药物，希望借此将国际上最先进的治疗理念及时传递给国内同行。而同行们的反应也代表了当时大多数人的心态：既拭目以待又将信将疑——产品是好产品，但什么时候能走入中国，什么时候能用得上，都是个未知数。

而在美国的亲身经历让江泽飞确信，靶向时代已经到来。不久后，第三次缘分出现了，由孙燕院士牵头的赫赛汀中国注册研究启动。后来在三亚召开的研究总结会，江泽飞有幸参与其中。虽然这仅仅是一项只有31例患者的小型试验，但依然让大家看到了曙光，并促成了2002年9月赫赛汀在中国的上市。

当时，对于包括江泽飞在内的很多学者来说，认知变现的起点是参与国际临床研究。这样的经历，让大家意识到，虽然理想已经照进现实，但仍时刻提醒着现实的"紧迫感"。在HERA全球研究亚太地区启动会上，玛蒂娜·皮卡特（Martine Piccart）教授介绍准备启动赫赛汀早期辅助治疗，"而在当时的中国，甚至连晚期患者能用上赫赛汀的机会都很有限。"

"必须承认，我们这一批学者很幸运，机会给了我们，同时，时代也要求我们，把握机会，追赶国际先进的步伐要走得快，也要走得稳。"江泽飞说。

## 现实中孕育理想

在江泽飞看来，从2002—2022年，赫赛汀走入中国的20年，以5年为一个时间段，可以凝聚为3个重要瞬间。

如果说赫赛汀在中国上市是0到1，那么摆在中国乳腺癌领域学者面前的挑战就是，如何在此基础上实现从1到N的跨越，即如何从治疗理念上与国际接轨，并真正实现其在中国患者中的"可及"。

江泽飞认为，参与HERA国际大型临床研究成为中国学者走向国际合作的一个重要台阶。"当时的国际研究要求使用表柔比星4个周期，用量至少要到90 mg/m² 。因为这与当时国内的用法用量还是有比较大的差异，所以很多中国学者就提出了异议。"他回忆，当时一群中国学者在新加坡会场休息时，一边喝着红酒，一边在一起讨论，最后大家达成共识："既然我们参与的是国际临床研究，那就必须按照国际标准的化疗方案执行。"江泽飞感慨，这也是我们抱着学习和吸收的心态，不断从国际多中心临床研究中吸取经验的重要过程。

初上市时，赫赛汀每支价格高达2万多，这个价格在20世纪初，一度让很多中国乳腺癌患者望而却步。虽然江泽飞清楚，新产品进入到传统产业中需要经历一个过程，但大家面临的难题可能比想象的要多。但"办法总比困难多，有的时候需要我们勇敢地踏出那一步"。

2003年"非典"时期，有一位来自山西的患者在江泽飞的科室就诊，当时采用的是赫赛汀联合卡培他滨的方案，患者病情很快得到缓解，这让医生和患者都为之一振。但因为是特殊时期，患者来往交通并不便利，所以针对下一步的治疗，江泽飞做了一个大胆的尝试，建议患者带口服的卡培他滨回家维持治疗。这种"非典"时期的"非典型"治疗策略，开启了晚期乳腺癌维持治疗的新理念的实践之路。随后江泽飞团队开展了一项赫赛汀联合卡培他滨维持治疗的Ⅱ期研究，并在国际会议上报告。在他看来，这次尝试意味着从之前的学习吸收，逐渐提升为创新提高。而这些有益的尝试，以及有幸参与国际最新临床研究，也让患者直接受益。

产业发展都是有规律的，新的技术深入到市场有点像把一桶水倒进一片泥土里，让这片泥土湿润有一个渗透的过程。经过了第一个5年的渗透，2007年，第一个瞬间悄然而至。

"宁走封冻冰薄一寸，不走开江冰厚一尺。"这句话是指刚冻上的冰虽薄但有韧性；而开春时解冻的冰虽厚但已经糠了，像沙瓤西瓜。随着HER2的应用日益深入，中国学者意识到，推广规范的HER2标准检测，做到"合适人群、合理时机、合适方案"迫在眉睫。2007年，活跃在临床一线的内科、外科、病理科一众学者，希望通过跨学科的讨论和交流，尽快制定有关HER2的行业共识。用现在的话说，"趁机抓住流量密码。"

那是一个大雾天的下午，能见度不到两米。车缓慢行驶在山路上，"说不担心是假的，但也不允许想太多。我只是告诉司机，就盯着前车的尾灯，保持好车距，我对您和前车司机师傅的专业精神有足够的信心。"到了目的地，天色正好薄暮，云开雾散。伴着钢琴声走进去的江泽飞形容，"当看到孙燕院士、张嘉庆教授、沈镇宙教授等前辈的那一刻，仿佛隐喻了大家当下制定行业规范和共识的决心和信念。"

彼时，正值复旦大学附属肿瘤医院邵志敏教授新任中国抗癌协会乳腺癌专业委员会主任委员，依托这一重要平台，在前辈的带领下，包括江泽飞教授和邵志敏教授、徐兵河院士在内的中国专家学者，与病理科等其他学科同仁合作，参考国际最新循证医学证据，共同讨论了第一版《HER2阳性乳腺癌临床诊疗专家共识》（以下简称《共识》）。即从引进先进理念和产品到实践经验积累，形成中国多学科专家的统一意见。"所以，这个共识既体现了国际最新规范，同时也结合了中国实际情况。"江泽飞说。

他坦言，那个时间点，HER2阳性乳腺癌相关共识对于国内的许多专家来说还是一片处女地，大家对"共识"的了解也仅仅是个模糊的概念。例如，会上有的专家提出，"在我们那里患者是用不起的"；还有人说，"有钱才用，没钱不用"；有人甚至追到餐厅找到江泽飞表达"我对某个观点有意见，共识里不能这样写"……

江泽飞认为，这本质上还是源于大家对共识的认识不足。"共识代表了行业规范，是临床上衡量医生工作的准绳。它不代表某个人的意见，而是各个学科专家讨论后的共同意见，任何人包括我在内的反对都是无效的。"

另外，他也指出，"共识与指南不同，有些仍有争议的问题指南会避开，而共识会有一个相对统一的结论"。同时，"我们中国的版本也要考虑本土特点。例如，国际上对于晚期患者使用赫赛汀有效后使用年限的描述是'数年（several years）'，但我们肯定不能这样写，所以讨论后我们采用了'原则上不短于两年'的描述形式。"

在这个过程中，令江泽飞感动的是，当时作为新生代的他们从前辈身上看到的闪光。"前辈们并没有因此而忽略我们，反而愿意倾听和吸纳我们的建议。"正是由于前辈们的包容，江泽飞特别喜爱与年长者交友，从"忘年交"身上得到的可靠指点变成了砂纸，一次又一次擦拭，打磨出崭新坚硬的承压面。2010年，第一版《共识》发表，后随着新药出现、研究进展及新诊治理念的发展，《共识》又相继更新，对中国HER2阳性乳腺癌规范化治疗起到了推动作用，也助推了乳腺癌治疗领域更多新药物和新研究的诞生。

而随着中国学者在国际上话语权的逐渐增强，大家的求知欲望愈发强烈，也渴望国际舞台上的更多认同。我们在影响着世界，世界也在影响着我们。江泽飞感慨，历经第二个5年的渗透，中国学者的感受愈发强烈："仿佛距离外面的世界如此之近，但又好像缺少联结点。"2012年，时机似乎开始酝酿成熟，第二个瞬间也如约而至。欧洲肿瘤内科学会（European Society for Medical Oncology，ESMO）年会特别举办了ESMO–CSCO联合专场。于是，时空的阻隔，就这样被打破。

虽然早已不是初出茅庐的新人，但江泽飞仍然有些许紧张。"毕竟这是第一次在国际肿瘤大会上介绍HER2靶向治疗领域的十年成绩，而这也恰好代表了中国肿瘤学者从国际合作中学习再创新的典型例子。"他在会上着重分享了十年来中国学者在抗击HER2的路上取得的成果，也表达了对未来十年乳腺癌个体化治疗的期冀，如在全国范围内进一步推动HER2标准化检测，从国际研究中学习吸收规范化的管理理念后我们还需要有自己的创新数据等。而未来与国际肿瘤学会合作的加强，无疑会对根据我国人群优势和特征，开展科学、真正利于我国患者的研究起到重要的助推作用。

"那时的我们在心里默默喊出：下一个十年会更加精彩！"江泽飞说。

如果在当时把这句话大声喊出来的话，"也许有人会问，口号喊得大，你有这么大的信心吗？"江泽飞笑言，"无论别人怎么看，我认为一定会，因为这是顺应时代发展、满足我国患者基本需求的问题。"他解释，试想一种既往让患者听到就会吓出一身冷汗的诊断类型，因为新药物、新方案的诞生而变成从规范治疗中获益最大的亚型，这带来的冲击力近乎是"震撼"级别的。

"这样庞大的市场需求，对像我国这样的发展中国家，需要兼顾地区发展差异、药物和诊疗手段的可及性及肿瘤治疗的社会价值三个方面，提出了更高的要求。"时间来到2017年，基于循证医学证据、兼顾诊疗产品的可及性、吸收精准医学新进展，制定中国常见癌症的诊断和治疗指南，成为CSCO的基本任务之一。"这是一种顺应时势的本能追求，已经成为需求。"

江泽飞介绍，指南之所以称为指南，是因其代表了较高的执行力度，也使其有别于共识，甚至有时在处理不同意见和纠纷时也能作为行业准则加以执行。因此，CSCO在制定指南时，特别要求每个临床问题的诊疗意见，需要根据循证医学证据和专家共识形成证据级别，同时还要结合产品的可及性和效价比形成推荐等级。不同的推荐等级也意味着不同的治疗策略，即基本策略和可选策略。"所谓的基本策略就是建议对每位患者都应该做到的，而可选策略则是根据实际情况酌情考虑的。"

作为《中国临床肿瘤学会（CSCO）乳腺癌诊疗指南》的编写组长，江泽飞认为，指南的出现无疑进一步推动了乳腺癌分类和分层治疗的细化，"我们的风格是用一页纸将患者在这个阶段的基本诊疗说清楚，也就是按照不同层级来进行分层治疗。"这些细节无不源于团队各位专家学者的临床实践体会，正是深入临床、实际运用指南的经历让编写团队"懂得"医生读者们想看的是什么样的指南（图3-2~图3-3）。

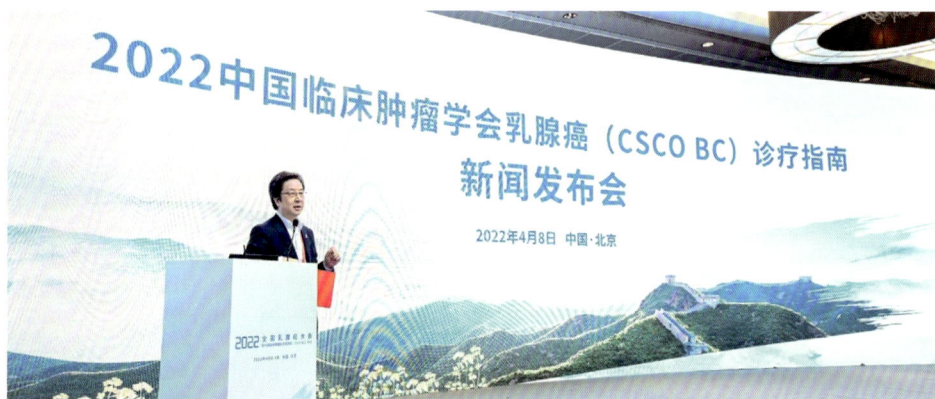

图3-2　中国临床肿瘤学会乳腺癌诊疗指南新闻发布会（2022年，北京）

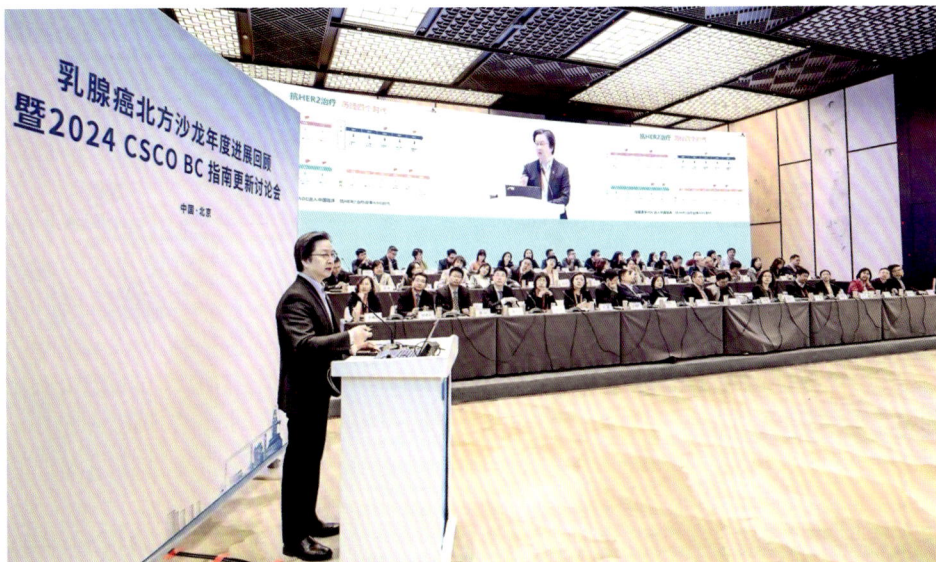

图3-3　2024中国临床肿瘤学会乳腺癌诊疗指南更新讨论会

"世界上许多古老的俱乐部，最开始都是一伙人聚在一起玩。玩开心了，也就吸引了更多人。"由江泽飞组织发起的"北方乳腺癌专家沙龙"和"CSCO乳腺癌高峰论坛"也已经走过近二十年的发展历程。所以，这个大家庭对他来说也是一个"聚"乐部。虽然席间讨论学术话题时火花四射，避免不了出现争议，但大家的共识是：所有的"异"都只留在会上。他们深谙团队智慧所在——会议讨论时说对说错都不要紧，要紧的是有理有据、据理力争。

如今，借助这样的学术平台，当年的学生也当了老师，也有了自己的学生，而这些学生也会在未来成为老师。在一代又一代中国肿瘤学者的努力下，他们共同用智慧和汗水源源不断地为我国肿瘤学事业输送着新鲜血液，最终让患者不断受益。

## 理想很丰满，现实却"骨感"？

曾几何时，面对纷至沓来的新产品、新方案，中国学者曾经也像被扔进了雾霭重重的黑夜，大家试着接纳结果，然后想尽办法，寻找一条能看到天光的路径。而在这个过程中，参与国际多中心临床研究无疑是这条路上的"指明灯"。

"但不得不承认，临床研究又像一枚硬币的两面。它让患者能'听得到、用得上'最新的药物，并且即便患者是在对照组也'不吃亏'，因为至少能够保证患者接受标准的治疗；而作为医生，接触到最新药物和治疗理念也是多年努力的回报。"同时，江泽飞也强调，"硬币不只有'赚钱'的一面，在我们追跑、并跑的过程中，也暴露出了一些问题。"

"比如说，如何让患者理解临床研究的意义并自觉、自愿地参与其中，以保证良好的依从性；像HERA研究，我们多位学者所在医院贡献了相当多的病例，但实际上'研究还是人家的研究'，我们的自主权还有话语权仍然十分有限；而且在这些研究中，所有方案、药物用法用量都参考的是西方患者，并非为我国患者量身定制。"江泽飞解释，这就是现实"骨感"的一面——我们不得不面对各种现实问题引发的焦虑。

多年前在上海召开的一次会议，把江泽飞的思维引入了一个新的世界。当时，国内外很多专家在讨论一例HER2阳性患者，在中国医生不断围绕化疗的问题争论不下时，一位国外专家忍不住提醒："为什么大家不考虑抗HER2治疗呢？""患者经济能力有限，用不起这么贵的药。"对此，那位专家的回答是，患者用不用得起是一回事，而告知患者基本的、规范的医疗服务是我们医生的职责。

这给江泽飞留下了深刻的印象。"对于一些新的药物，我们总是有很多顾虑，但往往就是在这些犹豫间，使患者错过了最佳用药时机。"江泽飞补充，这其实也是我们固有的传统观念，即好的要用在最后。"早期干预有可能治愈，而晚期解救则需要'起死回生'。这无论对于医疗资源还是患者本身无疑都是不公平的。"实际上很多国外指南都指出，HER2作为一个驱动基因，抗HER2治疗应该尽早使用，术前就能解决的问题如果拖到晚期治疗阶段，很可能为时已晚。

"我们希望能改变原有思维定式，推动实现梦想、承担风险。不能因为富有，就理所当然地浪费；更不能因为贫穷，就故步自封不去尝试追求品质。每个人都理应享受品质。"所以，江泽飞在多个场合强调，抗HER2治疗的探索过程，影响了临床思维，进而改变了临床实践行为。

面对患者，江泽飞是医生；而在面对国外同行时，他代表的则是中国医生。江泽飞深知，中国医生在国际舞台上的每一次发声，背后肩负的是责任和信任。作为双靶方案辅助治疗探索的里程碑式研究，APHINITY研究奠定了曲妥珠单抗联合帕妥珠单抗方案在HER2阳性乳腺癌辅助治疗中的重要地位。但鲜为人知的是，当时设计研究分组时还发生了一个"小插曲"。当时讨论会在西班牙召开，原本研究分组是3个组，除了曲妥珠单抗联合化疗组和曲妥珠单抗联合帕妥珠单抗组，本来还有帕妥珠单抗组。"不客气地说，在整个研究的设计走向上，我们中国学者作出了很大的贡献，而最终研究组采纳了我们去掉帕妥珠单抗组的建议，并得到了理想的结果。"江泽飞坦言，之前的ALTTO研究结果令人失望，直接阻断了小分子抗HER2制剂在辅助治疗领域的探索之路，但是人不能在一个地方摔两次跤，坑不能白踩，也不能重复踩。

这些教训和经历给了中国学者"会说"和"敢说"的底气。虽然亲历过"黑暗时刻"，但从中收获的宝贵经验，也给了大家展示中国智慧和勇敢发声的机会，与国际同行在同一个层级上设计对中国患者有实用意义的、更有创新价值的研究，甚至从之前的"追跑""并跑"步入"领跑"。

## 理想是现实的未来

回溯赫赛汀走进中国的历程，就如同初创企业的创业进程，复杂而充满悬念。而"闯关"的每一步，都需要一把"钥匙"。在他人眼中，江泽飞应该是属于掌握着钥匙的关键人物之一，可其中味道，只有他自己最清楚。

《NCCN乳腺癌临床实践指南》的执笔人之一、《St. Gallen早期乳腺癌国际专家共识》专家团成员、《中国临床肿瘤学会（CSCO）乳腺癌诊疗指南》编写组组长、CSCO乳腺癌专家委员会主任委员……在旁人眼中，这些"光环加身"仿佛都是顺其自然、水到渠成。可那些"身为年轻协调者的忐忑、发言前反复组织语言的焦虑等"不为人知的背后，正是一个默默无闻的年轻学者成长和进步的缩影。用江泽飞的话说，"能抓住机会的运气不是天天有，但面对挑战的勇气却需要时刻有。"

江泽飞用"精准不足、治疗有余"来总结未来乳腺癌诊疗包括抗HER2治疗在内需要解决的问题。"这个'不足'也包括理念上的认识不足。像HER2检测的最终目的是治疗，有其时间和空间异质性。患者任何一个部位只要有一次检测结果是阳性的，就可以给予抗HER2治疗，而不是每次检测都必须是阳性才可以。"他指出，对于HER2来说，检测与治疗应该是一种良好的双向反馈机制，HER2检测的最终目的是让适合的患者接受合理的治疗，而治疗的规范化又会反过来推动HER2检测的推广和普及。

对于医疗过度的问题，江泽飞解释说，"当一种新靶点、新药物研发出来时，大家都抱有很大的期望，但并不代表所有的问题都能得以解决。并不是说贵的就一定是好的，而应该是在标准治疗的基础上，给予患者最需要的、最适合的治疗。可以不顺着指南走，但不能绕着指南走"。所以说，教育和科普依然是未来我们临床医生会面临的重要难题。这里的患者教育既是继续教育，也是持续教育。对于医生，应该是持续性的行业教育和监督。说到底，"我们得对得起患者，对得住医生这个职业。"

美国第一投资战略师巴顿·比格斯曾经引用丘吉尔笔下的"善感知的头脑"，来比喻投资明星们感知市场的魔力——"具备最深入、最本质的灵感，可以刺穿话语和事物的表面，或是能够提前嗅出猎物。"显然，在医学领域，江泽飞也拥有"嗅到猎物"的本领。在大家还在持"观望"态度时，他就已经意识到人工智能（artificial intelligence，AI）在乳腺癌诊疗中的发展潜能。"不要去抗拒、抵制，而是应该抱着怀疑的态度去合作，批评的精神去学习。"他认可新事物的出现，希望深入了解，更愿意拥抱新变化。

2017年，江泽飞团队开始使用IBM Watson系统，但随着学习和实践的深入，问题也逐渐显现，如无法根据中国患者身体状况、年龄作个体化调整；它借鉴的是美国指南，导致有些药物不可及，临床决策无法执行等。"我们需要'自主'和'创新'，以中国肿瘤治疗指南为依据开发和构建自己的系统势在必行。"具备了成熟的数据库（CSCO BC大数据平台）、指南（CSCO自2017年开始陆续推出乳腺癌在内的多个癌种的临床实践指南）和技术团队（IT领域的专业人士和医生），2018年，"中国版"肿瘤医生——CSCO AI应运而生。

"这也是我在CSCO乳腺癌专家委员会任职期间的重要目标。"江泽飞强调，CSCO AI会"让智者更强"，辅助临床医生更快速、更准确地作出治疗决策，而患者在当地就可以借此获取更加便捷的个案管理服务。"这相当于给患者配备了虚拟个案管理师，有助于合理高效指导患者就医、灵活安排就医时间和消除治疗地域差异。"同时，他特别补充，"智能版的指南还可以实现同步更新，将最新专家资源、产品资源甚至医保报销比例实时呈现，这无疑弥补了纸质版指南在更新速度和频率上的不足，将'智能'最大化地体现出来"。

在CSCO乳腺癌专家委员会任主任委员期间，他很欣慰"自己的四大理想"都已经实现，即推出《中国临床肿瘤学会（CSCO）乳腺癌诊疗指南》的纸质版、英文版、智能版和患教版。

——"接下来的理想是什么？"

——"'天下无癌'比较难，但我们能不能做到拿着患者的既往病历，基本挑不出'毛病'，也就是说既往的每一步治疗都符合当时的规范？能不能尽量做到早期患者更多一些、晚期患者更少一些？"

在江泽飞看来，这恐怕就是接下来他最大的理想了。

## 附图

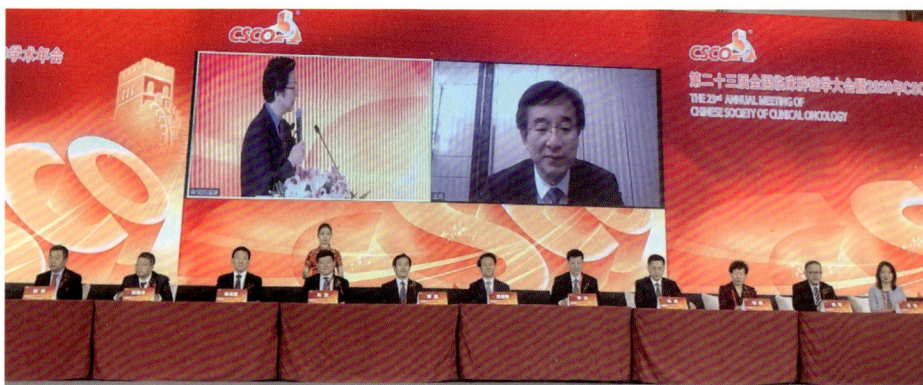

主持中国临床肿瘤学会2022年学术年会（北京）

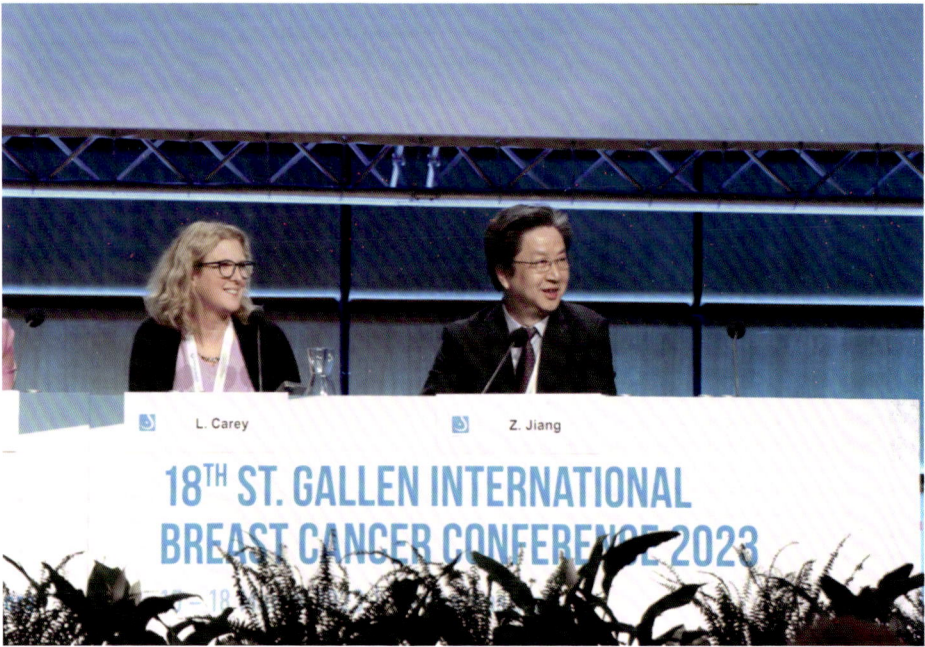

第18届St. Gallen国际乳腺癌大会

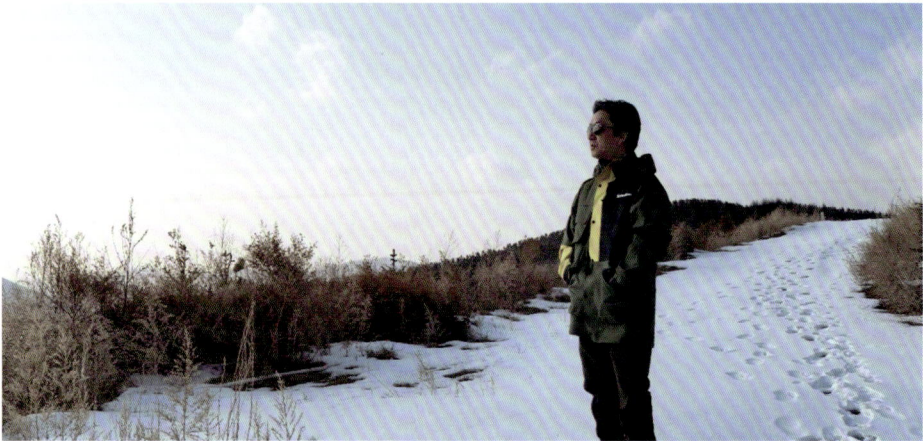

北京冬奥赛场（2023年）

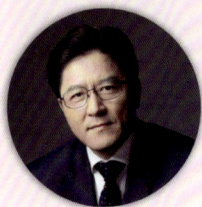

吴炅　复旦大学附属肿瘤医院

04

# 我们不能一直快速奔跑

足球场上，能够赢得比赛的，不是一直快速奔跑的队伍，而是懂得分配体能，在关键时刻迸发能量，一举得分的队伍。

在高速向前奔跑的时代，关照每位不幸患病的人的身心困境，是医生努力奔赴的方向。在关键的治疗决策点上，多给患者一些时间，充分权衡利弊，才能使患者得到最大获益。

——复旦大学附属肿瘤医院吴炅教授

## 手术刀慢一点

"外科医生不仅要懂开刀，还要能够系统指导患者手术前后全身和局部的辅助治疗"，复旦大学附属肿瘤医院对肿瘤外科医生的高要求，成为初入医学殿堂的吴炅，毅然选择肿瘤外科的原因。"重视肿瘤的综合治疗"，吴炅用整个从医生涯理解、贯彻并发扬着这一理念。

随着医学的进步，乳腺癌的诊疗方式也在发生着改变，对外科医生的诊疗行为也产生了深刻的影响。经过术前有效的系统治疗（即新辅助治疗），乳腺癌患者获得了不一样的治疗结局。一方面，新辅助治疗使原发病灶"退缩"，使腋窝淋巴结由阳性转为阴性，为保乳手术创造了更好的条件，也使更多的患者豁免了腋窝淋巴结清扫。如今，人们已经在探索，是否有些患者可以不再需要手术。另一方面，通过新辅助治疗还可以了解患者对全身治疗的反应，从而更精准地评估患者的预后，也能从中筛选出预后不佳的患者，通过术后强化辅助治疗，最终改善患者的预后。上述这些变化均改变了手术方式的选择。

"乳腺外科医生往往是乳腺癌患者的首诊医生，要先充分了解患者的病情，进行全面的评估，做好患者的整体诊疗规划。"吴炅指出，"在如今新辅助治疗能够获得良好疗效的背景下，手中的刀可以稍微慢一点，给患者一个先进行系统治疗的机会，然后再选择合适的手术时机和手术方案。术后根据病理结果，再调整辅助治疗方案，有助于降低复发转移的风险。"

不同治疗方式的选择，让乳腺癌患者的抗癌故事有了不一样的结局。其中，治疗变化最为显著的，当属HER2阳性乳腺癌患者。不管是自然病程还是在传统治疗背景下，HER2阳性乳腺癌的预后都是较差的，复发率很高。20世纪90年代，吴炅了解到HER2这个重要的预后标志物，当时，在国内一些领先的肿瘤中心，包括复旦大学附属肿瘤医院，HER2已经成为病理免疫组化检测的一项指标。尽管积极进行了化疗，且21世纪初已经有了蒽环、紫杉类化疗药，但是患者预后仍较差。

后来，首个抗HER2靶向药曲妥珠单抗（商品名赫赛汀）问世，改变了HER2阳性乳腺癌患者的治疗结局。令吴炅印象深刻的是首个曲妥珠单抗辅助治疗HERA研究，在该项研究中，曲妥珠单抗极大地改善了乳腺癌患者预后。即便是完成化疗一年半左右的患者，使用曲妥珠单抗也获得了控制转移复发的效果。

2022年底，在圣安东尼奥乳腺癌研讨会（San Antonio Breast Cancer Symposium，SABCS）上，有专家提出，HER2阳性乳腺癌的治疗疗效已经出现了"天花板效应"，意味着经过20年的抗HER2治疗，HER2阳性乳腺癌的治疗疗效已经达到很高的高度，想在此基础上进一步提高治疗效果，将是极其困难的事。

在HERA研究中，包括复旦大学附属肿瘤医院在内的国内多家中心参与其中，贡献了中国患者数据。随后，国内越来越多的中心参与到国际多中心研究中，在此过程中，不仅建立了科研队伍，中国医生的科研能力也得到了提升。近十余年来，国内更多的医院承接了抗肿瘤新药临床研究，一些专家还牵头发起了国际多中心的临床研究。在大型国际会议上，中国专家发出了更多声音，江泽飞、徐兵河、邵志敏教授被邀请进入St. Gallen早期乳腺癌治疗共识专家团。"这些成绩的取得，离不开前期奠定的基础。相信今后会有越来越多的中国临床研究被纳入国际指南和共识中，改变临床实践。"

## 基于患者需求的保乳和乳房重建

对乳腺癌患者来说，乳房缺失不仅会造成身体上的残缺，也会带来难以弥补的心理创伤，从而使患者在融入家庭生活、社会角色中遇到难以逾越的障碍。

"为乳腺癌患者切除乳房，仅仅是治病，但为她们重建乳房，才是治人。"在吴炅看来，外科医生不能仅仅完成乳腺切除，更要以"美"的眼光去审视患者。

一直以来，吴炅大力推行乳腺癌保乳手术与乳房重建手术的规范化，重视乳腺癌患者的综合治疗，是国内目前施行乳腺癌保乳手术、腋窝前哨淋巴结活检和乳房重建手术等术式的积极推广者和实践者。

尽管医学上已经证实，乳房切除治疗与保乳手术在总生存率上没有差异。但是，我国的保乳手术比例与发达国家相比还是很低。2019年，中国抗癌协会乳腺癌专业委员会发布的《中国早期乳腺癌外科诊疗现况》显示，保乳手术仅占所有乳腺癌手术的22%，远低于欧美一些国家的60%~80%。乳房整形手术开展的规模在各个中心之间差别较大，乳房重建手术仅占所有乳腺癌手术的11%。

吴炅指出，我国保乳手术率低是多方面因素导致的。例如，中国的患者对于保乳手术的认知尚不充分，因担心肿瘤复发而偏向更大范围的手术切除；在经济欠发达地区，乳腺癌筛查的缺失使得早期乳腺癌患者的比例低；保乳手术对外科医生和医疗单位的水平以及术后放疗条件有一定要求，多数基层医院可能无法顺利开展此种手术方式。

随着国内乳腺癌总体筛查率以及患者健康意识的提高，早期乳腺癌的比例也在提高，这为后续保乳奠定了一定的基础。此外，技术的进步也使更多患者获得了保乳的机会，例如，应用肿瘤整形保乳技术，可使一些乳房较大、乳房下垂的患者实现保乳，对于一些乳房较小的患者，可以通过移植身体其他部位组织来修复乳房缺损，实现保乳。

"总体而言，医生需要加强与患者的沟通，告知她们通过规范的术后辅助治疗，包括药物治疗和放疗，保乳手术与传统的全乳切除手术的疗效是一样的。北欧的一些真实世界研究还显示，保乳患者的总生存期甚至要好于全乳切除的患者。"吴炅表示。

对于无法开展保乳手术的患者，乳房重建提供了另一种选择。与一般的乳房切除手术相比，乳房重建手术要难得多。吴炅毅然踏上这条并不平坦的道路，于他而言，患者的需求是最大的驱动力，医生的责任感促使他做些事情来满足患者的需求。

2002年，上海市乳腺癌临床医学中心成立后，乳腺科从胸外科中独立出来，收治的患者也在不断增加，近两年乳腺癌手术量超过8 000例。"随着该中心规模的不断扩大，多学科综合诊疗能力不断提升，临床上医生面临患者更多的需求，患者希望能够维持乳房的外形，拥有更高的生活质量。"吴炅表示，其实患者的需求一直存在，只是以前由于条件的限制，过于强调根治性手术的重要性，从而忽略了这些需求。

"回顾二三十年前的乳房重建，由于能力有限，重建效果并不理想。分析患者报告结局后，发现总体来说我们离患者的期望值和最终的自我评估还有很大的提升空间，因此需要不断地去学习，提升自身的技能水平。"

对于乳房重建的多学科合作体系，我国与美国还存在较大差距。在美国一些肿瘤中心和综合性医院，有大量的整形外科医生与肿瘤外科医生进行充分的合作，无缝衔接。他们设立了一站式的诊区，对于将进行乳房切除的患者，肿瘤外科医生诊断后，再由整形外科医生规划后续的手术治疗方案。

吴炅表示，20年前，也曾期望肿瘤医院或一些综合性医院的乳腺外科能建立整形外科团队，但至今该愿望也未能真正实现。由于乳房重建手术难度高、学习曲线长，很少有整形外科医生愿意加入乳房重建中。无法获得外部助力时，更能激发自身的潜力，"自力更生"。

2004年7月，吴炅赴美国MD安德森癌症中心肿瘤中心整形外科进修一期乳房重建手术。为了更好地掌握这项技术，自2004年起，吴炅邀请俞培荣等美国医生前来复旦肿瘤带教手术，每年两次，同时举办学习班，邀请全国同行观摩学习。

直到2010年，在完全掌握了手术流程及各种突发情况的应对办法后，吴炅才开始独立实施手术。重建手术中，游离皮瓣自体重建术的血管吻合口径只有2 mm左右，手术难度比肝移植、肺移植和心胸移植手术的难度更高，成为乳房重建手术中的"珠穆朗玛峰"。该手术需要在显微镜下操作，对手术技能要求严苛。一旦血管堵塞，将会导致皮瓣坏死。在最开始做游离皮瓣自体重建术时，前二三十个手术患者，吴炅都是睡在病房里，一旦皮瓣出现问题，他在离患者最近的地方，能够及时地进行解救。经过心无旁骛、全身心地钻研摸索，吴炅成为我国为数不多、能够高水平地完成自体游离皮瓣乳房重建术的乳腺外科专家（图4-1）。

为了满足更多患者的需求，建立乳房重建专科队伍势在必行。吴炅通过中

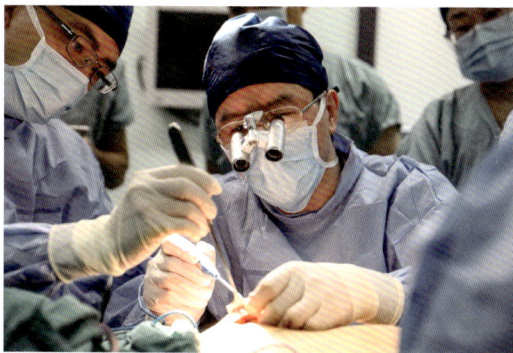

图4-1 在手术中的吴炅

国医师协会乳腺外科专业委员会，联合整形外科，建立学科联合培养模式。自2008年开始，由吴炅带队，每年开展6次面向全国的乳房重建手术培训班，并将优秀学员输送到全国各地的医疗机构。此外，由吴炅教授担任大会主席的上海乳房重建论坛（图4-2），如今也走过了15载风雨，始终秉承初创时的宗旨与梦想，在提升专科医生水平及手术规范性上发挥了重要的作用。吴炅希望通过这些培训班及会议，鼓励更多医生加入乳房重建领域。

经过十几年的发展，国内乳腺外科形成了不同的发展模式，一方面有部分整

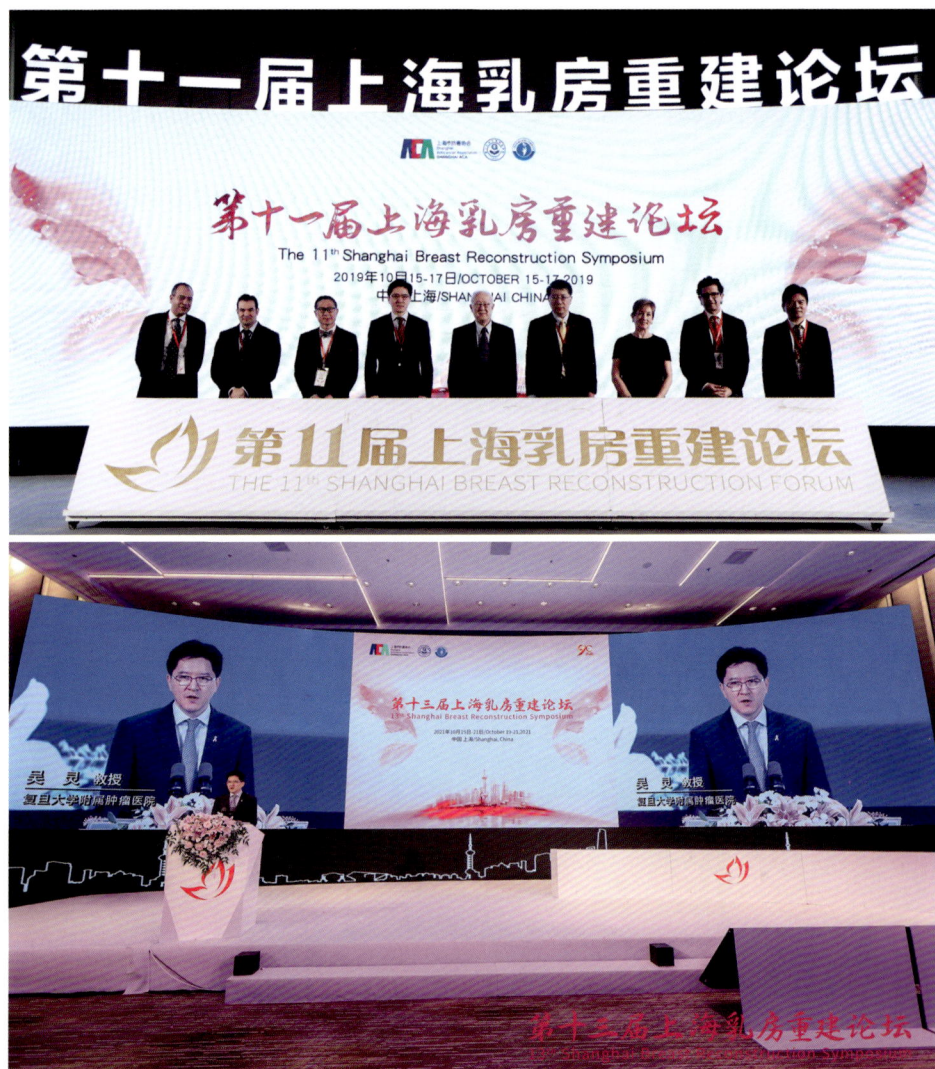

图4-2 上海乳房重建论坛

形外科医生参与，另一方面，以乳腺外科医生为主，形成了乳房重建团队。随着团队的壮大，重建的技术水平也在不断提升，服务质量也显著提高。重建方式以假体植入物重建为主，但是难度较高的自体组织重建也占据一定的规模，其中，采用自体游离皮瓣重建的中心也越来越多，能够满足患者不同的需求。

"保乳和乳房重建的道路上，困难、风险一直存在，其他学科的发展也同样如此，我们需要有应对挑战的勇气和能力。"面对不同的声音，吴炅也能泰然处之，"如果有人反对，我们可以坐下来一起讨论。一方面说服他们，另一方面也要寻求合作"。

目前，国内已经形成了良好的氛围，在乳腺癌相关的大型学术会议上，乳房重建已成为重要的学术议题，大家就多学科合作的有序衔接、规范的治疗、手术时机及方法的选择等，进行充分的讨论与交流。这种公开的讨论也充分体现了学术界对乳房重建的认可。

## 新的身份与责任

2021年，除担任复旦大学附属肿瘤医院副院长之外，吴炅又有了一个新的身份——中国抗癌协会乳腺癌专业委员会（CACA-CBCS）主任委员，与新身份相伴而来的是一份新责任。

中国抗癌协会是我国肿瘤医学领域历史最悠久、规模最大、影响力最强的科技社团，其下设的乳腺癌专业委员会是成立较早的专业委员会。一届届主任委员传承了优良传统，同时与时俱进，在乳腺癌规范化诊疗、转化和临床研究能力培养等方面，作出了卓越的贡献。

吴炅介绍，作为CACA-CBCS主任委员，其在前辈工作的基础上，在乳腺癌相关指南共识的制定、更新及专科能力建设等方面，继续带队深耕。

在指南共识的制定、更新方面，一是对乳腺癌指南进行更新，同时，在指南推广形式上也进行了创新，开发出App和精要版网络平台（即CBCS小红书社区），将指南内容转化成触手可及的小工具，使医生们能更加便捷地获取知识。CBCS小红书社区的成立，使指南由单向输出变成了双向互动，使更多医生能在该平台进行切磋、交流。

二是进一步增加了指南的多样性，除《中国抗癌协会乳腺癌诊治指南与规范》外，还在专项指南上不断挖掘，制定或更新了《乳腺肿瘤整形与乳房重建专家共识》《保留乳房治疗专家共识》《人表皮生长因子受体2阳性乳腺癌临床诊疗专家共识》《中国乳腺癌新辅助治疗专家共识》《早期乳腺癌女性患者的骨健康管理中国专家共识》等，这些专项指南深入探讨了乳腺癌全周期、全方位管理中需要关注的问题。

三是提高了指南更新的及时性。《中国抗癌协会乳腺癌诊治指南与规范》自制定以来，每两年更新一次。鉴于乳腺癌领域研究进展快，两年一次的更新频率难以满足临床需求。因而，CACA-CBCS利用南北汇·中华乳腺肿瘤论坛对线上指南内容进行投票更新，以便及时地指导医生的临床实践。

在专科能力建设方面，2022年，"赋能专科建设，共创健康中国——乳腺癌科学化管理促进项目"启动，该项目由健康报社与中国民族卫生协会主办，中国抗癌协会乳腺癌专业委员会和国家肿瘤质控中心乳腺癌专家委员会承办，项目以乳腺癌为切入点，推进诊疗规范化和服务同质化，探索适合肿瘤专科发展的新模式。"项目覆盖全国297家医院，包括省级、地市级的乳腺中心。这些医院的乳腺癌诊疗能力广泛提升后，将有助于中国整体乳腺癌专科能力建设以及多学科诊疗的规范建设。"吴炅表示。

CACA-CBCS还积极与其他学会组织展开交流合作，如与中国医师协会外科医师分会继续合作，加强乳腺癌专科队伍建设。此外，进一步加强乳腺癌临床与病理之间的协作沟通，这也将成为CACA-CBCS近几年着力推进的工作。

## 多给患者一些时间

外科医生需要持续不断地提升自身技能，但在吴炅看来，一些基本的素养和能力同样必不可少，这些基本素养是在个人成长早期造就的，包括平和的心态，与患者进行良好沟通的意愿和能力，站在对方立场思考问题的态度。

在与患者交流时，在许多细节中，吴炅持续传达的同理心与关怀，总能让患者感受到，医生对患者痛苦的感知和体谅、理解与仁心。看到患者精神沮丧时，他会耐心地与患者交谈，帮助患者重建信心；给患者更多的时间去表达，倾听患者的想法……（图4-3）

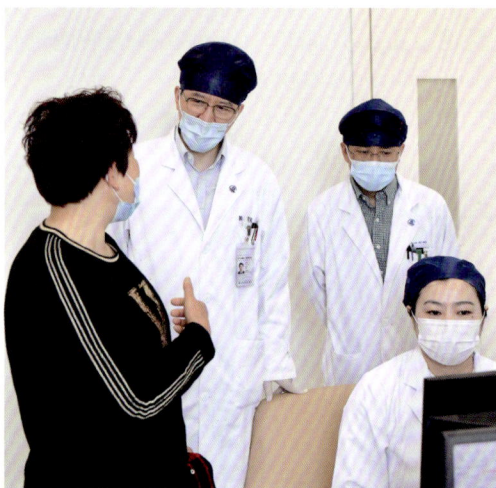

图4-3　吴炅（左二）在门诊中与患者沟通

　　"乳腺癌患者是一类特殊的群体，多为女性，乳腺癌对她们一生的影响是巨大的。我们在治疗这些患者时，不能只看到躯体的疾病，更要看到人，看到她背后的心理，她的家庭及在社会中的角色，对她们应该有全方位的理解。"吴炅感言，这有助于医生整体地去规划患者的诊疗方案。

　　"不管是初诊患者还是治疗后随访的患者，在一些关键的时间点，要多花一些时间与患者进行充分的讨论，进行充分的告知。在门诊患者多、医生时间有限的情况下，'多给一些时间'并不容易，需要有效地做好时间分配工作。用通俗易懂的语言与患者沟通，她们是比较容易理解和接受的。"

　　新学员每每会感慨，吴教授的沟通非常高效，在门诊和患者进行一次交谈，手术前进行一次查房，患者最终的手术方案便确定了。这些手术方案中，保乳率接近50%，重建率为30%，这也意味着，这些患者面对的，不再是胸前刺眼的瘢痕和空荡荡的胸部，而是更加自信、有尊严的人生。

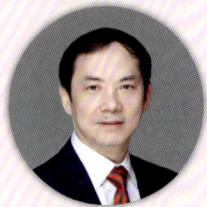

**任国胜**　重庆医科大学附属第一医院

05

# 人生在世，总该做点什么

　　"一"是任国胜经常提到的数字。

　　在重庆医科大学附属第一医院（简称重医附一院）院长、普外科学科带头人的角色里，他为学科建设定下"5+1"的建设内涵——一个好的学科带头人、一个优秀的学科团队、不低于一项特色技术、一个学术交流平台、一个临床试验基地、一本医学杂志；"5+1"之外，还要探索一种切实有效的基层医院帮扶模式。在乳腺外科医生的角色里，他为自己的法国留学之行定下"三个一"的目标——一张文凭、一门技术、一篇论文。在中国抗癌协会乳腺癌专业委员会（CACA-CBCS）主任委员的角色里，他瞄准"三个方向"——专科医生培训、公益活动以及多中心临床研究。

　　任国胜说，"选择学医就意味着选择了责任与使命"，这些"一"或许就是其责任感与使命感的具象化表现。"我就觉得，自己应该做点什么事，这个事一定与我的专业紧密相关，一定要对患者、对社会有益。"

## 一种模式

重庆有句老话：养儿不用教，酉、秀、黔、彭走一遭。意思是如果你想要孩子懂得生活的艰辛，不用教育他们，直接带他们去酉阳、秀山、黔江、彭水走一趟，在这4个以前是重庆最偏远、最贫困的地方的经历会给他们上生动的一课。

2006年，接任重医附一院院长的任国胜，第一次下基层就选择了这4个地方调研。一遭走下来，他产生了一个想法，"基层到底应该怎么帮扶？我想探索一种模式"。

实际上，早在1997年，任国胜就曾响应国家"万名医生下乡"的号召，到偏远地区进行支援。成为副院长后，他更是多次深入基层做调研。在与基层医疗机构接触的过程中，一方面，他深刻感受到基层"人"的缺乏，国家投入再多钱盖医院、买设备，没有专业的人才，一切都是白搭；另一方面，他也逐渐体会到了传统"指导医院"帮扶模式的局限性。

"我当时就决定，探索性地对3个县的乡镇卫生院进行帮扶。"通过下派医务人员"传、帮、带"与免费接收乡镇卫生院人员进修相结合等方式，乡镇卫生院医务人员的素质、能力均得到提高，当时得到了重庆市主要领导的充分肯定，"重医附一院共建仙女山镇卫生院，此举值得推广"。然而，任国胜想要的不止于此。

如何与基层医院建立更加紧密的联系？任国胜当年是这样思考的，"人在帮助他人时，可有两种形式，一种是'朋友相助'，一种是'亲兄弟明算账'"。朋友相助——义字当头，不谈条件，你好我好大家好。他认为，传统的"指导医院"就属于朋友相助，这种模式的最大缺点在于缺少考核，没有明确的目标与激励机制。亲兄弟明算账则不然——大家有一说一，提出诉求，互惠互利，明确目标，定时考核。

"我的构想就是组建一个'大家庭'，家庭里的每一个成员都'亲兄弟明算账'。"在此构想下，2011年，重医附一院托管了重庆市5家区县级医院。托管以5年为一个周期，设立明确的基层医院发展目标（表5-1）；同时，帮扶工作也被纳入重医附一院考核体系，直接与科室、个人利益挂钩。

在此基础上，重庆市首家医院集团（医疗联合体，简称医联体）在2年后正式成立。医联体以重医附一院为核心，由3家直属分院、15家区域内托管医院和5家市（省）外帮扶医院组成。通过"分层级、分批次""随时、免费"，基层医院"请上来"，优秀团队"走下去"等方式，形成了科室与科室、专家与学徒"一对一"的帮扶形式。

医联体帮扶模式背后，是任国胜对"人"的理解。

表5-1　2011—2016年部分托管医院发展目标及成效（三甲创建情况）

| 医院名称 | 达标情况 |
| --- | --- |
| 綦江医院 | 2015年达三甲 |
| 南川医院 | 2015年达三甲 |
| 大足医院 | 2016年达三甲 |
| 合川医院 | 2017年通过三甲初评 |
| 璧山医院 | 2017年通过三甲初评 |
| 铜梁医院 | 正在创建三甲医院 |
| 梁平医院 | 正在创建三甲医院 |
| 潼南医院 | 正在创建三级医院 |
| 西阳医院 | 正在创建三级医院 |
| 万盛医院 | 正在创建三级医院 |

注：三甲，三级甲等医院。

以"随时、免费"为例，基层医院的医生如果想要学习技术，随时可以到重医附一院免费学习。"比如说你要学一门手术技术，我们有患者的时候你就来。第一次就是看，第二次作为助手参加手术，要是悟性高的人，几次后就可以独立操作了。"为什么这样安排？"你把人家的科室主任、学科骨干弄来进修一年半载，人家不上班了吗？要理解基层医院也缺医务人员，他们还要为医院的生存和发展而工作。"据悉，一位被帮扶医院的科室主任就按照这个学习曲线掌握了腔镜手术，他第一次独立开展手术后，开心地抱着旁边的医生直跳。

"我们直接把人带教到能够独立操作，他们回去就能把手术开展起来。"任国胜解释道，"帮扶的目的不是要把基层医院的患者转上来，而是要扎扎实实地建设基层医疗基地，让他们能够留住患者，以实现分级诊疗、双向转诊，合理分流患者，实现'大病进大医院，小病进小医院'的目标"。

为此，任国胜在制定重医附一院科室考核标准时，非常看重外科开展大手术的比例、内科诊治疑难杂症的比例。"一开始我就倡导大医院诊治患有大病、重病的患者，这样，我们自然就不会和基层医院抢患有小病的患者。"

一位被帮扶地区的卫生局局长曾对任国胜说："这些事情本来是该由我们卫生行政部门来做的，结果你做了，我们真的非常感动。"

截至2017年任国胜卸任院长职务时，重庆市已建成医联体134个，县域内已实现100%的覆盖率，基层医疗卫生机构诊疗量占总诊疗量的52.8%，分级诊疗下转患者年增长50.4%，县域内就诊率达90%。

由于做得早、效果好，央视《新闻联播》对重医附一院医联体进行了特别报道，医联体也在全国卫生工作电视电话会上受到了肯定和表扬。多年的探索与实践终于修得正果。

## 一份责任

"基层医疗工作有两个永恒的主题，一个是提升，一个是规范。"任国胜始终将这两个主题视为己任，并为之不懈努力。

2017年底，任国胜从重医附一院院长的位置上退下来，开启了担任中国抗癌协会乳腺癌专业委员会主任委员的全新工作篇章。"基层的学科建设中"人"是最主要的因素"，因此，他上任后做的第一件事情就是在全国范围内发起乳腺专科医生培训项目，把帮扶基层医院培养优秀的乳腺外科医生这一举措融入其中。

"刚开始设想的培训对象更多是乳腺外科医生，但随着项目构思和设计的推进，我们希望把所有乳腺相关专业的医生都纳入进来，从而培养出针对乳腺疾病诊治的多学科人才。"包括外科、内科、放射、临床研究、全程管理在内，培训共设计了11个模块，并邀请全国知名的乳腺专家参与培训大纲的设计和项目的实施。

培训项目一经推出便收到非常好的反馈，"全国各大医院一次性申报了128期，仅第一年就举办了约70期，部分场次培训表见表5-2，线下培训骨干医生1 385人"。

第二件事情，任国胜则聚焦在公益活动上。

国家癌症中心数据显示，2016年，我国女性乳腺癌新发病例达30.6万例。偏远贫困地区患者由于疾病防治意识薄弱，往往在发现时已是晚期。2018年起，一场为期3年的"全国20城贫困地区及基层乳腺癌规范化诊疗培训及乳腺健康教育公益活动"拉开帷幕。由全国知名专家及中青年医生组成的乳腺癌多学科"专家志愿医疗队"分批次前往全国20个偏远、贫困及基层地区，包括西藏的昌都、内蒙古的锡林郭勒盟等地，开展基层乳腺癌规范化诊疗培训及乳腺健康教育公益活动。

在深入基层、与基层医生交流的过程中，任国胜发现，一些医生的规范化诊疗能力依然堪忧，"即便是指南范畴里的内容，他们也答不上来"。

为了能让更多患者得到规范化的治疗，任国胜除了开展CACA-CBCS历来有的指南宣讲活动外，还创新研发了一款微信小程序，取名为"基层手册"，全国的医务人员均可免费使用。任国胜说，"我们把最新版的指南全部植入小程序中，基层医生只要将小程序安装到手机上，然后输入10~13个患者的基本数据，就能够获得指南推荐的标准治疗方案，特别方便"。

表5-2　部分场次培训表

| 计划月份 | 计划日期 | 单位名称 | 牵头专家 | 培训模块 |
|---|---|---|---|---|
| 8 | 26—30 | 中山大学附属肿瘤医院 | 王树森 | 内科治疗 |
| 8 | 28—30 | 上海交通大学医学院附属瑞金医院 | 陈佳艺 | 放射治疗 |
| 8 | 29—31 | 哈尔滨医科大学附属肿瘤医院 | 庞达 | 前哨淋巴结活检 |
| 9 | 5—7 | 复旦大学附属肿瘤医院 | 顾雅佳 | 放射诊断 |
| 9 | 5—9 | 天津医科大学附属肿瘤医院 | 付丽 | 乳腺病理 |
| 9 | 9—11 | 中国医学科学院肿瘤医院 | 王翔/王婧 | 保乳治疗 |
| 9 | 9—11 | 北京大学第一医院 | 刘荫华 | 根治性手术 |
| 9 | 17—19 | 北京大学肿瘤医院 | 欧阳涛/范照青 | 保乳手术 |
| 9 | 23—27 | 重庆医科大学附属第一医院 | 任国胜/厉红元 | 乳房肿瘤整形与重建 |
| 10 | 14—16 | 中国医学科学院肿瘤医院 | 王翔 | 多学科会诊 |
| 10 | 22—24 | 北京大学肿瘤医院 | 欧阳涛/范照青 | 前哨淋巴结活检 |
| 10 | 23—25 | 山东省肿瘤医院 | 王永胜 | 前哨淋巴结活检 |
| 10 | — | 广东省人民医院 | 廖宁 | 保乳手术 |
| 11 | 4—6 | 北京大学第一医院 | 刘荫华 | 保乳手术 |
| 11 | 4—6 | 复旦大学附属肿瘤医院 | 吴炅/俞晓立 | 放射治疗 |
| 11 | 4—8 | 复旦大学附属肿瘤医院 | 胡夕春 | 临床研究 |
| 11 | 12—14 | 中国医学科学院肿瘤医院 | 王翔/王婧 | 根治性手术 |
| 11 | 13—15 | 中山大学孙逸仙纪念医院 | 宋尔卫/刘强 | 全程管理 |
| 11 | 14—16 | 中国医科大学附属第一医院 | 金锋 | 根治性手术 |
| 11 | — | 天津医科大学附属肿瘤医院 | 付丽 | 乳腺病理 |
| 12 | 2—6 | 重庆医科大学附属第一医院 | 任国胜/厉红元 | 乳房肿瘤整形与重建 |
| 12 | — | 哈尔滨医科大学附属肿瘤医院 | 庞达 | 专科护理 |
| 12 | — | 复旦大学附属肿瘤医院 | 杨文涛 | 乳腺病理 |
| 12 | 18—20 | 中山大学孙逸仙纪念医院 | 宋尔卫/刘强 | 前哨淋巴结活检 |
| 12 | 18—22 | 中山大学孙逸仙纪念医院 | 宋尔卫/刘强 | 临床研究 |

赠人玫瑰，手有余香。"跟基层医院的这种互动帮扶，实际上也反哺了我们。"任国胜说："除了对基层专科医生的诊疗能力提升大有裨益外，每当我们在基层医院看到一些晚期患者时，会非常切实地感受到，当医生，责任重大、使命光荣。"

## 一门技术

曾经，任国胜带着责任与使命走出国门，带回来一门技术——乳房重建。

20世纪八九十年代，我国乳腺癌治疗逐渐从"切得越多越根治"的认知中走出，但因手术而失去乳房的患者数量仍然较多。有数据显示，我国乳腺切除术占原发性乳腺癌手术的80%左右，而术后接受乳房重建的患者比例还不到1%，尤其在西部地区，乳房重建几乎没有开展起来。

"我知道失去乳房会对女性造成巨大的心理创伤，那种自卑心理是很强烈的。"任国胜讲述了一位乳腺癌患者在切除乳房手术前后的变化——曾经一秒钟都不犹豫决定"一定要做乳房重建手术"的漂亮女性，到了Ⅱ期重建手术被再次征求意见时，她的第一反应居然是征求老公的意见"我做吗？"他用"刻骨铭心"来形容自己的感受，"她看向老公的眼光，仿佛已经'不能'为自己做主了。"一项问卷调查显示，93.3%的乳腺癌手术患者手术后自卑感增强。

1993年，任国胜到达法国鲁昂亨利–贝克勒尔癌症中心，开始为期3年的留学之旅。当他看到那里60%左右的乳腺癌患者都会在乳房切除后接受重建手术时，"一门技术"的目标终于有了实体——"第一，乳房重建在中国开展得不好，甚至可以说非常不好；第二，它能给女性患者带来福音，所以我决定聚焦在这门技术上。"

为了将顶尖的乳房重建技术带回国，任国胜于1994年前往欧洲最大的肿瘤中心——法国古斯塔夫·鲁西癌症研究中心（Institute Gustave-Roussy，IGR）进修。他的老师正是欧洲最有名的乳房重建专家之一、IGR整形外科及肿瘤外科主任Jean Yves PETIT教授（图5-1）。"当时，他还有半年就要去意大利米兰的欧洲肿瘤研究所担任乳腺整形外科主任，我就抓住这半年的时间，跟着他学做乳房重建手术。"

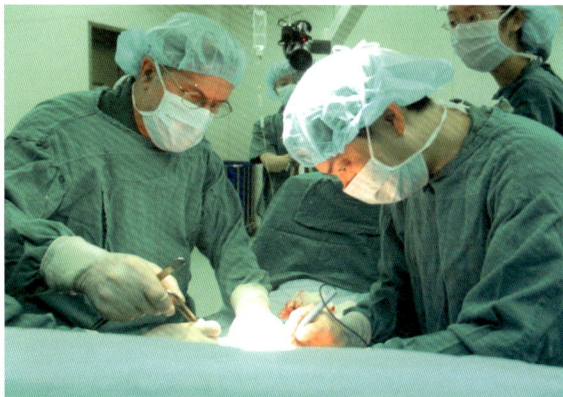

图5-1　任国胜教授（右）与Jean Yves PETIT教授（左）同台手术

1995年，一篇题为《背阔肌肌皮瓣乳房重建术》的文章发表在《重庆医科大学学报》上，总结的正是任国胜在IGR进修期间15例背阔肌重建的经验。1997年，西部地区第一例双侧腹直肌肌皮瓣乳房重建手术成功开展。以此为起点，重医附一院一步步发展成为国内乳房重建最具代表性的医院之一，其腹直肌重建、背阔肌重建、保乳整形等方面在国内均居于领先地位。

深耕西部，辐射全国。从2011年开始，任国胜每年都会举办"中法乳房重建学习班"，从第一期只有学员50人，到2019年注册学员为800人、参会人员为1 000多人，重医附一院作为CACA-CBCS乳腺外科医生的培训基地之一，帮助了全国3 000多名乳腺外科医生开展乳房重建与整形工作。目前，我国乳腺癌患者手术切除后乳房重建的比例已达10.7%，各大医疗中心乳房重建和肿瘤整形的比例已超过20%。

## 一个平台

法国留学之行，任国胜除了带回来一门技术，还搭建起了一个平台——中法学术交流平台。这要从他一波三折的出国经历说起。

1990年，固定电话刚刚开始进入寻常百姓家，E-mail还只是存在于计算机研究所的技术手段，纸质信件在通信领域的统治地位仍然固若金汤。这一年，年轻的任国胜抱着"提升自己，更好地为国家和百姓服务"的初衷决定前往法国进修。

出国的第一步当然是办签证，现在看起来非常简单的一件事，当时却让任国胜足足往北京（法国大使馆）跑了4次，历时3年才完成。"90年代初，重庆到北京的火车单程就要40个小时左右，那时通信手段也不像现在这么发达，不敢轻易打电话，特别急的时候，我才给法国工作人员打长途，一分钟国际长途是26块钱，我一个月的工资和奖金才一百多，也就能打四五分钟电话。"

最初的一腔热血险些被这些磨人的事情消耗殆尽。任国胜说，"为了出国进修，我走得实在辛苦，好不容易获得这次机会，一定得为我的学弟学妹们做点事，让他们以后不要这么艰辛。"

当时他就萌发了这样的想法：要是有人能为有志出国深造的学子铺平道路，不再经历漫长的等待期，耗费太多的精力该多好！"我要推进中法医学交流与合作。"任国胜暗暗发誓，"开路人"的使命感悄然而生。

出国后仅一年余，任国胜就以一个小小的进修医生的身份，促成了中法双方医院领导的互访。这与他所展现出的中国医生优秀专业素质有关，也可能与20世纪90年代初欧洲对中国的"好奇"有关，但更重要的，却是另外两个字——奉献。

任国胜用自己的行动实践着自己的承诺。1996年回国以后，任国胜在紧张的医疗工作之余，不忘推动中法医学交流的愿望，有限的休假时间，他都用在中国和法国之间的长途奔波。那个时候他还只是一个普通的外科医生，收入不高，没有经费支持，他就自费做这些事情。他还记得首次去法国南部城市图卢兹谈合作，他选择了从巴黎坐夜车到图卢兹，因为这样可以节约一晚上的宾馆住宿费用。早上六点钟到达之后，他匆匆洗漱一下，穿好西装，打好领带，抖擞精神又去和法国人交谈。

与法方的交流中，为表尊重和礼节，他会送一点既有中国特色，又能够让法国人喜欢的小礼品。那个时候可供选择的礼品种类少，他又囊中羞涩，经过多方打听和反复比较，拜托熟人朋友，请一丝绸厂定制了20套丝巾。这些丝巾在推动中法医学交流中发挥了作用，到现在他家的衣柜里还保留了1套丝巾作为纪念。

精诚所至，金石为开。坚持数年，任国胜这种不为名、不为利，一心只想做好中法医学交流的精神打动了与他打交道的法国人，法国专家曾用"牙牙学语"的中文当面对他说，"你，奉献"，他们相信他、信任他、帮助他。法国政府和医疗机构也愿意为中国医生提供交流的费用和进修的岗位。任国胜的中法医学交流项目越做越大，越做越出名，获得了中法两国政府的资助，圆了众多中国医生出国交流学习的心愿。连续5任法国驻华大使来访问重庆医科大学和重医附一院。一位主管法国医学基金的负责人对任国胜说，"我们对一个项目的支持一般也就4~5年，而你这个项目，我们已连续支持了20年！"在国外留学的中国医生一般都只能在实验室工作，而中国医生在法国可以从事临床工作，包括分管患者、参加手术等，这是在其他西方国家都享受不到的待遇。

以奉献为基石，任国胜陆续搭建了与斯特拉斯堡大学医学院及医院、图卢兹大学医院、波尔多大学医院、亨利–贝克勒尔癌症中心、古斯塔夫·鲁西癌症研究中心肿瘤研究所、欧洲肿瘤研究所等机构的学术交流平台。

迄今为止，被任国胜送往法国深造的医生已达160人，还有136名医学生赴法国医院进行临床实习，而这近300人无一人留在国外，全部选择了回国，将学习到的技术应用于临床实践、造福一方百姓。这些医生中有10人已成为重庆多家医院的书记、院长或副院长，36人成为科室主任、副主任或处长。现任重医附一院乳腺甲状腺外科主任的厉红元教授正是2002年去法国留学的医生中的一员。

2005年起，重医附一院开始成批次地接受法国医学生来医院进行临床实习，这在重庆乃至西部地区尚属首次，累计已有81人。此外，任国胜还创建了"中–法（国际）乳腺癌高级学术论坛"以及上面提到的"重庆乳房重建学习班"。Jean Yves PETIT教授——任国胜早年的导师，现在的亲密朋友，则是论坛与学习班的常客。

因为对中法交流作出的突出贡献，2021年6月法国驻华大使Laurent BILI先生在线为任国胜颁授法国荣誉军团军官勋章和证书（图5-2），这是任国胜继2011年获

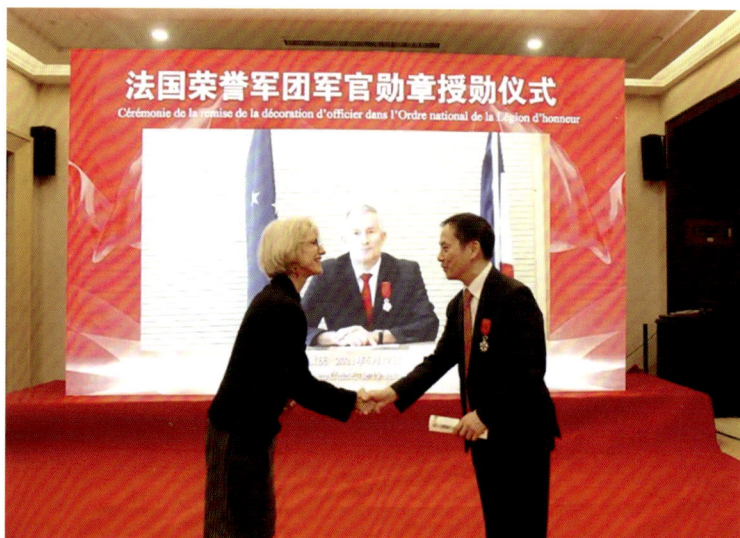

图5-2　法国驻华大使Laurent BILI先生（在线），法国驻华使馆卫生、社会事务和劳动参赞Anne Bruant-Bisson女士（图左）为任国胜授勋

得法国国家功勋骑士勋章后，被法国政府授予的更高一级荣誉。法国驻成都总领事Bruno BISSON先生称赞任国胜为"中法医学交流的传奇"。

## 一抹遗憾与一份执着

50岁以前，除非生病，任国胜很少在2：00以前睡觉。医院管理、专业、中法交流三方角力，拉扯着他的时间。

他分享了一份自己做副院长时的作息时间表：行政工作一般干到19：00~20：00，接着处理专业和学科工作，23：00以后处理中法交流事宜。当时，中法交流平台处于上升阶段，所有的邮件都是任国胜亲自回复，直到担任院长后，工作走上正轨，他才找了助手来做国际交流，帮忙分担一部分工作。

"那个时候刚做行政工作，真是一心一意想为医院、想为职工做点事，整天斗志昂扬的，但必须承认，一个人同时承担这些工作，实际上精力是不够用的。"

任国胜归国后，曾写过一篇研究文章投到国际权威期刊，当时稿件已完成二修并被接受，进入文章作者签字的最后程序了，可惜时间不巧，当时他把精力基本都用到行政工作中去了，以致错过了回复时间，一篇高分文章就此错失了一个难得的发表平台。

"当年体会不出遗憾的感觉，等医院各项行政事务规范上路后，心里面还是有一点遗憾。"任国胜用"傻乎乎"形容当时的自己，"如果当初那篇论文发出来了……"

但正是这份"傻乎乎"换来了重医附一院的大踏步发展。

截至2016年，重医附一院开放床位3619张，是2005年的2倍有余；门诊人次325.74万，与2005年相比翻了近4倍；年出院人次14.05万；年手术台次10.74万；17个学科获批国家临床重点专科……在2017年度复旦大学医院管理研究所"中国医院及专科声誉和综合排行榜"中，重医附一院在综合排行榜中位列41，在科研学术排行榜中位列29。据中国医学科学院医学信息研究所发布的"2016年中国医院科技影响力评价报告"，26个骨干学科都进入前100名的医院全国仅有11家，重医附一院位于这11家之列。

"所以你说遗憾吗，确实有，但我对所做的工作一点都不后悔，只是获得了不同层面、不同维度的成功和喜悦。"

日前，任国胜多了一重新身份——中国抗癌协会肿瘤临床研究管理学专业委员会（the Society of Clinical Cancer Research Administration，SCCRA）首任主任委员。作为发起人，他说，成立这个专业委员会其实也是为了弥补一点遗憾。

实际上，任国胜在法国留学的最初3个月一直在乳腺内科工作。"那个时候不像现在信息这么发达，那个时候完全不了解法国乳腺科内外分科的情况，到了法国才知道，我的导师其实是一名乳腺内科医生。"然而，人生如棋，落子无悔。任国胜在踏踏实实做好内科工作之余，主动给导师递交了一份学习报告，总结了内科3个月的所学所感，同时表达了自己对手术的渴望。自此，横跨内外两科的学习生涯拉开序幕。

"临床工作对我刺激最深的是大量的临床试验（临床研究），那时我的口袋里面插着多张卡片，这些是各个临床试验的相关信息卡片，遇到适合参加临床试验的患者，随时入组。"任国胜记忆最深刻的是原研多西他赛的国际多中心临床试验，他的"老板"正是欧洲多中心临床研究协作组的主席。"从我开始学医到现在已有44年，最感兴趣的除了乳腺专业，就是临床研究。"

此后，无论是当院长还是当CACA-CBCS主任委员，临床研究都成了任国胜的一个重要目标。"我在当CACA-CBCS主任委员时，想大力促进多中心临床研究的开展，但在3年的任期里，这个目标完成得并不好，至少没有乳腺专科医生培训和20城公益活动做得好，现在改任CACA-CBCS前任主任委员了，可以腾出精力来继续推进以前没有做好的工作。"

据了解，SCCRA第一届委员会委员共109人，其中分管科研管理的副院长、科研处长和基地办主任占70%（图5-3）。

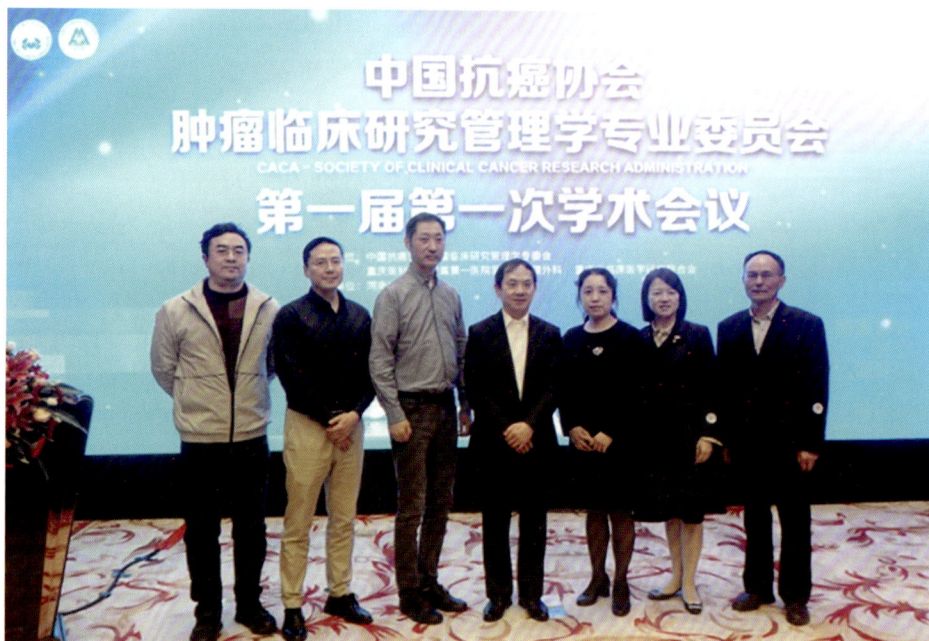

图5-3　线下会场部分委员合影（左四为任国胜教授）

——"我这个人呢，一直不忘初心，对定下的目标非常执着，想要尽力完成。人生在世，总该做点什么"。

——"什么样的评价对您来说是最高评价？"

——"评价是别人的事情，我自己只要做到尽职尽责，问心无愧就好。"

篇章二

# 拨云见日

## 抗HER2治疗演变推动乳腺学科发展

HER2阳性曾被认为是最凶险的乳腺癌分型，曲妥珠单抗的问世如同一缕光，直穿死亡阴霾，给患者带来了生的希望。2002年，这缕光终于照到了广袤的中华大地上，靶向治疗——一个全新时代的齿轮开始缓缓转动。

**本文受访专家**

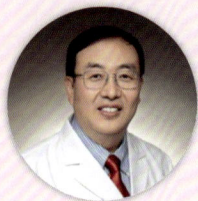 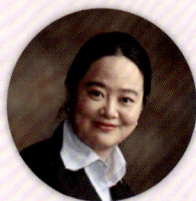

步宏　　　　　　　杨文涛

06

# 病理临床，相生相长

　　病理乃医学之本，素有临床诊断"金标准"的美誉，任时代变迁，治疗手段迭代，这一地位不曾动摇。

　　21世纪伊始，病理学科步入快速发展时期，从传统的组织病理诊断逐渐步入包含更多肿瘤分子标志物检测的精准诊断阶段；与此同时，曲妥珠单抗（赫赛汀）在中国上市，乳腺癌抗HER2治疗的热度开始在神州大地蔓延。

　　当一个快速发展的学科与一个强势崛起的治疗方式"狭路相逢"，变革一触即发。

# 乳腺病理：成为临床治疗的"底气"

作为临床诊断的"金标准"，病理是目前任何手段都无法替代的最后诊断方法。随着肿瘤基因组学研究取得突破性进展，病理的诊断方式、诊断目的均发生了革命性变化——组织分型和分子分型逐渐取代传统的组织病理诊断；靶向治疗等治疗方式的伴随诊断兴起。新的诊断内容逐渐表现出与肿瘤良恶性、组织类型及分级分期同等的重要性。

在这场重大变革中，乳腺病理始终扮演着"先遣部队"这一关键角色。其专科化体系的建设、诊断规范及检测标准的制定、质控平台的建立均为乳腺癌的高质量、同质化治疗提供了坚实的"底气"。

## 乳腺病理亚专科崛起，为HER2治疗保驾护航

随着基因检测技术的出现，分子病理检测成为人们了解肿瘤特征的重要手段。2000年，乳腺癌分子分型学说问世，乳腺癌分类正式由形态学向分子特征转变；2002年，抗HER2药物曲妥珠单抗在中国成功上市，随着临床对其重视程度日益提升，检测HER2蛋白表达及基因扩增状态、筛选HER2阳性患者逐渐成为刚需。在此背景下，全科病理的工作模式日渐难以满足不断提升的临床专科化需求，乳腺病理专科化势在必行。

"乳腺病理将是一个非常重要的发展方向。"2007年，在少数大型三甲医院刚刚开始实行专科化病理之时，四川大学华西医院病理科步宏教授已敏锐地意识到建立一支全国性乳腺病理专科化队伍的重要性。

彼时，病理亚专科概念尚未普及，中华医学会病理学分会仅设置了4个学组，分别是病理技术学组、细胞病理学组、脑神经疾病病理学组和儿科病理学组。申请成立一个新的学组绝非易事，于是中华医学会主管学组建设的朱明华教授建议，可以先以协作组的名义把工作开展起来。

2007年，步宏与中国人民解放军总医院第七医学中心（原陆军总医院）病理科丁华野教授牵头，成立了全国乳腺病理通讯读片协作组并举办了每年一期的乳腺病理专科培训班，这就是后来成立的中华医学会病理学分会乳腺病理学组（协作组）的基础。此后，学组继续以大多数病理医生感兴趣的乳腺病理通讯读片作为抓手，每年举办两次病理通讯读片会；每年举办一次乳腺疾病的病理诊断研修班，邀请国内外病理科专家和肿瘤内、外科专家进行授课。

通过学组活动的开展，病理科医生不仅提升了乳腺癌病理的诊断水平，还提升了临床意识。越来越多的病理科医生认识到，病理应以临床治疗为导向，要积极参与到乳腺癌患者诊疗的全流程管理中。

正如上文所言，初期病理亚专科概念并未普及，因此参加乳腺病理学组活动

的医生都不是只聚焦于乳腺病理。随着学组活动的开展，越来越多的人对乳腺病理产生了兴趣，并逐渐把精力集中在乳腺病理亚专科上，乳腺病理专科人才队伍不断壮大——通讯读片从最初14家核心成员单位迅速扩展到百余家；乳腺病理年会参会人数在最初100多人的基础上逐年增加。

随着乳腺病理专科队伍不断壮大，"一席难求"的问题浮出水面。中华医学会规定学组委员数量不能超过45个，这对于蒸蒸日上的乳腺病理亚专科来说显然"供不应求"。恰好，步宏当时正担任中国抗癌协会肿瘤病理专业委员会主任委员，他便想到了一个"曲线救国"的办法——在抗癌协会肿瘤病理专业委员会下同样成立了乳腺病理学组。

两个学会乳腺病理学组的组长、副组长能"双跨"，很好地解决了中华医学会学组成员数量受限制的问题。虽然是一班人马，大多数时间在一起活动，但彼此在工作中各有侧重：中华医学会病理学分会乳腺病理学组解决的是一些宏观层面的方向性工作，而中国抗癌协会肿瘤病理专业委员会乳腺肿瘤学组则更多承担一些面向基层的、接地气的工作。

以两个乳腺病理学组成员为主体，一系列指南和共识问世，包括《乳腺癌HER2检测指南》（2009版、2014版及2019版）、《乳腺癌新辅助化疗后的病理诊断专家共识》、《乳腺癌雌、孕激素受体免疫组织化学检测指南》、《免疫组织化学在乳腺病理中的应用共识》、《中国乳腺导管原位癌病理诊断共识》等。值得一提的是，制定指南与共识的人员不仅包括病理科医生，还涵盖乳腺癌治疗领域其他学科，如肿瘤内、外科专家，既体现了乳腺癌诊疗的多学科协同理念，也使得指南更具有代表性和实用性，更好地指导HER2检测，保障临床精准治疗。

在全国乳腺病理学组蓬勃发展的同时，各省市乳腺病理学组组建工作也在按部就班地进行。据了解，目前已有近20个省市建立了自己的乳腺癌病理学组，作为将工作落实到地方的重要"中转站"，以促进地方乳腺病理专科化发展。

## HER2检测标准化开路，我国病理诊断质量全面提高

质量控制被誉为"病理诊断的生命线"，但一度难以大规模开展。究其原因有二，一是缺少标准品，二是缺少资金支持。抗HER2治疗的蓬勃发展给了病理质控长足发展的机会。

HER2阳性乳腺癌患者占乳腺癌患者的20%~25%，也就是说，HER2检测的阳性率也应该恒定在这个范围内才合理，但我国各病理实验室所检测出的数据却参差不齐。标本的处理方式、抗体的选择等都会影响免疫组化（immunohistochemistry，IHC）检测的准确性：石蜡包埋、甲醛固定可能会对IHC检测的结果产生一定影响，造成假阴性；采用不同公司的HER2抗体，检测结果也不完全相同。此外，经济发展的不平衡使得我国不同地区之间、城乡之间的病理诊断质量也存在显著差异。

在此背景下，国家病理质控评价中心（pathology quality control center，PQCC）于2009年成立，这一举动将医疗机构病理科规范化管理上升到了国家层面。PQCC自成立以来，从具体规范性文件，到病理人员的资质数量、科室硬件条件等进行了全面规定和加强，相继牵头制定了《病理科建设与管理指南（试行）》《病理科医疗质量管理规程》《病理技术人员培训和准入》等规范。

2010年，PQCC开展"乳腺癌HER2免疫组织化学检测质控评价"项目，旨在使HER2免疫组织化学检测流程规范化，提高我国乳腺癌HER2检测水平。依托该项目，PQCC在2015年底前、在全国范围内开展了12轮质控评估，超过400家医院参加了室间质评，约200家医院获得了乳腺癌HER2室间质评合格证书。

为提升基层病理诊断质量，北京协和医院、复旦大学附属肿瘤医院和步宏所在的华西医院3家核心医院作为区域中心，20家省级核心医院作为省级会诊中心，全国百余名知名病理专家参与，开展了系列质控工作，覆盖全国数百家医院，极大地提高了我国HER2检测的质量和水平。

依托质控工作的开展，全国以HER2为代表的病理检测水平显著提升，各病理实验室统计出的HER2阳性率数据均进入了比较理想的数值范围，保证了HER2阳性患者能够得到最适当的治疗。

步宏曾在"以标准化的乳腺癌HER2检测带动病理诊断质量的提高"一文中写道："毫不夸张地说，乳腺癌HER2检测标准化工作已成为带动我国病理质量提高的火车头，提升了整个临床病理行业的质控意识，培养和锻炼了我们的质控队伍。"

## 紧密结合临床需求，反对病理"自娱自乐"

病理学起源于基础医学，它既是基础医学的重要组成部分，又直接参与、指导临床诊疗。正是因为这份基础医学属性，病理曾一度在行政管理上，乃至医生的意识上都弱化了与临床的联系，导致与临床需求存在脱节。比如病理医生关心乳腺癌组织形态，根据形态形成很复杂的组织分型。有些分型在病理医生之间难免有令人满意的重复性，而有些分型也缺乏临床治疗和预后的指导价值，复杂的组织分型临床医生很难掌握，而临床医生希望得到的信息，病理医生又没注意提供，病理和临床结合不紧密。

对此，步宏很早就提出，反对病理圈的"自娱自乐"。深耕病理数十年，他深知病理的重要性，更清醒地认识到病理离不开临床，要根据临床需求不断进行理念和知识的更新迭代——分子病理学的发展本身就是向临床需求看齐，推动乳腺病理专科化发展也是在向临床需求靠近，制定病理指南共识时纳入临床专家的意见更是直接与临床需求对接。发表基于临床治疗的诊断病理才是正确的方向。

在一步步走近临床的过程中，病理学科已经出现了翻天覆地的变化。

第一，以荧光原位杂交（fluorescence in situ hybridization，FISH）为代表，分子

病理得到长足发展。越来越多的病理医生在切片和形态之外下功夫，在分子病理领域"开疆拓土"。如今，分子病理信息已整合进入部分系统肿瘤的世界卫生组织（World Health Organization，WHO）分类，各类指南共识也层出不穷。病理科正在完成从组织形态到完整信息，从个性经验到规范标准的新跨越。

第二，病理医生角色转变。多学科会诊（multi-disciplinary team，MDT）已融入乳腺癌临床诊疗的全过程，包括诊疗前、诊疗中、诊疗后，病理报告的结果与质量直接影响临床治疗方案的选择。随着精准医疗理念的不断深入，患者从就医到康复需要病理医生的多次诊断，病理信息在患者全生命周期健康管理中都扮演着重要的角色。

第三，检测准确性大幅提升，检测结果得到了病理圈自身的信任，也获得了临床的认可。这从HER2检测指南评分阈值的变化上可见一斑。曾经，为了减少假阳性或假阴性结果的出现，《乳腺癌HER2检测指南（2009版）》曾将IHC 3+的标准从">10%的浸润癌细胞呈现强的、完整的细胞膜棕褐着色"提升到">30%的浸润癌细胞呈现强的、完整的细胞膜棕褐着色"；FISH阳性标准从HER2/CEP17>2.0提升到>2.2。而在2014版中，结合临床治疗的证据，这两个阈值重新回到了10%和2.0。

第四，学术研究成果丰硕。从指南参考文献上可以看出，2006年第一版《乳腺癌HER2检测指南》的参考文献都来自国外，没有中国自己的研究，可以说基本是国外指南的编译版。但从2014版开始，指南开始有了中国自己的"味道"，在2019版指南中，1/3的参考文献来自中国自己的研究。此前，步宏与复旦大学附属肿瘤医院杨文涛教授还加入了《WHO乳腺肿瘤分类（第5版）》的编写工作，中国病理学者的学术水平得到了国际病理圈的广泛认可。

第五，自动化与智能化水平显著提升。作为一个"个性化"鲜明的学科，病理无论是染色还是阅片，比较容易受操作者的主观影响，这也成为病例推行自动化、标准化的必要性所在。如今，通过应用自动化设备和智能化工具，用"巧干"取代"苦干"，病理诊断的准确性进一步提高，工作效率大幅提升。

《"健康中国2030"规划纲要》提出，到2030年，癌症患者的5年总体生存率提高15%。作为全球第一大癌种，实现提高乳腺癌生存率这一目标至关重要。在向目标前进的路上，精准治疗是大方向，精确诊断是根本保障。

## 精准医疗，病理先行

作为人类第一次在实体肿瘤中使用的靶向药物，曲妥珠单抗的问世给乳腺癌患者带来希望的同时，也给病理检测带来了挑战——抗HER2药物的治疗费用昂贵，要尽可能准确地提供HER2基因状态，才能指导治疗方案选择、预测患者预后。在临床需求的推动下，变化应运而生。

复旦大学附属肿瘤医院病理科杨文涛教授指出："HER2免疫组化是我国病理检测规范化征程上的里程碑；HER2原位杂交是很多医院建立的第一个分子检测技术。"以乳腺癌HER2检测为起点，20年来，中国病理学科发展之路越走越宽阔。

## 当需求来敲门

伴随20世纪末HER2基因（即neu基因）被发现，部分乳腺癌患者预后不良的谜底终于揭晓，乳腺癌患者迎来了全新的治疗靶点。

1998年，首个靶向HER2基因药物——曲妥珠单抗（赫赛汀）于美国获批上市，意味着乳腺癌从此步入了靶向治疗的新时代，HER2阳性乳腺癌患者"预后差"的命运自此得以扭转。

2000年，Perou等在《自然》（Nature）杂志提出乳腺癌的分子分型学说，即根据雌激素受体（estrogen receptor，ER）、孕激素受体（progesterone receptor，PR）及HER2状态，将乳腺癌分为Luminal A型、Luminal B型、HER2+、Basal-like型及Normal-like型。包括乳腺癌在内的肿瘤分类开始由形态学向分子特征转变。

分子分型，尤其是HER2的临床研究及临床治疗成为当时乳腺癌领域的热点。"热"到什么程度？从杨文涛的经历中可见一斑。"2000—2002年，我正在美国MD安德森癌症中心做博士后研究，当时所有的工作都是围绕HER2阳性乳腺癌展开的，包括为什么曲妥珠单抗能够在HER2阳性乳腺癌中发挥作用、耐药的机制等"。

在如此高的热度与关注度下，有人甚至将21世纪初的乳腺癌研究与诊治形象地称为"neu（HER2）opportunities and neu（HER2）challenges"[neu（HER2）基因的机遇和挑战]。

2002年，曲妥珠单抗（赫赛汀）在中国上市，HER2相关临床研究及抗HER2治疗的热度也开始在神州大地蔓延。无论是临床研究还是临床治疗，第一步要做的都是检测HER2蛋白表达和/或基因扩增状态，筛选HER2阳性患者。

在临床需求的推动下，病理学科迎来全新的发展契机。

## "第一次强烈感受到免疫组化报告的重量"

实际上，乳腺癌分子分型的确立依靠的是基因表达谱（gene expression profiling，GEP）技术，但与病理科使用的石蜡组织不同，GEP检测需要使用新鲜组织，且费用昂贵，日常工作中难以应用。

相比之下，免疫组化（IHC）技术操作简单、价格低廉，且与GEP有较好的一致性，凭借这些优势，IHC成为中国病理科最先开展的ER、PR及HER2检测方法，也是目前临床中最常规的检测方法。

IHC 3+为HER2阳性，患者可接受抗HER2治疗；IHC 1+及IHC 0为HER2阴性，患者无须接受抗HER2治疗；IHC 2+的患者需要使用原位杂交（in situ hybridization，ISH）技术进一步判定患者HER2基因扩增状态。

"免疫组化结果与抗HER2治疗直接挂钩后，我第一次强烈感受到一份免疫组化报告的重量。"相信杨文涛的感受能够代表很多病理科医生的感受。

曲妥珠单抗初上市时，价格高达24 500元/支，一年的治疗费用近40万，这对大部分家庭来说都是不小的经济负担。"以前我们出具的免疫组化报告与治疗不直接相关，故不会考虑太多。但当我们出具的这份报告直接与抗HER2治疗绑定时，我们不得不多想一些。如果报告出现了假阳性，不但让患者花了冤枉钱，还让患者接受了本来不应该用的治疗；如果报告出现了假阴性，但患者则可能错失靶向治疗良机。"

虽说病理科医生面对的是一张张切片，但切片背后却是一个个鲜活的患者。因此，保证检测的准确性至关重要。

## 规范化征程上的重要里程碑

为保证检测结果的准确性，一批医院在参与早期HER2国际多中心临床试验的过程中，率先对HER2 IHC检测流程与细节进行了规范化。参与过HERA、CLEOPATRA、PERUSE等多项重要研究的复旦大学附属肿瘤医院就是个典型的例子。

据复旦大学附属肿瘤医院肿瘤内科主任胡夕春教授回忆："我们参与国际多中心临床试验时，标本要送到国外去复检，如果准确率不达标，那就很丢人了，所以我院病理科同仁尽全力优化每个检测环节。只有检测准确性提高了，才能找到真正适合靶向治疗的患者。"

HER2 IHC检测流程包括固定、取材、包埋、染色、判读等多个环节，每个环节的执行都会影响HER2检测结果的准确性。杨文涛说，"我们围绕检测前、检测中、检测后全流程开展了规范化工作。检测前包括标本固定液的规范，标本固定的及时性、充分度；检测中包括抗体选择、标准操作程序的落实；检测后则主要为病理科医生对IHC结果的判读。"

"上面有些内容原本在实验室流程当中是缺失的，在新需求的推动下，才逐渐建立起来。"随着HER2 IHC检测开展日益广泛，越来越多的病理实验室建立了规范化检测流程。杨文涛强调，"规范化的HER2免疫组化检测是我国病理检测规范化征程上的里程碑。"

## 分子病理检测蓬勃发展

作为IHC的"黄金搭档"，中国的ISH检测技术也在临床需求的推动下蓬勃发展。

IHC 2+的乳腺癌患者需要借助分子检测技术，即ISH进一步明确*HER2*基因扩增状态，其中就包括显色原位杂交（chromogenic in situ hybridization，CISH）、FISH及双色银染原位杂交（dual-color silver-enhanced in situ hybridization，DISH）。相比之下，FISH的应用最为广泛。

杨文涛回忆，2006年，复旦大学附属肿瘤医院开出了医院第一张CISH乳腺癌*HER2*基因检测单；2007年，开出第一张FISH乳腺癌*HER2*基因检测单。

"每开展一项新技术，尤其这项新技术还与靶向治疗密切相关，在将其运用到临床检测之前，一定经历了严谨的比对、验证过程。无论是我们最初开展的CISH检测还是FISH检测，都做了非常多的比对工作，包括与HER2 IHC的比对、CISH与FISH的比对，整个技术非常完善以后，才将之应用到临床的实际检测当中。"

在临床需求的推动下，越来越多的病理实验室具备了开展*HER2*分子病理检测的能力。而以FISH为代表的分子检测技术，除了应用于乳腺癌*HER2*基因检测外，对于胃癌的*HER2*基因检测、肺腺癌的*ALK*基因检测、淋巴瘤、软组织肿瘤等的病理诊断均起到重要作用。

*HER2*基因的ISH技术大大推动了中国分子病理的发展，杨文涛指出，"它是很多医院建立的第一个分子检测技术，在少数医院甚至是唯一的分子检测技术。"

## 病理医生从"幕后"走向"台前"

随着靶向治疗时代的到来，专科对精准治疗的要求越来越高，全科病理医生已不能满足临床的专科化需求，病理专科化势在必行。

2007年，复旦大学附属肿瘤医院在中国较早地实行了专科病理——病理医生不再需要从头看到脚，而是选择两个亚专科进行深耕。杨文涛选择的亚专科之一就是乳腺病理。"实行专科病理后，我可以把精力集中在亚专科上，不仅关注病理本身的最新进展，还关注临床最新成果、临床医生的痛点与需求。"杨文涛坦言，"这对我的工作产生了很大的促进作用。"

在"精准医疗"理念的指导下，临床不仅仅需要病理医生提供常规的病理诊断，更需要在此基础上，提供预测和预后因素的解释，为治疗提供更多有用信息。鉴于此，病理医生需要在患者就医到康复期间进行多次诊断，从原来的"只见一次"变为"始终伴随"。

杨文涛由衷感慨，"靶向治疗时代来临之前，病理医生是'幕后工作者'。

随着靶向治疗的发展，我们开始从'幕后'走向'台前'，在精准的个体化治疗当中发挥着越来越重要的作用。随着临床对病理的重视程度提高，病理科的地位也有了显著提升，成为多学科协作团队中的核心成员。"

## 中国病理"好声音"走上国际舞台

作为HER2病理检测的重要标准，中国《乳腺癌HER2检测指南》第1版于2006年10月问世。此后十余年，该指南历经3次更新（2009版、2014版、2019版），从所有参考文献都来自国外，到1/3的参考文献来自本土，指南里的"中国特色"愈发鲜明。

作为2009版、2014版、2019版三版指南的执笔人，杨文涛对此有着深刻的体会。"前期我们的指南与美国临床肿瘤学会和美国病理医师学会的指南一致性非常高，而在2019版指南中我们可以看到FISH的分组判断标准与美国指南是不一样的。"

杨文涛指出，"敢于不一样的'底气'来自大量循证医学证据，来自中国医生在HER2研究中所做的大量工作。"

以PEONY研究为例，这是一项亚太地区多中心的临床研究，由复旦大学附属肿瘤医院乳腺外科主任邵志敏教授牵头。在这项研究中，对于新辅助治疗的评估至关重要，直接决定研究结果是否可信。作为病理的牵头研究者（leading PI），杨文涛对国内外各个中心进行了培训，对每个流程进行了规范化管理，以保证评估的准确性。研究最终获得了非常好的数据，且具有很好的可重复性。

"在这些研究开展过程中，我们可以明显看到中国病理近年来整体水平的提升。这让我们有了决定自己指南的话语权，也让中国病理医生逐渐开始在世界舞台上发出自己的声音。"

此前，四川大学华西医院临床病理研究所所长步宏教授和杨文涛加入了《WHO乳腺肿瘤分类（第5版）》的编写工作，此后杨文涛也成为国际癌症报告协作组织（ICCR）乳腺癌报告模板制定专家组的成员。她说："这是对中国病理医生工作的认可，证明我们在乳腺病理中所做的工作被看见了。"

回顾2022年，中国病理"好声音"的表现进一步印证这一点。在美国和加拿大病理学会年会（USCAP）上，乳腺病理领域中国有4个口头发言和4个壁报亮相，而在此前，这个数字平均仅为1。2024年USCAP会议中，中国在乳腺病理领域有8个口头报告和21个壁报，较以往又有了明显的进步。

如今，随着新型ADC药物的出现，HER2低表达患者的病理检测日益受到重视。面对新的临床需求、病理学科迎来更多发展机遇。杨文涛指出，"我们有非常多的工作需要做，因为中国有大量乳腺癌病例，在国际舞台上还有很大的提升空间。我相信，未来无论是中国指南还是国际指南，都将会收录更多来自中国的数据！"

本文受访专家

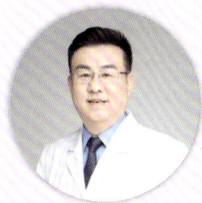 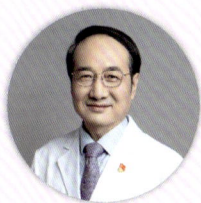 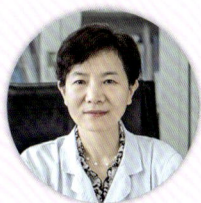 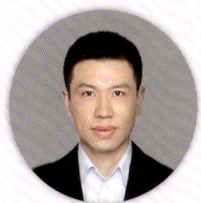

佟仲生　　　　袁中玉　　　　闫敏　　　　马飞

07

# 开局，始于曲妥珠单抗

　　在人类抗击癌症的历史上，曲妥珠单抗（赫赛汀）是里程碑般的存在。作为首个靶向HER2基因的单克隆抗体，它的出现为HER2阳性乳腺癌患者开辟了一条"天堑变通途"的治疗之路；作为实体肿瘤的首个靶向治疗药物，它的问世开启了"乳腺癌靶向治疗时代"的大门。

　　以HER2基因和曲妥珠单抗为引，一个关于"变"与"求变"的故事就此展开。

## 找到"支点"

　　阿基米德说："给我一个支点，我就能撬起整个地球"。在乳腺癌治疗历史上，HER2基因就是撬动地球的那个"支点"。

　　20世纪70年代末，随着癌症研究的深入和分子生物学技术的成熟，生命科学领域掀起了一股致癌基因研究的热潮。正是在这场热潮中，麻省理工学院Robert Weinberg及其同事从老鼠神经母细胞瘤中分离出一种致癌基因，根据癌症类型将其命名为"neu基因"。

neu基因是一个异类，也是一个绝佳的药物靶点。与大部分致癌基因都被隔离在细胞内不同，neu基因表达的蛋白质暴露在细胞膜上，这意味着它更容易与药物接触。

但可惜的是，Weinberg及其同事仅专注于癌细胞的生物学研究，并没有进行药物开发的相关尝试，即使当时他们手上就有现成的抗体。事后回忆起来，Weinberg说："当时真应该再往前走一步，如果不那么偏执就好了……"

而在另一条时间线上，基因泰克公司也在致力于寻找新的致癌基因，其中就包括Axel Ullrich和Arthur Levinson两个团队。Levinson率先一步用erbB基因探针找到了几个与EGFR相关的基因片段，但不知是什么原因，他并没有继续做下去。Ullrich则在此基础上继续挖掘，最终拿到了一个新基因的完整序列。

二人决定将这个新基因命名为HER2，代表2型人源EGF受体（human EGF receptor 2），仿佛预示着它即将对乳腺癌的治疗起到至关重要的作用。

1985年，Ullrich和Levinson的论文在《科学》（Science）杂志上发表。文章指出，HER2基因与Weinberg发现的neu基因在染色体上定位一致，二者极有可能是同一个基因。

至此，两条时间线交会于一处。令Weinberg遗憾的"断点"最终由Ullrich续写，一扇通往新药研发的大门缓缓开启，但当时的Ullrich或许并不知道，门后是一条怎样的荆棘之路。

## 命运的邂逅

实际上，由于没有展现出盈利前景，Ullrich的HER2项目曾在基因泰克公司内部饱受质疑："为什么要做这个项目？你想让公司卖生长因子受体吗？"公司要盈利，最终还是需要落到新药上，但从致癌基因到新药，中间还欠缺一个重要的环节，补全这一环节的就是加州大学洛杉矶分校的Dennis Slamon医生。

在1986年的一场学术会议上，Ullrich与Slamon命运般地相遇了。会上，Ullrich讲述了HER2基因的发现历程，而Slamon则介绍了自己开展的恶性肿瘤相关科研工作，二人都对彼此所讲的内容产生了兴趣。

Slamon作为一名临床肿瘤医生，在工作中经常会看到不同的肿瘤患者接受同样的治疗，结局却天差地别，他想弄明白这到底是为什么。Ullrich所讲的HER2基因令他产生了极大的兴趣。Slamon作为一名有"收藏癖"的临床医生，他不仅可以接触到很多来自患者的肿瘤组织，还保存了大量手术切下来的肿瘤组织标本。Ullrich则一直想知道，他克隆的包括HER2在内的基因，在肿瘤中是否有突变或扩增，在癌症中是否起重要作用？Slamon的资源正是他急需的，而他手中的HER2基因探针也是解决Slamon的问题的重要钥匙，Slamon可以利用它们来和不同肿瘤样品提取的基因组DNA杂交，从而检测这些基因在肿瘤中是否表达异常。

二人可以说是一拍即合。

会后，Ullrich寄出了7个不同的基因探针，Slamon和肿瘤学家Bill McGuire利用基因探针在肿瘤标本中进行测试。最终，他们发现，在189个乳腺癌样本中，有将近30%显示出*HER2*过表达。该研究成果于1987年被《科学》杂志发表，*HER2*基因与乳腺癌之间的关系第一次得到明确。

此后，Ullrich实验室研究发现，正常细胞过度表达*HER2*后变成了肿瘤细胞，证明了*HER2*是癌症驱动基因。HER2蛋白是细胞表面受体，这带来了以其为靶标开发单克隆抗体（简称单抗）药物的可能性。Ullrich请基因泰克公司免疫组以人源HER2为抗原在小鼠中产生了100多个单抗，他和同事Michael Shepard发现其中一个单抗——4D5在细胞和动物实验中可以阻断HER2信号传导，抑制过表达*HER2*的肿瘤的生长。

这个代号为4D5的单抗，正是曲妥珠单抗的前身。

## 千呼万唤始出来

就在一切看起来一帆风顺之时，外部环境却发生了意想不到的变化。

实际上，在致癌基因研究热潮中，尝试开发新药物的远不止基因泰克公司一家，但他们陆续在临床试验中遭遇了滑铁卢。基因泰克公司自身也在开发癌症药物上有过失败的经历，为免再步后尘，该公司并没有批准HER2药物开发项目立项。

Ullrich在心力交瘁下选择离开基因泰克公司，但他与Slamon的合作并没有中断；Shepard选择留在基因泰克公司，继续推进HER2项目，并不断申请开发HER2单抗；Slamon作为外部最主要的推动者，经常不辞辛苦从洛杉矶飞到旧金山，游说公司高层，"你们这个项目是货真价实的，如果你们不继续开发，请转让给别人，我会找其他公司来生产，把这个单抗药物用到患者身上。"

经过几人长达一年半的坚持，基因泰克公司终于同意将4D5人源化。1990年，首个人源化HER2抗体终于问世，几名主要研究者融合了HER2、拦截（intercept）以及抑制剂（inhibitor）三重含义，最终将其命名为——赫赛汀（herceptin，即曲妥珠单抗）。实体肿瘤首个靶向药物就此诞生（图7-1）。

然而，随之开展的临床试验并不顺利。

作为临床项目负责人之一，Slamon参与了曲妥珠单抗Ⅰ~Ⅲ期临床试验，在这个过程中，他曾面临过无数的问题：Ⅰ期试验入组患者数量不足、入组速度慢；Ⅱ期试验得不到公司的支持；Ⅲ期试验险些因药物联用的心脏毒性而夭折（曲妥珠单抗联合蒽环类化疗药物可能导致严重的心脏问题，后改为紫杉醇）。但无论面对怎样的困难，Slamon都没想过放弃，他说服公司高层时曾说，"我每天面对癌症患者和他们的家人，希望他们能得到更好的治疗，不再忍受开刀和烧灼的痛

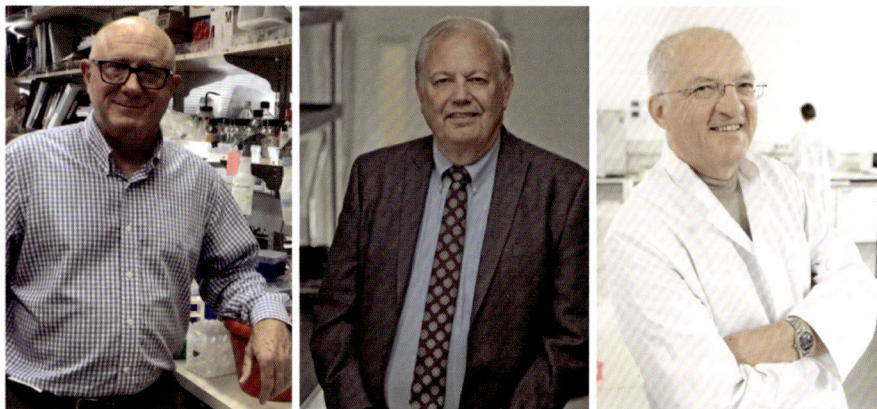

图7-1　推动赫赛汀诞生的3个重要人物——Shepard（左）、Slamon（中）和Ullrich（右）

苦。我知道HER2真的有效，请不要放弃这个机会。"

功夫不负有心人。在美国临床肿瘤学会（ASCO）第34次会议上，Slamon作为压轴嘉宾介绍了曲妥珠单抗关键Ⅲ期临床试验——H0648g试验的结果。研究显示，与化疗相比，使用曲妥珠单抗联合化疗的患者无进展生存期（progression free survival，PFS）从4.6个月延长至7.4个月，中位总生存期（OS）从20.3个月延长至25.1个月，死亡风险则降低20%。

要知道，对于公认"预后差"的HER2阳性乳腺癌晚期患者来说，延长近5个月的生命是多么不容易。此后，M77001、HERNATA等进一步强化和补充了H0648g试验的结果，共同确立了曲妥珠单抗联合化疗作为HER2阳性乳腺癌晚期一线标准治疗的地位。

1998年，经历了10多年、无数人的前赴后继，曲妥珠单抗终于得到了美国食品药品监督管理局（Food and Drug Administration，FDA）的上市许可。它的获批改变了乳腺癌的治疗标准，甚至在无形中提高了FDA在审批中对新药的期待。

## 漂洋过海

在大洋彼岸的中国，一场变革也在发生。

1998年，中国国家药品监督管理局成立，中国药品科学管理进入了一个全新的时代，抗肿瘤新药临床试验规模与水平快速发展。在国家高度关注与支持下，抗肿瘤新药临床试验平台建设日益完善、临床试验机构数量显著增加。1983年，卫生部（现中华人民共和国国家卫生健康委员会）确定第一批临床药理基地时，仅有少数几家知名医院被纳入其中；1998年，临床药理基地更名为药物临床试验机构后，数量已达145家，其中有108家医院可以承担化学药物的临床试验。

其中，中国医学科学院肿瘤医院是我国第一批抗肿瘤药物临床药理基地、第一批国家药品（抗肿瘤药）临床研究中心，在开展国际多中心临床试验上具有丰富的经验。在曲妥珠单抗准备叩响中国的大门时，它当仁不让成为首选。

2000年，中国工程院院士孙燕教授作为国家药品（抗肿瘤）临床研究中心主任，牵头开展了"曲妥珠单抗的中国注册临床试验"。该研究共纳入5个中心31例患者，最终结果验证了曲妥珠单抗在中国HER2阳性乳腺癌患者中的疗效与安全性。

天津医科大学肿瘤医院是当年参与注册临床试验的5家研究中心之一，乳腺肿瘤内科主任佟仲生教授至今对曲妥珠单抗的疗效印象深刻。当年入组的一位肝转移患者，经过2个周期曲妥珠单抗联合化疗后，食欲、皮肤等一般状况得到明显改善，CT检查发现肝脏肿瘤负荷明显减轻。经过8个周期的治疗后，肿瘤持续缓解，停药后2年多才出现进展。

"抗HER2治疗确实给我们带来了震撼。当时HER2阳性乳腺癌患者的中位OS仅6个月左右，患者在停止抗HER2治疗后还能维持2年多不进展，无论是我们，还是患者和家属，都非常惊喜。在肿瘤内科工作了一辈子，我觉得对于患者来说，只要有机会，参加临床试验应该是最佳选择。"

河北医科大学第四医院副院长刘运江教授还记得，当年他们医院曾有患者到北京参加注册临床试验。"入组试验并不容易，要重新检查HER2基因是否过表达。由于药物昂贵，一年用药花费几十万，能够入组的患者都觉得是中了大奖。"

基于注册临床试验的优异结果（图7-2），2002年9月，曲妥珠单抗获得中国

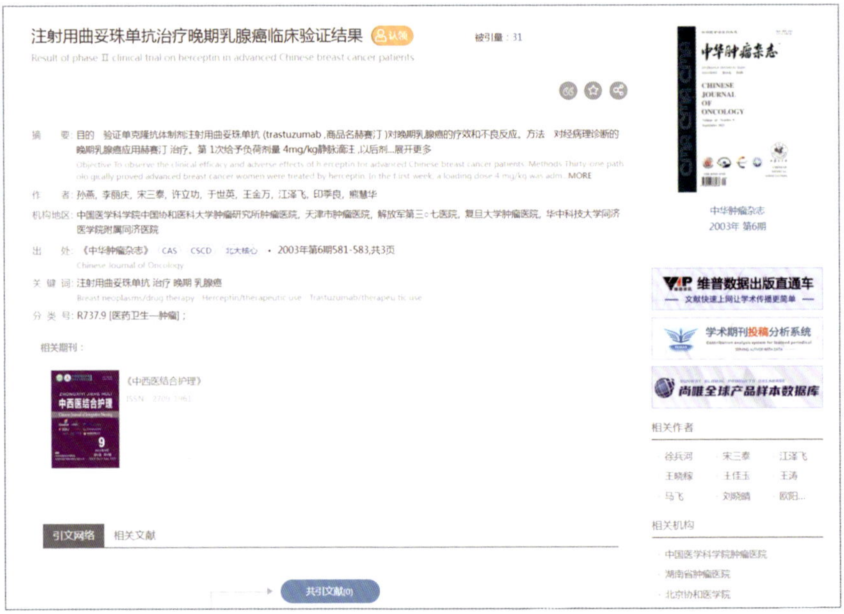

图7-2　曲妥珠单抗在中国上市的注册临床试验结果发表于《中华肿瘤杂志》2003年第6期

国家药品监督管理局批准上市，为无数中国HER2阳性乳腺癌晚期患者带来了生的希望。中国乳腺癌靶向治疗的新纪元由此开启。在第一届罗氏亚洲肿瘤论坛上，孙燕评价，"靶向治疗为癌症治疗史上的一个重大突破"。

## 临床试验规范化起飞

注册研究打响了曲妥珠单抗在中国的第一枪，此后，HERA研究被如火如荼地开展起来。

作为曲妥珠单抗用于HER2阳性早期乳腺癌辅助治疗的里程碑，HERA研究的结果证实，应用曲妥珠单抗可降低早期乳腺癌患者的复发、死亡风险，曲妥珠单抗的标准1年疗程也在这个研究中得到确认。

基于HERA研究结果，2006年，FDA批准曲妥珠单抗联合化疗用于HER2阳性早期乳腺癌的辅助治疗；2008年，曲妥珠单抗联合化疗辅助治疗适应证在中国获批。这意味着乳腺癌靶向治疗从挽救性治疗开始走向早期预防。

与此同时，作为中国乳腺癌专家首次介入的国际多中心临床研究，HERA研究明确了HER2的具体检测评分、操作流程，普及了临床试验规范操作，提升了研究者的临床治疗理念和治疗规范性。

作为HERA研究的参与者之一，中山大学肿瘤医院/中山大学肿瘤防治中心袁中玉教授清晰地记得，当初自己既有强烈的新鲜感，也有很多不习惯之处。

"新鲜感体现在患者可以免费用药，试验过程中还有临床协调员来协助医生填写病例报告表，协助做随访。不习惯则体现在HERA研究有着严格的入组标准，只有中心实验室确认为HER2阳性的患者才可以入组；入组后的每个步骤，包括采血、治疗、数据采集等都有标准操作程序，医生每一步都要按标准执行，用药剂量需要把控得非常精准，没有任何调控的空间。"

这种不习惯或许可以视作规范化的开端。

袁中玉坦言："HERA研究令我深刻体会到，临床试验要想得到可信的结果，规范是保障。在参与试验的过程中，我学习了设计方案应该怎么写，患者如何入组、如何管理，数据如何采集以及建立独立数据监查委员会的重要性等；此外，我还意识到临床试验对推动临床实践改变具有多么重要的意义，这令我更加有干劲去开展临床试验。"

HERA研究对袁中玉而言是一个"从无到有"的过程，"正是因为HERA研究给我们积累了宝贵的经验，我们才在8年后陆续发起了SYSUCC-001、SYSUCC-002等研究。"

河南省肿瘤医院乳腺科副主任闫敏教授也有着相似的经历。她在解放军第307医院（现解放军总医院第五医学中心）读研究生期间，接触到了很多临床研究，并体会到了它们的意义，其中就包括HERA研究。"那个时候的经历在我心里种下了临床研究的种子。"

2009年，回到河南省肿瘤医院后，闫敏在临床工作之余开始有意识地建立自己的临床数据库，关注临床未尽之需，开展属于自己的临床研究。基于对晚期患者脑转移问题的长期关注，她在2019年牵头开展了PERMEATA研究，为吡咯替尼联合卡培他滨治疗HER2阳性晚期乳腺癌脑转移增添了强有力的证据。2022年，该研究荣登《柳叶刀·肿瘤学》（*Lancet Oncology*）杂志。

随着新药的研发提速，中国临床试验的数量近五年也呈现爆发式增长。国家药品监督管理局药品审评中心发布的《中国新药注册临床试验进展年度报告（2021年）》显示，2021年，中国药物临床试验登记数量共计3 358项，首次突破3 000项大关。

## 在困难中发展的IIT

在临床试验中，除了由药企发起的临床试验（industry-sponsored clinical trial，IST），还有由研究者发起的临床试验（investigator-initiated clinical trial，IIT）。IIT与IST相辅相成、互为补充，但受资金、管理等因素制约，IIT的开展往往会面临更大的困难。

前文提到的SYSUCC-002研究就是一个IIT项目，它始于袁中玉的一个疑问。

注册研究之后，曲妥珠单抗联合化疗成为我国HER2阳性乳腺癌晚期一线治疗方案。但HER2阳性中也有激素受体阳性（HR+）和激素受体阴性（HR-）之分，针对HER2+/HR+患者，是不是可以在内分泌治疗优先的原则下，将曲妥珠单抗联合化疗改为曲妥珠单抗联合内分泌治疗？袁中玉说，"我这人有点'反骨'，大家一致认为好的东西，我就会思考，其背后有没有不足的一面？"

但令袁中玉没有想到的是，从发起临床试验到完成9家医院共392例患者的入组工作，居然历时6年之久。

哪些原因阻碍了患者入组的速度？"首先，是医生的观念转变。指南是规范化诊疗的基石，但从另一方面讲，它也是束缚医生的缰绳。我们都在倡导创新，但当一个创新的思维出现时，大家会有诸多担心，担心违背医学伦理，担心让患者的利益受损。这就成了我们面临的第一个难题。其次，是大家对研究者发起临床试验的重视程度。如果临床试验不能和经济效益、职称晋升挂钩，那么对于大多数人来说，主动性会大打折扣。"

为解决这些问题，袁中玉于2013年牵头成立了"华南乳腺癌临床研究协作组（SCBCG）"（图7-3）。"我们当时建立协作组的主旨就是要将限制性资源转化为可利用的资源，让大家团结合作起来，充分利用临床资源。协作组以自愿、

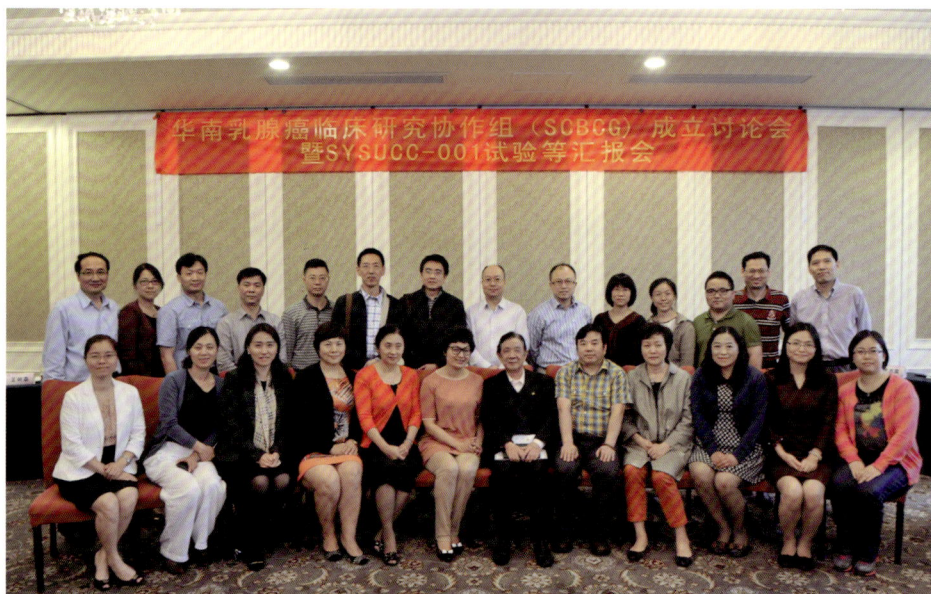

图7-3　2013年华南乳腺癌临床研究协作组成立合影（二排左一为袁中玉教授）

共进、共享为原则。我们采用离心式招人法挑选协作组成员，对于有兴趣且积极参加临床研究的，我们会继续邀请；对于兴趣欠佳且积极性差的，我们不会再邀请。通过这种方式，我们将对临床研究有情怀的人聚集到一起。"

2021年，袁中玉在ASCO年会上针对SYSUCC-002研究结果作了口头报告。作为国际上第一个将内分泌治疗联合靶向治疗与化疗联合靶向治疗进行头对头比较的Ⅲ期随机对照临床研究，其结果证实，内分泌治疗联合靶向治疗对于HER2+/HR+患者的疗效非劣于化疗联合靶向治疗。这也就意味着，体质较弱、不愿意接受化疗的患者可以优先选择内分泌治疗联合靶向治疗。

但略有遗憾的是，6年时间还是在一定程度上影响了研究的时效性。曾有国际专家向袁中玉提出这样一个问题："请告诉我，在双靶时代，你的单靶方案要用在什么地方？"

但无论如何，"作为医生，我们需要实实在在地去做一些对患者、对临床实践有用的东西"，这是袁中玉一直以来秉承的信念，也是中国IIT在困难中不断发展的动力。

据Clinical Trials网站数据，2012—2021年，中国IIT登记数量从520项增加到1 673项，虽然其增长速度不及IST，但仍在一步一个脚印地前行。（图7-4）

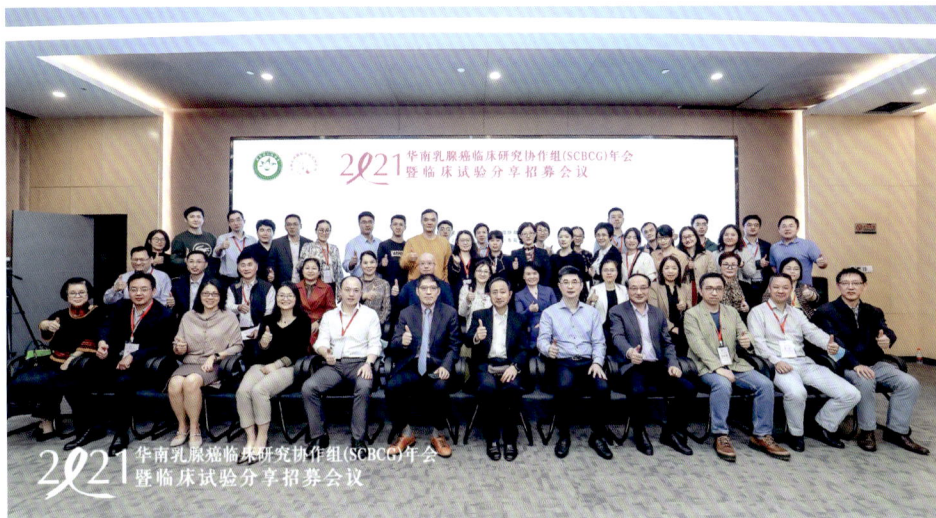

图7-4 2021年华南乳腺癌临床研究协作组年会合影（一排右四为袁中玉教授）

## 从有药可用到用得起药

曲妥珠单抗上市后，迅速占领HER2阳性乳腺癌晚期与早期阵地，成为各大指南推荐的首选治疗方案。但脱离了临床试验的免费光环，曲妥珠单抗高昂的价格一度令很多患者望而却步。明知有更好的治疗方案却无法给患者使用，这也令很多医生倍感遗憾，闫敏就是其中之一。

2008年，花女士被确诊为乳腺癌，接受了手术联合辅助化疗后，不到两年就复发了，同时伴有淋巴结转移、骨转移及脑内病灶多发转移。就在这时，她找到了闫敏。

经病理检测，花女士被确诊为HER2阳性。此时最适合她的治疗方案非曲妥珠单抗联合化疗莫属，但当时曲妥珠单抗的价格高达24 500元/支，一年治疗费用近40万，这是花女士的家庭无法承担的。考虑到经济因素，闫敏改用化疗方案为花女士治疗。

而类似花女士的患者在当时的乳腺科/肿瘤内科屡见不鲜。闫敏坦言："纵使河南省肿瘤医院位于省会城市郑州，在2008年有条件使用曲妥珠单抗的HER2阳性患者的比例仍不超过10%。"

花女士是其中比较幸运的一个患者。她对化疗药物非常敏感，经过3种化疗方案的治疗后，脑部病灶和锁骨上淋巴结病灶均明显缩小。但在接受化疗的过程中，她曾因不良反应而两次中断治疗，导致脑内病灶增多、增大，同时出现了肝脏转移。

幸运的是，就在花女士第二次因中断化疗而复发前（2011年），中国癌症基金会开始了患者援助项目，通过"买6赠8"的方案令曲妥珠单抗的年均治疗费用降为10万~20万。化疗不耐受和经济负担减轻双重原因叠加，她终于同意了使用靶向治疗方案。

据闫敏介绍，自患者援助项目开展后，河南省肿瘤医院HER2阳性乳腺癌患者使用曲妥珠单抗的比例提升到了20%。

通过曲妥珠单抗与卡培他滨的联合治疗（后因无法耐受卡培他滨，调整为曲妥珠单抗单药），花女士脑内和肝脏的转移病灶完全消失，骨转移病灶非常稳定，疗效评价为部分缓解（partial response，PR）。纵使2014年受家庭经济的影响，花女士第3次中断治疗，停药十余年，她的肿瘤至今也未复发。

2017年，曲妥珠单抗终于在上市后的第15年被纳入医保，价格大幅下降，从24 500元/支降至7 600元/支。2020年，新版国家医保目录正式实施后，价格进一步降至5 500元/支，实现了普遍可及。

如今，花女士摆脱了疾病的阴影，看着儿子硕士毕业后在上海找到了一份稳定的工作，看着孙子出生，她对一家人其乐融融的小日子无比满足。而对许多HER2阳性乳腺癌患者而言，那段"有药用不起"的日子已成为历史。

"规范化治疗越早进行，患者治愈的希望越大。"现在回想起来，闫敏还是会不禁感慨，"若是靶向药物早些被纳入医保范畴，这位患者在早期就能达到治愈，也就不会进展到后续的远处转移，经受一轮又一轮的化疗的折磨。"（图7-5）

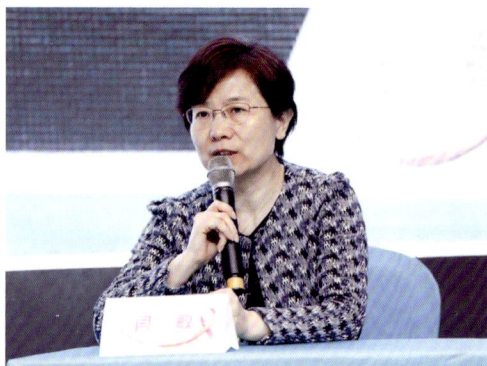

图7-5　闫敏教授

## 肿瘤内科大发展

肿瘤内科作为药物治疗的"根据地"，在靶向治疗高歌猛进的时代背景下，同样发生了翻天覆地的变化，这种变化甚至影响了一些医生的职业选择。

在佟仲生的记忆中，肿瘤内科曾经是一个"边缘学科"。由于当时可用的药物少得可怜，只有甲氨蝶呤、长春新碱及环磷酰胺等（前两种药物现已很少用于肿瘤患者），内科医生手里的"武器"少得可怜，可选择的治疗方案自然也就极其有限。"在肿瘤治疗领域，内科在很长一段时间里就是个'配角'，处于给外科、放疗科'打工'的状态。说实话，当时我对干内科工作是有动摇的，感觉这个科室没有发展前途。"

抗HER2治疗出现以后，一切变得不一样了。"靶向治疗开始与手术、放疗并驾齐驱，内科的地位也发生了翻天覆地的变化。你能看到这样一个现象，无论是国际还是国内重要的会议，大家对药物治疗的讨论明显增多，抗HER2治疗相关议题往往会作为会议的重磅内容出现。"

天津医科大学肿瘤医院乳腺肿瘤内科成立于靶向治疗时代的初期（2004年），这不仅是医院学科发展的重要节点，也是佟仲生职业生涯的重要转折点。"我在肿瘤内科工作了10年，转到乳腺肿瘤内科后，开始专注于乳腺癌的临床与科研工作，特别是包括靶向药物在内的乳腺癌药物治疗，牵头/参与了很多国际或国内的临床试验。"（图7-6）

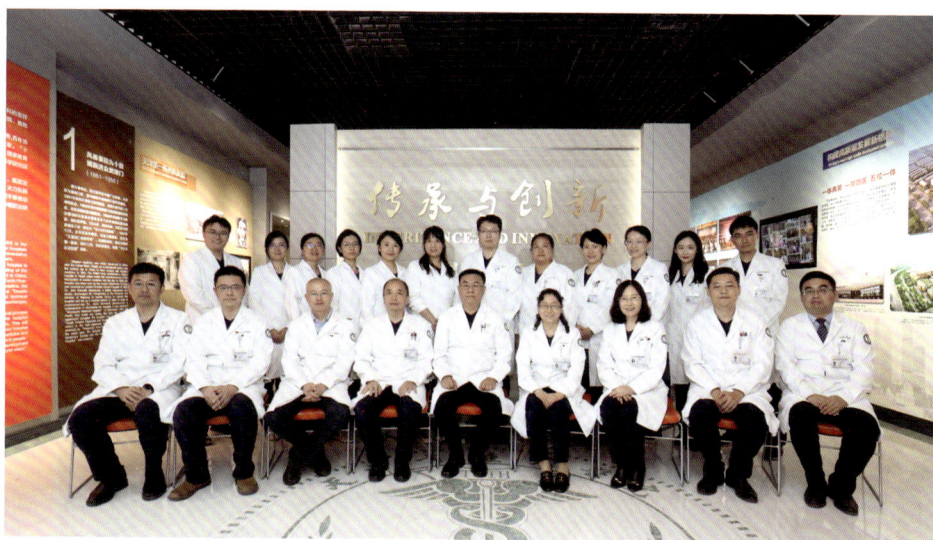

图7-6　天津医科大学肿瘤医院乳腺肿瘤内科合影（一排左五为佟仲生教授）

据统计，乳腺肿瘤内科近年来主持临床Ⅰ期研究3项，参与国际、国内Ⅱ~Ⅲ期试验30余项，自主临床研究4项；承担国家课题10余项、省部级10余项。随着科室实力与影响力的提升，患者数量更是逐年攀升，形成良性循环。

"我觉得在乳腺癌治疗当中，靶向治疗似乎起到引领作用。它令我们在治疗中底气更足，在学术交流当中掌握更多的发言权。我非常幸运地赶上了这个时代。"

无独有偶，中国医学科学院肿瘤医院内科治疗中心主任马飞教授也有类似的经历。他坦言，自己早年的志向是做一名肿瘤外科医生，靶向治疗的出现改变了他的志向，并最终令他成为一名肿瘤内科医生。

"当年，我是作为一名外科医生进入临床的，在内科轮转期间，刚好接触到曲妥珠单抗的临床研究。"马飞清楚地记得一位患者，多线治疗以后发生肝转移，本来认为没有希望了，但通过参加临床试验，接受2个周期的靶向治疗就达到了部分缓解，4个周期就达到完全缓解。他用"特别神奇"形容自己当时的感受。

"我突然发现，药物治疗在未来可能是我们一个很重要的发展方向，它令我真真切切地看到了希望，所以我就转身投入到了内科的事业中。"如今，马飞已在肿瘤内科工作20多年，"我觉得自己非常幸运，从业开始就进入了一个快速发展的学科。"

**本文受访专家**

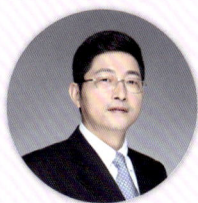 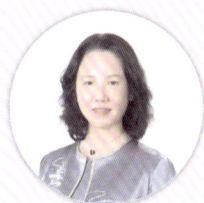 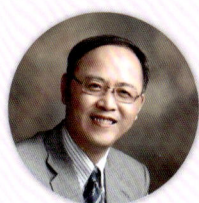

王晓稼　　　　张清媛　　　　胡夕春

08

# 中场战事："武器"升级，攻坚治愈高地

一个问题的解决总会伴随着新问题的产生，环环相扣、生生不息，这似乎是万事万物发展的规律。

HER2靶点的发现改写了乳腺癌治疗的历史，曲妥珠单抗（赫赛汀）的横空出世让HER2阳性乳腺癌摘掉了"预后最差"的帽子。然而，随着患者生存时间的延长，耐药、复发问题日益凸显。显然，仅靠曲妥珠单抗并不能拯救所有HER2阳性乳腺癌患者。

于是，新药研发被提上日程。帕妥珠单抗（帕捷特）、恩美曲妥珠单抗（赫赛莱，简称T–DM1）、吡咯替尼、德曲妥珠单抗（T–DXd）陆续问世，医生手中的"武器"每升级一次，患者与治愈的距离就更近一步。

## "替补"的逆袭

本书上一章说到，曲妥珠单抗的问世开启了乳腺癌靶向治疗时代。但针对HER2阳性晚期乳腺癌患者，即使接受了曲妥珠单抗治疗，仍有半数患者在1年左右发生进展，这就衍生出了我们的另一位主角——帕妥珠单抗的故事。

当帕妥珠单抗还被称为2C4时，它只是基因泰克公司开发的10种靶向HER2的单克隆抗体之一。随着4D5单抗（曲妥珠单抗前身）最终脱颖而出，2C4就和另外8种没被相中的单抗一起被"打入冷宫"；但随着HER2二聚化的重要作用被明确，2C4又成为被选中的那个。

HER家族成员除了HER2外，还有3位，包括表皮生长因子受体EGFR（也就是HER1）、HER3及HER4。其中，两个HER2结合可以形成同源二聚体，HER2与EGFR、HER3、HER4结合可以形成异源二聚体，这就是HER2的二聚化作用，它会刺激信号传导/激活下游通路，进而导致癌细胞增殖。曲妥珠单抗可以阻断HER2同源二聚体的形成，但无法阻断其异源二聚体的形成，这就是曲妥珠单抗出现耐药问题的根源。

科学家们迫切需要找到一种可以抑制HER2异源二聚体形成的药物。曾被"打入冷宫"的9种单抗被重新拿出来研究，其中，2C4表现尤为突出，它可以阻止HER2与HER3形成异源二聚体，抑制下游PI3K通路和MAPK通路。自此，这位"替补选手"终于拥有了属于自己的姓名——帕妥珠单抗。

作为两次参与HER2单抗研发的科学家，Mark Sliwkowski本以为一切会顺风顺水，但现实却让他体会了一把冰火两重天的感觉。一边是曲妥珠单抗，凭借HERA研究顺利拿下了术后辅助治疗的适应证；另一边是帕妥珠单抗，在HER2阳性乳腺癌、卵巢癌及前列腺癌Ⅱ期试验中全线失利，基因泰克公司几乎要因此而放弃它。

就在这生死关头，罗氏制药团队提出了一个孤注一掷的方案——是否可以尝试将帕妥珠单抗与曲妥珠单抗联合用于HER2阳性乳腺癌？基于两种药物互补的作用机制，联用是否会比单独使用更有效？参与该项目的德国科学家Max Hasmann指出："做这个决定并不容易，因为大家会问，'为什么要用两种靶向同一靶标的单抗？真的有必要吗？'"

Sliwkowski则表示："这样的探索在科学上是合理的，我们只需要遵循科学的指引。"由于曲妥珠单抗和帕妥珠单抗在HER2受体的两个不同结构域结合，因此交叉反应的可能性非常低。两种药物联合使用能够抑制同源二聚体、异源二聚体形成，从源头阻断HER2的下游信号传导。

事实证明，这次的孤注一掷是无比正确的决定。2007年，双靶（曲妥珠单抗联合帕妥珠单抗）联合化疗方案的Ⅱ期临床试验首战告捷，方案显示出有前景的抗肿瘤活性和可控的安全性。在此基础上，一项具有里程碑意义的Ⅲ期临床试验——CLEOPATRA研究拉开序幕。

## 前所未有的生存获益

2008年，CLEOPATRA研究在25个国家204家研究中心被陆续启动，808例患者被纳入其中。研究旨在验证，在曲妥珠单抗联合多西他赛的基础上，增加帕妥珠单抗能否进一步改善HER2阳性晚期乳腺癌患者的预后，以及三药联合治疗是否安全。

作为中国5位主要研究者（principal investigator，PI）之一，浙江省肿瘤医院乳腺内科主任王晓稼教授坦言："其实在研究开始前我也没想到会收获这么好的数据！"

数据究竟有多好呢？我们着重来看两个数字：

一是在2011年的圣安东尼奥乳腺癌研讨会（SABCS）上，CLEOPATRA研究首次披露的研究数据显示，双靶组患者的无进展生存期（PFS）达到了创纪录的18.5个月，相比单靶组延长了6.1个月。

二是在2019年的美国临床肿瘤学会年会（ASCO）上，CLEOPATRA研究公布了最终随访结果，双靶组患者中位总生存期（OS）达到了前所未有的57.1个月（接近5年），相比单靶组延长了16.3个月。

凭借CLEOPATRA研究的优异表现，美国食品药品监督管理局（FDA）率先于2012年批准了双靶联合化疗方案用于HER2阳性晚期乳腺癌患者的一线治疗，乳腺癌双靶治疗时代的大门就此开启。

而在中国，促成双靶晚期一线治疗适应证获批的是PUFFIN研究。作为CLEOPATRA研究的桥接研究，PUFFIN研究由中国医学科学院肿瘤医院徐兵河院士牵头，于2016年开展，其研究结果验证了双靶联合化疗方案在中国人群中的有效性和安全性。

王晓稼至今还记得，在2019年的ASCO大会上，他作为CLEOPATRA研究及PUFFIN研究的PI，代表中国团队介绍研究数据的情景（图8-1~图8-2）。"从曲线中我们可以看出，双靶组患者8~10年的生存率接近40%。到后面曲线接近平坦，意味着患者达到了完全缓解（CR）。这在以前我们是完全不敢想象的，可以说，双靶治疗为患者带来了治愈的希望。"

2020年，PERUSE研究公布的最终结果更是佐证了这一结论，其总人群的中位OS已经达到65.3个月，超过了CLEOPATRA研究公布的57.1个月。

研究数据是宏观而理性的，患者却是具体而鲜活的。

2017年2月，曾接受乳腺癌切除手术的吴敏（化名）检查出肿瘤复发，一瞬间，恐慌将她淹没，她第一时间想到孩子，"我的女儿还在上大学，我不知道自己还有没有机会活着，有没有机会看着她毕业、成家"。

癌症复发是不幸的，但万幸的是，吴敏在浙江省肿瘤医院遇到了PUFFIN研究组，并成为243名入组患者中的一员。在接受双靶治疗近4年后，她的疾病得到了很好的控制。

A

$P<0.0001$

纵轴: 总生存率（%）

横轴: 自随机化分组开始的时间（月）

图例:
帕妥珠单抗，曲妥珠单抗和多西他赛
安慰剂，曲妥珠单抗和多西他赛

8年总生存率为37%，235个（58%）事件

8年总生存率为23%，280个（69%）事件

历险数
（删失数）

| | | | | | | | | | | | | | |
|---|---|---|---|---|---|---|---|---|---|---|---|---|---|
| 帕妥珠单抗组 | 402（0） | 371（14） | 318（23） | 269（32） | 228（41） | 188（48） | 165（50） | 150（54） | 137（56） | 120（59） | 71（102） | 20（14） | 0（167） |
| 安慰剂组 | 406（0） | 350（19） | 289（30） | 230（36） | 181（41） | 149（48） | 115（52） | 96（53） | 88（53） | 75（57） | 44（84） | 11（115） | 1（125） |

B

$P<0.0001$

纵轴: 研究者评估的无进展生存率（%）

横轴: 自随机化分组开始的时间（月）

图例:
帕妥珠单抗，曲妥珠单抗和多西他赛
安慰剂，曲妥珠单抗和多西他赛

8年无进展生存率为16%，304个（76%）事件

8年无进展生存率为10%，329个（81%）事件

历险数
（删失数）

| | | | | | | | | | | | | |
|---|---|---|---|---|---|---|---|---|---|---|---|---|
| 帕妥珠单抗组 | 402（0） | 284（18） | 179（24） | 121（34） | 93（40） | 71（47） | 60（49） | 52（54） | 43（60） | 34（66） | 21（78） | 6（92） | 0（98） |
| 安慰剂组 | 406（0） | 223（27） | 110（32） | 76（39） | 53（44） | 43（47） | 35（49） | 30（52） | 23（54） | 21（56） | 10（67） | 4（73） | 0（77） |

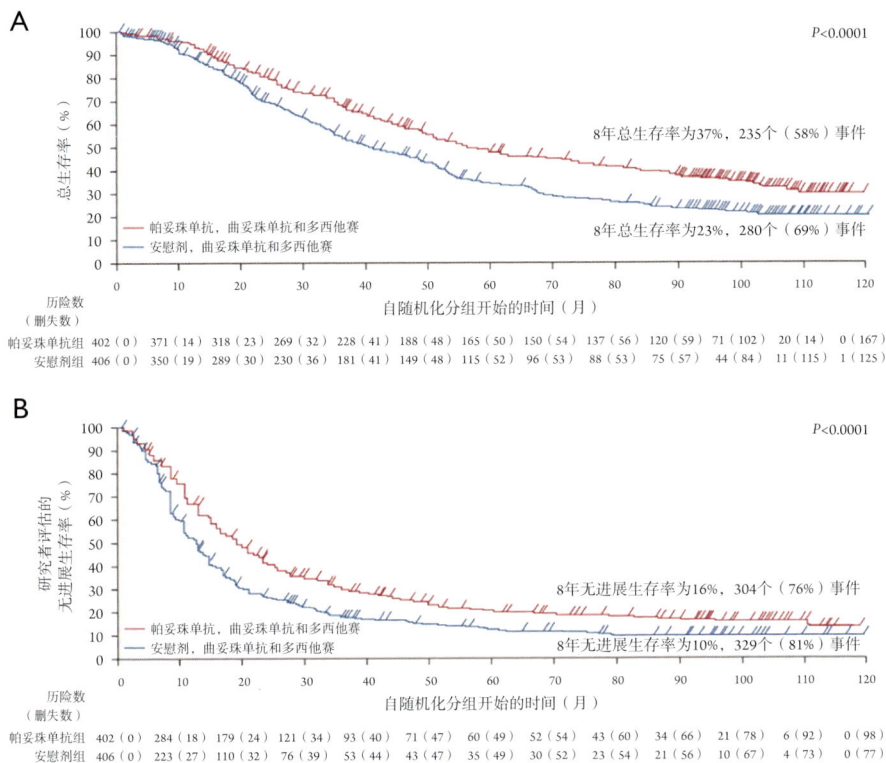

图8-1 CLEOPATRA研究中的总生存和无进展生存结果

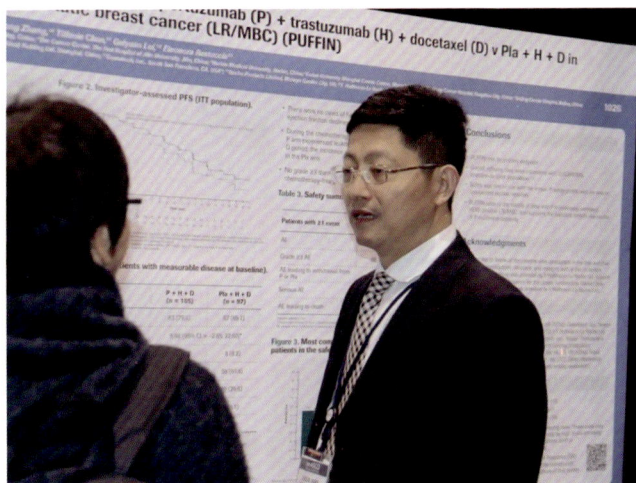

图8-2 王晓稼教授介绍PUFFIN研究数据

吴敏坦言，"当初就是抱着试一试、搏一搏的态度来参加试验，说实话，也暗自担心过自己会不会一下子就没了。"而如今，她见证了女儿大学毕业、步入社会的一些重要时刻，未来，她还希望见证女儿结婚、生子，不缺席她女儿这些重要的人生阶段。

目前，双靶治疗方案已陆续被100多个国家的药审机构批准，国内外指南一致推荐，双靶联合化疗已成为HER2阳性晚期乳腺癌患者一线治疗的标准方案。

在晚期一线治疗适应证获批后，双靶治疗方案又拿下了早期辅助治疗与新辅助治疗两大适应证——APHINITY研究证实，双靶联合化疗用于早期HER2阳性乳腺癌辅助治疗可以明显提高疗效，6年无病生存（disease-free survival，DFS）率超过90%，复发或死亡风险降低23%（高复发风险人群病死率降低28%）；NeoSphere研究及PEONY研究证实，双靶联合化疗的新辅助、辅助治疗方案能为HER2阳性早期乳腺癌患者带来临床获益。

如今，全球已有超50万HER2阳性乳腺癌患者受惠于双靶治疗方案。从晚期一线治疗到早期辅助治疗、新辅助治疗，无论药物如何迭代，双靶治疗至今仍是HER2阳性乳腺癌治疗的基石。

## "魔法子弹"的诞生

说完一线治疗，再来说说二线。CLEOPATRA研究的8年随访结果显示，即使是获益最高的晚期一线治疗方案（双靶联合化疗），仍有76%的患者疾病进展、58%的患者死亡。在二线治疗这条"战线"上，无论是单靶、双靶，还是小分子酪氨酸激酶抑制剂（tyrosine kinase inhibitor，TKI）拉帕替尼，都没有令患者的OS得到显著延长。医生和患者期待更加强有力的药物诞生，恩美曲妥珠单抗（T-DM1）的故事就此展开。

与前一位主角帕妥珠单抗类似，T-DM1故事的开端比我们以为的要早得多。早在1998年曲妥珠单抗获批上市的第二天，T-DM1的研发工作就启动了。Mark Sliwkowski回忆，"HER2的团队本来就小而精，当时大家还在为曲妥珠单抗的获批奔忙，适应证申请、专家会议讨论、配套的检测诊断……"受限于人力不足，T-DM1在当时并没有得到足够的支持。

随着新的问题日益凸显，研发团队将目光重新聚焦于曲妥珠单抗——既然复发后继续使用曲妥珠单抗依然可以获益，那么是不是可以通过改造，让它变得更加完美呢？

20世纪初，诺贝尔医学奖获得者Paul Ehrlich提出了抗体药物偶联物（ADC）概念——通过连接子连接单克隆抗体与细胞毒性药物，将二者的高靶向选择性和高效性相结合，形成比靶向更强效、比化疗耐受性更好的药物。但受限于当时的客观条件，ADC长期滞留在概念阶段，此后第一代ADC药物（用于治疗血液肿瘤）更是因不良反应而黯然退市。

研发团队要做出一种成熟的ADC药物，绝非易事。细胞毒药物的选择、抗体和细胞毒药物的配比、连接子技术改良都是横亘在他们面前的大山。

在细胞毒药物的选择上，研发团队选择了美登素与曲妥珠单抗联合。美登素和紫杉醇在原理上一脉相承，搭载到曲妥珠单抗上后，杀伤力会提升而不良反应会相应减少。但由于美登素天然来源有限、缺乏连接抗体的位点、稳定性较差，最后与曲妥珠单抗"喜结连理"的其实是经过了人工改造和半合成的"美登素类似物"。

在抗体与细胞毒药物配比的探索上，研发团队更是摸着石头过河。有时，研发人员前一天晚上给小鼠注射了药物，第二天一早就见证了失败，经历无数次挫败后，才找到了1个抗体搭载4个细胞毒药物的黄金配比。

就在Mark Sliwkowski和同事们以为摸到了成功的门槛时，连接子问题又给他们泼下一盆冷水。第一版药物因连接子的不稳定性而折戟于动物实验，连临床试验的"入场券"都没拿到。直到2006年，研发团队改用第二代连接子技术后，T-DM1才得以问世。

作为乳腺癌乃至实体肿瘤领域的第一种ADC药物，T-DM1的问世意味着一个全新的时代即将到来。

## 打破二线OS获益壁垒

在2012年的美国临床肿瘤学会（ASCO）大会上，研究人员首次公布了EMILIA研究的中期分析数据。复旦大学附属肿瘤医院肿瘤内科主任胡夕春教授至今仍记得当时全场掌声雷动的情景，"我相信当时在场的医生和我的心情是一样的，'乳腺癌领域终于又出现了一个全新的、真正能够改变乳腺癌治疗结局的药物！'"

作为T-DM1上市的关键性研究，EMILIA研究于2009年开展，在全球范围内招募了991名一线接受单靶联合化疗方案后病情进展的患者，旨在将T-DM1与此前的晚期二线标准方案——拉帕替尼联合卡培他滨疗效进行对比，从而验证T-DM1的有效性与安全性。

在2012年公布的中期分析结果中，T-DM1组中位PFS为9.6个月，相比拉帕替尼组延长近50%。在第二次中期分析中，T-DM1组中位OS达到30.9个月，与拉帕替尼组相比延长了5.8个月。这一结果超过了预先规定的OS疗效界值，鉴于此，拉帕替尼组中有27%（136/496）的患者交叉到了T-DM1组。

毫无疑问，EMILIA研究的成功让它在HER2阳性乳腺癌晚期二线治疗中站稳了脚跟。2013年，美国FDA批准T-DM1上市，用于既往接受过曲妥珠单抗和紫杉醇治疗的晚期患者。随后，各国际指南相继推荐T-DM1作为HER2阳性乳腺癌晚期二线治疗药物。

王晓稼说："T-DM1给我的印象太深刻了，一种药战胜了两种药，发挥了'1+1>2'的抗肿瘤作用。它的出现改变了我们的认知和实践。"

ELAINA研究作为EMILIA在中国的桥接研究，验证了T-DM1在中国人群中的有效性与安全性。作为ELAINA研究的PI之一，哈尔滨医科大学附属肿瘤医院（哈医大肿瘤医院）副院长张清媛教授至今对一位患者记忆犹新。

李梅（化名）首次被诊断为HER2阳性乳腺癌是在2014年，当时医生制定的治疗方案是化疗联合靶向治疗，但由于当时曲妥珠单抗尚未进入医保，一年的靶向治疗费用价格不菲，碍于经济原因，她只选择了6个周期的化疗方案。

2017年，李梅出现多发肝转移与骨转移，幸而在哈医大肿瘤医院入组了一项Ⅲ期临床研究，转移灶得到控制。没想到仅仅8个月后，黏人的乳腺癌再次卷土重来。相比第一次转移，这次疾病进展来势汹汹，多处出现淋巴结肿大。李梅坦言："每一次进展都感觉自己的生命到头了"。李梅的女儿也害怕妈妈走掉，内心恐慌却又不敢表现出来，只有到了夜深人静时，才敢躲在被窝里偷偷哭泣。

正在这紧要关头，ELAINA研究开始招募患者。张清媛问李梅："我们科室有一个T-DM1在中国的桥接研究，要不要参加试试呢？""要，只要有任何希望，我们就不会放弃！"在接受了T-DM1为期42个月的治疗后，李梅现在能够像正常人一样生活。"要是没有医生，没有参加临床试验的机会，就不会有现在的我。"

无独有偶，韩琳（化名）同样是受益于ELAINA研究的患者之一。回忆起自己两次复发的经历，她说当时感觉"天都塌下来了，也不饿了，也不渴了，完全把自己封闭起来"。入组ELAINA研究后，她接受了3年T-DM1治疗，截至目前，疗效评估仍然是部分缓解（PR）。"挺感谢那个药（T-DM1）的，也很感谢医生能让我参与到临床试验中去，没有那个药可能现在都没我了，真的！"

张清媛说："作为医生，能有办法把患者从生死线上拽回来，看到他们健康快乐地生活，没有什么比这更高兴的了！"（图8-3）

2021年，基于EMILIA研究亚洲人群数据以及ELAINA研究数据，T-DM1晚期

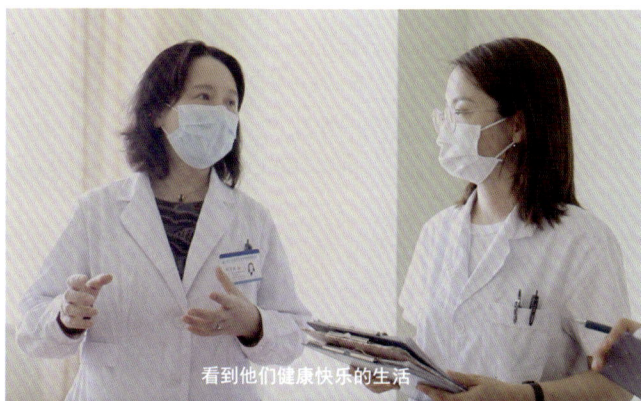

图8-3　在查房的张清媛教授（左）

二线治疗适应证被中国国家药品监督管理局批准。而在此之前，基于KATHERINE研究的主要结果，T-DM1辅助治疗适应证在2020年被中国国家药品监督管理局批准，这个时间几乎与美国、欧洲同步。

T-DM1开创了ADC药物应用于乳腺癌治疗领域的先河，不仅改善了HER2阳性乳腺癌患者的预后（挽救了全球10多万患者的生命），还作为风向标引导着更多ADC药物的研发。如今，第三代ADC药物T-DXd为乳腺癌治疗带来了更多的可能性。

胡夕春说："第一个永远是最难的，也是最重要的。就像我们的载人航天事业一样，要为第一个登上月球的杨利伟鼓掌，同样，我们也要为第一个乳腺癌ADC药物T-DM1鼓掌。"

## 从临床医生到PI

临床试验不仅是新药从实验室走向临床的踏板，也是中国医生成长的摇篮。

胡夕春将自己的职业生涯划分为三个阶段——第一个阶段的目标是做一个好的临床医生，第二个阶段的目标是做一个好的临床研究者，第三个阶段的目标则是做一个好的PI。

从临床医生到临床研究者，一定程度上意味着——从零开始。"开始的时候，中国医生就仅仅是临床医生，我们要做的就是给患者治好病。临床研究这一套流程和标准都是外国人制定的，我们完全不懂，像培训临床研究协调员、临床试验监查员，以及研究者判定患者能不能入组、评价疗效、评估不良反应，对于我们来说是一片空白，都是边做边学，在参与国际临床试验的过程中一点点学会的。"

为进一步提升临床试验开展水平，2007年，在美国癌症基金会的支持下，胡夕春与其他4位中国医生一道前往Mayo Clinic参加药物临床试验的培训。

作为一家国际闻名的大型医疗机构，Mayo Clinic曾牵头开展了诸多知名临床试验。"Mayo的临床试验设计方案写得非常正规、非常细致，每一部分都会分工到具体的执行人；方案需要经过独立的伦理委员会的批准才能开展。"在Mayo的近一个月里，胡夕春接受了临床试验的全方位系统培训，学习如何撰写能够获得国际认可的临床试验方案、如何通过伦理审查。"对我来说，这是一个重要的提升阶段。"

以这段经历为分界线，胡夕春开始从临床研究者向PI迈进。回国后，他做了两件事：其一，以复旦大学附属肿瘤医院的名义，在ClinicalTrails网站注册了一个账号（这个账号医院至今还在使用）；其二，面向全院做"Mayo Clinic见闻"的学术讲座。"我希望把我们医院的人都带动起来，开展我们中国的临床试验。"

在2012年开展的PERUSE研究中，胡夕春作为中国的leading PI参与其中。"在这个研究中，我学会了如何采用标准的方法评估药物的心脏毒性（主要包括无症状性的左心室射血分数降低、心动过速、心悸、呼吸困难、胸痛以及慢性心力衰竭）。"胡夕春回忆，当年开PERUSE研究者大会时，自己是一个人跑到迈阿密的。"通过参加这个会议，我既提升了英语水平，又学习了临床试验相关知识。"

在另一项研究中，研究者们曾针对HER2+/ER+患者在维持治疗阶段要不要在双靶治疗的基础上增加内分泌治疗展开争论。在早年的CLEOPATRA研究中实际上是不允许使用内分泌治疗的，因为增加内分泌治疗相当于增加了干扰因素，研究样本量需要增加很多。但是，在如今内分泌治疗已经成为临床常规治疗方案的背景下，不加内分泌治疗是有违临床研究伦理的。

胡夕春说："从他们的争论中，我体会到了做一名好PI、做一名好leading PI的不易，同时也学到了怎样设计一个'聪明的'临床试验——同时顾及患者利益与公司利益，设计出最符合临床实际情况的研究方案。"

王晓稼也有着类似的经历。从不缺席重要研究者大会的他坦言，"每次参会我都会思考，研究为什么会这样设计？入组人群为什么会限制在这个范围？能不能缩小或扩大？在讨论与思考中，我能得到很多启发，对自己开展临床试验大有裨益。"

近年来，随着更多靶点被发现、更多新药被研发出来，临床研究已经成了王晓稼最重要且最关注的工作。而他本人也是浙江省肿瘤医院开展临床试验最多的PI。

## "让中国患者有更多机会参与顶级临床试验"

在成为一名优秀PI的路上，中国医生不断从临床研究中汲取营养，提升自己。问及为何如此努力，他们回答：

"开展临床试验能够拿到新药的第一手资料、积累治疗经验，有了科研产出、提升了业内影响力，才有可能牵头开展更多临床试验。"王晓稼说。

"中国医生的学术影响力提高了，中国患者才有更多机会参与顶级的临床试验！"胡夕春说。

新药临床试验对患者的好处是显而易见的，从前面提到的几位患者中也能窥见一二。在新药进医保前，由于治疗费用昂贵，能承担得起的患者很少。而绝大多数临床试验都是免费提供试验药物及治疗，患者有可能从临床试验中获得治愈、延长生存时间或减轻痛苦等疗效，这些可能是常规治疗无法获得的。

回忆当年的PERUSE研究，胡夕春说："我们曾经入组了一名乌克兰患者，就是因为当年乌克兰并没有参与到研究中，患者才只能选择在中国入组。"而他不希望中国患者面对这种"不得已"的选择。

在无数中国医生的共同努力下，一些显而易见的变化已经发生。

在研究方案设计上，曾经在参与国际多中心研究时，往往方案已定，中国只是按照方案执行。现在则不同，中国专家在制定方案的早期阶段就已经积极参与其中。比如APHINITY研究设计过程中就发生过一个小插曲——原本研究设计分为3组，除了曲妥珠单抗联合化疗组和曲妥珠单抗联合帕妥珠单抗组，还有帕妥珠单抗组。而在中国专家的建议下，最终去掉了帕妥珠单抗组，并得到了比较理想的结果。

在研究样本上，早期一些国际新药临床试验没有纳入亚洲人群或中国人群，或纳入的样本量小，为此，这些药物进入中国临床使用前，还要开展桥接试验，以验证该药在中国人群中的疗效和安全性。现在很多新药研发在初始设计试验时便包括了中国人群，这样就能实现新药在中、美、欧等地同步上市。

在创新药研发上，我们看到吡咯替尼的优异表现。作为中国首个原研EGFR/HER2靶向TKI药物，2017年吡咯替尼 I 期研究成果就被《临床肿瘤学杂志》（*Journal of Clinical Oncology*，简称JCO）刊载；同年，吡咯替尼的 II 期临床研究被列入圣安东尼奥乳腺癌研讨大会（SABCS）年度事件，获得国际广泛关注。2018年，吡咯替尼成为首个凭借 II 期临床研究结果在中国获批上市的创新药；同年，《中国晚期乳腺癌临床诊疗专家共识》将吡咯替尼写入行业规范，改变了HER2阳性晚期乳腺癌治疗格局。2021年，基于PHOEBE研究数据，《中国临床肿瘤学会（CSCO）乳腺癌诊疗指南》和《中国晚期乳腺癌规范诊疗指南（2020版）》共同推荐吡咯替尼联合卡培他滨为曲妥珠单抗治疗失败后的二线治疗方案。

吡咯替尼作为中国创新药物研发的一个重要里程碑，它既代表了中国创新药物研发能力的提升，也代表了药物临床研究、精准医疗转化研究质的飞跃。

王晓稼说："中国学者和中国研究正在大踏步走向世界。未来，希望我们能够向世界展示更多中国数据，发出更多的中国声音。"

## 从绝症到慢性病

胡夕春曾说过："作为一名肿瘤科医生，我的梦想是能有一款好的药物，在临床研究中能得到好的数据，显示出好的疗效和安全性，上市后让患者获益，并且通过将药物的研究结果发表很好的文章，推动改变临床实践。"从曲妥珠单抗、帕妥珠单抗到T-DM1、吡咯替尼、T-DXd，在HER2阳性乳腺癌中，他的梦想一次又一次成为现实。

最初患者如果得知自己为HER2阳性，会由于生存希望较小而非常沮丧。但随着抗HER2"多兵种作战团队"日渐庞大，对疾病的打击力度与精度日益提升，HER2阳性乳腺癌正在从绝症逐步演变为慢性病。

"我们在CLEOPATRA研究中看到，经过双靶治疗的晚期患者8~10年生存率已接近40%。这些发展改变了我们对晚期乳腺癌的认知。一般癌症生存都是用5年表示，既然HER2乳腺癌已经能用10年生存来衡量，说明该亚型已经改变了原有特性，成为能够被救治甚至治愈的亚型。所以现在很多患者得知自己是HER2阳性后并不恐慌，因为她知道HER2阳性也有希望经过治疗后获得长期生存的机会。"王晓稼说。

"这个药控制不住了，我们可以换个药继续控制，虽然不能完全根治，但我们可以让患者活得更长、活得更有质量。有了靶向治疗，晚期HER2阳性乳腺癌正逐渐向慢性病靠拢。"胡夕春说。

在发现问题与解决问题的过程中，我们逐渐趋近曾经遥不可及的目标。一位患者在采访的最后说："我希望能看到乳腺癌被彻底治愈的那一天。"这代表了无数中国患者的期冀，更代表了无数中国医生的"野心"。

本文受访专家

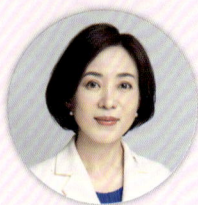
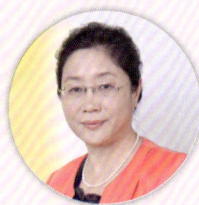
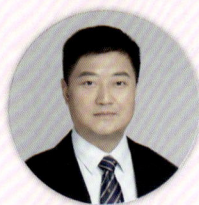
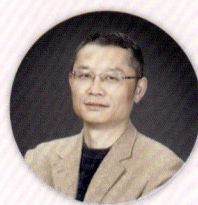

殷咏梅　　　　　耿翠芝　　　　　王海波　　　　　黄韬

09

# 由需求催生的剂型革命

　　面对疾病，医生和患者都是"贪婪"的，总在渴求更加优秀的药物，追求更高质量的治愈。这种需求催生了两条药物发展路线，一条是原研创新，另一条就是剂型改革。

　　2022年10月9日，中国国家药品监督管理局正式批准曲妥珠单抗皮下注射剂型（Herceptin SC，以下简称单靶皮下制剂）上市，联合化疗用于治疗早期和转移性HER2阳性乳腺癌患者。从静脉滴注到皮下注射，原本耗时30~90分钟的给药如今只需2~5分钟即可完成。

　　2022年12月，FDChina研究数据在欧洲肿瘤内科学会亚洲分会（ESMO-ASIA）年会上发布。数据显示，曲妥珠单抗与帕妥珠单抗固定剂量复合皮下制剂（Phesgo，以下简称双靶皮下制剂）的疗效与静脉滴注剂型相当、安全性类似，同时令给药时间从60~150分钟缩短至5~8分钟。作为一项Ⅲ期头对头的临床研究，该数据的发布将对双靶皮下剂型的上市起到决定性作用。

在高效、安全与便捷的需求推动下，一场剂型革命似乎已经到来。

## 新剂型与新选择

过去20年中，曲妥珠单抗作为实体肿瘤首个靶向治疗药物，大幅改善了从早期到晚期HER2阳性乳腺癌患者的长期生存获益，并成为HER2阳性乳腺癌全程治疗的"金标准"和"奠基石"。帕妥珠单抗的加入进一步增加了患者的生存获益，双靶联合化疗成为HER2阳性乳腺癌患者的一线治疗选择。

但阳光下难免有阴影，只有与药物距离最近的医护人员与患者才能体会到治疗过程中的一些不便。

于患者而言，首先是时间长。由于静脉制剂工艺相对简单，传统的大分子药物绝大部分采用静脉滴注方式给药。如前所述，曲妥珠单抗静脉滴注时间为30~90分钟，曲妥珠单抗联合帕妥珠单抗静脉滴注则需要60~150分钟，加上等待和观察的时间，一次治疗起码耗时半天，患者通常需要住院进行治疗。

其次是并发症风险。由于靶向治疗持续时间较长，且需要每3周给药一次，临床上多采用输液港、经外周插管的中小静脉导管等方式进行静脉滴注。这种有创输注方式存在引发血栓、静脉炎等并发症的风险，虽然概率很小，但绝不容忽视。

于医护人员而言，首先是耗费精力较大。江苏省人民医院副院长殷咏梅教授表示，由于静脉制剂初次使用时可能会出现过敏反应，需要护士密切观察，出现问题及时处理。

其次是余液管理问题。原研曲妥珠单抗的规格为440 mg/支，以中国患者的体重来计算，一般一次用不完，就会产生剩余药物。有些医院有统一的冰箱、专门的负责人来保管这些药物，有些医院则是让患者带回家，在这个保存过程当中，难免会出现一些意外情况，如药物被污染甚至失效。

或许有人会说，"相比治病，这些算得了什么呀"！确实，在无药可用或者药物选择极为有限的时代，上述的几条不便就微不足道。但如果有选择呢？

这个选择首先出现在罗氏面前。

2005年，重组人透明质酸酶问世。它能够暂时降解人体内的透明质酸，解决了药物在人体皮下分散和吸收的关键性问题。此后，基于重组人透明质酸酶的Enhanze药物递送技术出现，令单抗药物皮下注射成为可能（图9-1）。

在这个可能性出现的第一时间，罗氏紧紧握住了它，并利用它研发出曲妥珠单抗单靶皮下制剂。2013年，也就是恩美曲妥珠单抗（T-DM1）在美国上市的同年，单靶皮下制剂首先在欧洲获批上市。此后，该药物于2019年在美国获批上市，2022年在中国正式上市。

皮下制剂的问世给了医生和患者更好的选择。

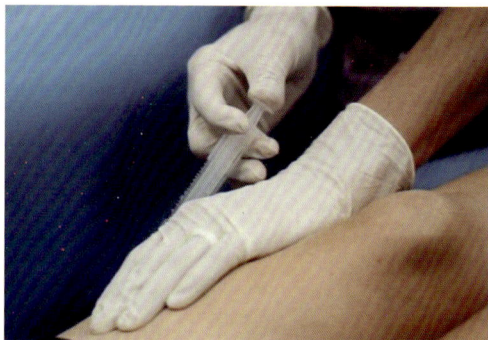

图9-1　靶向药物皮下注射

河北省肿瘤医院耿翠芝教授表示："皮下制剂最大的好处就是便捷，患者不用住院了，打一针就走人，对患者来说，几分钟就解决了原来需要一上午解决的问题。更重要的是它降低了患者的输液风险，严重的输液反应是有致死可能的。而对于患者家属来说，减轻了陪护的负担，毕竟生病是一个家庭的事情。"

青岛大学附属医院乳腺病诊疗中心主任王海波教授指出："由于大大简化了给药方式，降低了输液风险，患者完全可以在大型三甲医院做完手术或者拿到治疗方案后，到基层医院和社区去注射药物。在缓解大型三甲医院门诊量大、患者多的问题的同时，对患者心理上也能起到积极的引导作用，扎个针就能治病，患者可能觉得自己更接近常人。"

殷咏梅特别指出，"对于需要长期用药的晚期患者而言，皮下制剂能够给他们带来更好的治疗体验。"

华中科技大学同济医学院附属协和医院（简称武汉协和）乳腺甲状腺外科主任黄韬教授坦言："我们非常渴望有一个方法能够让医疗资源更多地用在急需要手术的患者身上，同时又能够兼顾维持治疗的患者，皮下制剂就是一个非常好的机会。"

PrefHER研究显示，86%的患者更偏好于皮下注射治疗。医疗专业人员满意度调研中，77%的医生和护士会首选皮下制剂。一项来自瑞典的真实世界研究显示，单靶皮下制剂的使用比例从2014年的70.2%迅速增长到2017年的100%。

## 从"望洋兴叹"到"近在咫尺"

王海波回忆，自己最初了解到皮下制剂是在2019年的圣安东尼奥乳腺癌研讨会（SABCS）上。彼时，FeDeriCa研究最新数据在会上公布。结果显示，在符合资格的HER2阳性早期乳腺癌患者中，双靶皮下制剂显示出非劣效性，其疗效和安全性与标准的静脉滴注相当。

"当时我就觉得，皮下制剂的出现具有'革命性'意义，它改变了HER2阳性乳腺癌治疗模式，但由于中国还没有这一新剂型，我也只能是望洋兴叹。"

所幸，王海波的遗憾情绪并没有持续多久。2019年底，基于FeDeriCa的喜人结果，FDChina研究在中国18家医学中心陆续启动。该研究聚焦中国HER2阳性乳腺癌患者的新辅助治疗，计划入组200例患者。王海波正是主要研究者（PI）之一。

同为研究PI，耿翠芝直言，自己首次接触皮下制剂是在2020年夏天，也就是FDChina研究开始前夕。"我对皮下制剂的疗效的第一反应其实是持怀疑的态度，皮下注射可以达到和静脉滴注一样的效果？"不少患者入组前也存在相同的担忧，"这么容易就能治病，会不会不顶事"？

打消疑虑最好的方式就是用事实与数据说话。2020年6月，双靶皮下制剂在美国上市，同年12月又在欧洲获批上市。2020年7月，美国国家综合癌症网络（National Comprehensive Cancer Network，NCCN）指南更新，新版明确指出，双靶皮下制剂可以代替静脉注射对HER2阳性乳腺癌患者进行全身治疗。这些令耿翠芝对即将开展的FDChina研究有了乐观的预期。

## 疫情下的FDChina研究

在研究开展过程中，黄韬对皮下制剂的优势有着更深刻的体会。

新冠病毒在武汉全面爆发时，武汉采取"封城"政策，最终打赢了这场疫情攻坚战。作为第一个完成所有患者入组的中心，武汉协和的FDChina研究正好赶上了这段疫情最严重的时间。

"那时候，我们科里85%的医生和80%的护士都上了一线，包括发热门诊、隔离病房、方舱、定点医院。仅靠15%的医生和20%的护士留守病房，维持日常医疗工作。"人力不足成为首先要克服的问题。

黄韬回忆，当时科里的患者可以分为三类：一是因"封城"而滞留病房的住院患者；二是无法前来医院就医的外地患者；三是需要定期接受治疗的本地患者。第一类患者治疗相对容易，难的是后两类。黄韬和同事们绞尽脑汁——针对无法前来就医的患者，依靠微信、在线门诊以及邮寄药品的方式来完成治疗；针对武汉本地需要接受治疗的患者，申请专用通行证，以保证他们能够顺利往返医院，同时，在病房门口的电梯间专门设置了一个区域（病区需要隔离），以保证治疗能够进行。

"我们不容易，患者也很难。由于当时核酸检测还没有普及，患者要进医院，需要做CT、量体温、确认没有疫情接触史才能放行。"

正是在这种艰难的条件下，皮下制剂的优势得以进一步凸显。对医护人员而言，皮下注射由于是固定剂量，不需要根据每位患者的体重计算剂量，大大节省了给药和观察的时间，在人员紧缺的条件下，节约了人力成本。对患者来说，皮下注射降低了给药风险，节省了时间，将肿瘤治疗过程对生活质量的影响降至最小。

黄韬坦言，"以往我们临床研究入组的患者当中，多多少少都有因各种原因提前出组的。但是，FDChina研究入组的20例患者中，一个出组的都没有。这说明没有患者出现复发、转移或者严重的不良反应，治疗进展得都非常顺利。从医生的角度来说，第一是高兴，第二是欣慰，我们的付出都是值得的。同时，这也让我们对皮下制剂更有信心。"

耿翠芝指出，"FDChina研究首次在中国HER2阳性乳腺癌患者身上证明了皮下制剂和静脉制剂疗效相当。入组患者在参与研究过程中，特别突出的一个反馈是——打针就能解决问题，真的太方便了！"

## 新格局与新问题

"皮下制剂的出现可以说优化了乳腺癌的全程管理格局。"黄韬认为，"基于皮下制剂的安全性、便利性以及药代动力学数据，未来其完全可以取代静脉制剂，用于HER2阳性乳腺癌的新辅助靶向治疗。"

从长期看，随着皮下制剂的广泛应用，医生与患者对药物的认识日益加深，对药物的使用日益熟练，HER2阳性乳腺癌患者的靶向治疗可以转为日间病房或者门诊，甚至转到社区、家庭，这将对医疗资源的优化配置起到重要作用。

对此耿翠芝也有类似的判断。她认为，在分级诊疗与医保支付模式改革的大背景下，皮下制剂的出现令靶向治疗可以经由门诊完成，或者由一级和二级医院承担，这样三甲医院可以腾出更多床位来收治疑难重症患者，更加符合医保按疾病诊断相关分组（diagnosis related groups，DRG）付费模式对医院的要求。

对于未来患者居家注射，她同样持乐观态度。"我们经过临床实践得知，曲-帕双靶在治疗当中几乎没什么不良反应，虽然我们按照治疗规范要求，每3个月给患者检查一次心脏，但绝大多数患者都不会出现问题。"

在耿翠芝看来，"越便捷的治疗方式，患者越容易接受，只要科技水平能够达到，未来皮下制剂肯定很容易推广。而就目前我们国家的情况来讲，药物能否进医保将很大程度上决定未来药物的使用。"

黄韬进一步补充，"未来若要实现患者居家注射靶向药物，一定要做好患者的培训。这包括两方面：一是药物保存，一定要让患者按照要求保存药物，保存不当可能会导致药物质量受到影响；二是药物注射，包括注射部位和注射时间，一定要让患者掌握好，这样乳腺癌患者才能够像糖尿病患者注射胰岛素那样，居家注射靶向药物"。

过去未去，未来已来。站在时代的分岔路口，且看剂型改革这条路将引领我们走向何方。

**本文受访专家**

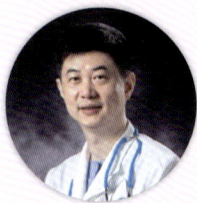
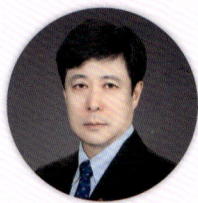
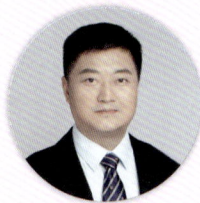

王坤　　　　　　王永胜　　　　　　王海波

10

# 新辅助：寻求乳腺癌个体化治疗的平台

　　世界上没有一成不变的东西，唯有变化才是永恒的。

　　一直以来，乳腺癌的诊疗都在经历不断发展变化的过程，于患者而言，每一次重大理念的更新、诊疗实践的改变，都为他们的生存带来多一分的希望。

　　作为乳腺癌诊疗中的重要环节，新辅助治疗在临床中的应用日渐广泛。我国的新辅助治疗也在逐渐与国际接轨，理念不断更新，治疗不断规范。在此过程中，新辅助治疗价值也发生了变迁，由以前以辅助外科治疗为主要目的，转变为如今医生寻求乳腺癌个体化治疗的平台。

　　至今，中国抗HER2治疗已走过20年，推动了乳腺癌新辅助治疗方案的变革，改善了患者预后，也促进了后续辅助强化治疗的不断完善，从而使HER2阳性乳腺癌的新辅助治疗成为乳腺癌新辅助治疗中的典范。

## 新辅助治疗开辟两片天

随着人们对"乳腺癌是一种全身性疾病"认识的加深，自20世纪70年代开始，临床中逐渐加强了乳腺癌的全身治疗（主要为化疗），鉴于化疗对乳腺癌有较好的疗效，医生将化疗用于局部晚期乳腺癌患者，以使肿瘤缩小，利于手术的开展。由此，新辅助化疗登上历史舞台。

在随后的发展演变中，新辅助内分泌治疗、新辅助化疗联合靶向治疗、新辅助免疫治疗相继登场，一次次改善了乳腺癌患者预后，医生深受鼓舞，将其应用范围拓展至更广阔的领域。

《中国抗癌协会乳腺癌诊治指南与规范（2021年版）》指出，新辅助治疗的目的包括降期手术、降期保乳、降期保腋窝和获得体内药敏信息等。广东省人民医院乳腺肿瘤科主任王坤教授将这些目的归为"两片天"：一是局部区域的降阶梯处理；二是为患者全身治疗提供信息，改善患者预后。

在新辅助这"两片天"的探索中，也交织着中国专家个人与团队成长的故事。

### 局部区域降阶梯处理

"通过新辅助治疗使肿瘤降期，将原来不可手术的患者变为可手术，不可保乳、保腋窝的患者变为可保乳、可保腋窝，这是新辅助一个非常大的贡献。"王坤表示。

因乳腺癌而切除乳房不仅会给患者造成身体上的创伤，也会带来巨大的心理创伤。保乳术能使患者在生存及生活质量上双重获益，日益成为医生和患者的追求。

2010年，王坤从美国回国后，便大力发展保乳手术和保腋窝手术，经过几年的努力，赢得了百姓的好口碑，越来越多的患者慕名而来。其中，一位七十多岁的老年患者给他留下了深刻印象。在大多数人看来，七十多岁的患者，简单地进行乳房切除就可以了，没必要进行相对复杂的保乳手术。但当医生询问是否保乳时，患者坚定地说："肯定要保乳，来找你就是为了保乳。"患者讲述自己的子女都在国外，国外非常注重保乳，因此远道而来进行保乳。七十多岁的患者尚有保乳需求，王坤更加认识到这项技术的价值。

然而，保乳手术的开展需要满足一定的条件。王坤介绍，一般肿块在3 cm以下可直接保乳，肿块超过3 cm做保乳手术便有了风险。而新辅助治疗开辟了一片天，对于3~4 cm的肿块，甚至5 cm的肿块，经过新辅助治疗后，患者都有机会保乳。2013年前后，为了扩大保乳手术的适用人群，王坤团队在临床上开始应用新辅助治疗。近几年，在使用个体化精准新辅助治疗方案后，科里约60%的患者可实现手术时没有肿瘤残余，大大增加了保乳的机会。

在开展新辅助治疗临床实践的同时，王坤也与团队开展了相关临床研究。对研究的重视，源自在美国工作学习时所受的触动。"在美国和同行交流时，他们总会谈到许多医学数据。如果没有自己的研究数据，很难让别人从内心尊重你。"回国后，他下定决心开展临床研究，拿出属于中国人的数据。

首个研究便是关于新辅助的。在研究中，HER2阴性患者使用紫杉醇联合卡铂治疗，HER2阳性患者在化疗基础上加用曲妥珠单抗，研究结果发表在乳腺癌领域经典杂志《乳腺癌研究与治疗》（简称BCRT）上。2015年，该研究在韩国召开的全球乳腺癌大会（Global Breast Cancer Conference，GBCC）上获得了最高奖项——金奖（图10-1）。"在世界各地专家齐聚的会场里，最后是我们华人上台领奖，我由衷地感到欣喜。"

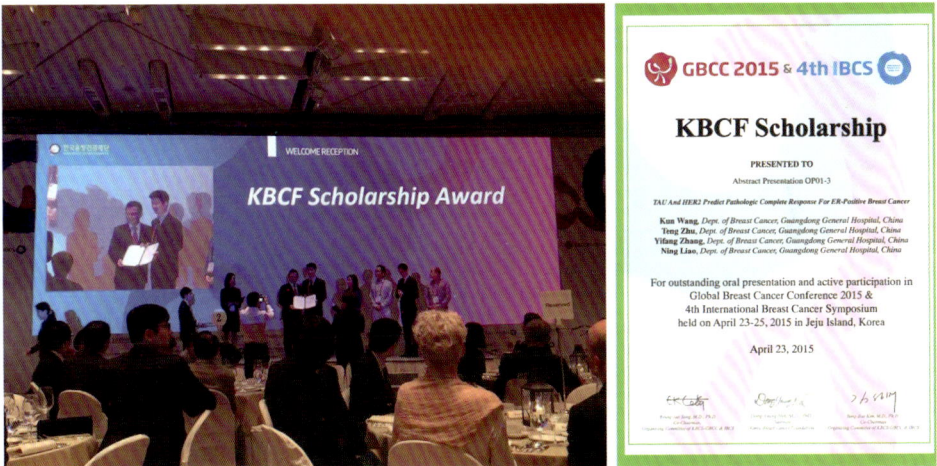

图10-1　2015年全球乳腺癌大会上王坤获得金奖

同年的美国临床肿瘤学会（ASCO）会议上，王坤的一项研究在壁报区展示，很多专家前来交流，一位美国专家表示做过类似的研究，并详细描述了研究过程及结果，这种交流让王坤充满成就感。"这项研究好像打开了一扇窗，让我有机会和世界各地的专家展开交流"，这种正向反馈，极大地激发了王坤开展科研的兴趣。

"当时，一起前去开会的国内外同行均表示我们的研究结果很好，但同时也提到，该研究是个单臂研究，只有一组人群，建议与目前的标准方案进行对比。"这些建议和会议碰撞出的思想火花，直接促成了后续著名的neoCART、neoCARH研究的开展，为团队日后整个科研方向奠定了根基。

neoCARH研究首次证实，在新辅助治疗阶段将抗HER2靶向治疗使用时间提前，可进一步提高HER2阳性乳腺癌患者的病理学完全缓解（pCR）率，逐渐在全国奠定了TCH（多西他赛、卡铂联合曲妥珠单抗）方案在新辅助治疗中的标准地位。当然，随着更多研究的开展，如今TCPH（多西他赛、卡铂、帕妥珠单抗联合曲妥珠单抗）方案成为新辅助治疗的首选。

多年来，王坤团队在新辅助治疗领域开展的系列研究成果不断在国际舞台上展示，被学术界认可。由此，王坤感慨，一个好的外科医生只能帮助找你做手术的患者，而一个好的临床研究却能改变临床实践，帮助全国甚至全世界的患者，他立志要做这样能改变临床实践的医生。

## 指导全身治疗，延长患者生存

新辅助治疗的另一个贡献，是为患者全身治疗提供信息，延长患者生存时间。

王坤指出，以前新辅助治疗与辅助治疗的区别，只在于一个是术前治疗，另一个是术后治疗。如今通过新辅助治疗，可以明确患者对哪些药物敏感，对哪些药物不敏感。如果新辅助治疗后没有肿瘤残留，则意味着用药有效，如果有肿瘤残留，则意味着对药物不敏感，可在术后进行强化辅助治疗，以逆转不良预后。KATHERINE研究显示，如果患者在新辅助治疗阶段，经过双靶治疗后未获得pCR，术后用恩美曲妥珠单抗（T-DM1）进行强化治疗，患者无浸润性疾病生存率可从77%提高到88%，这是非常大的进步，该研究也开启了强化辅助治疗的新篇章。

山东省肿瘤医院乳腺病中心主任王永胜教授也表示，在理念上，新辅助治疗能否改善患者预后曾存有争议。在此前的试验设计中，因缺乏后续的辅助强化治疗，因而未能看到新辅助的生存获益。如今，通过pCR、残余肿瘤负荷等来确定辅助强化治疗方案，临床研究和实践均证实新辅助治疗可改善患者预后。

"pCR与预后显著相关，在十多年前，pCR率不足20%，达到pCR是可遇而不可求的，而如今通过新辅助治疗达到pCR已经成为医生的普遍追求。"王永胜指出，HER2阳性乳腺癌新辅助治疗因为有了靶向治疗的加入，三阴性乳腺癌因为有了铂类化疗药及免疫治疗的加入，患者pCR率能够稳定在50%以上。

他指出，对于pCR的追求如今也反映在了新辅助治疗试验的设计上。以前，新辅助治疗的方案不变，患者随机分组，完成相应组别的治疗。而如今新辅助治疗逐渐采用适应性设计（adaptive design），即完成新辅助治疗方案后，如果判定患者达到pCR，则可出组进行手术；而如果无效，在新辅助治疗阶段会更换为非交叉耐药方案或进入到相应的试验组，努力去追求pCR，以实现更好的预后。

此外，新辅助治疗的疗程或方案也发生了重大变化。约15年前，新辅助阶段一般只开展两三个周期的治疗，来观察对患者是否有效，随后便进行手术。令王永胜印象深刻的是，当时他开展了一项多中心研究，需要入组完成全程新辅助治疗的患者，而进行全程新辅助治疗的患者仅能在山东省肿瘤医院、北京大学肿瘤医院等少数几家医院找到。而今在各三级医院，只要新辅助治疗有效，患者基本会完成全程（6~8个周期）的新辅助治疗，随后再考虑手术。

新辅助治疗方案也更加多样化。如今医生会根据不同的分子分型，采用不同的新辅助治疗方案。例如，对于Luminal型乳腺癌，部分患者新辅助治疗方案从化疗转向内分泌治疗；HER2阳性乳腺癌在最初的新辅助化疗基础上，又增加了新辅助化疗联合单靶治疗及新辅助化疗联合双靶治疗；三阴性乳腺癌也从单纯的新辅助化疗变成化疗联合免疫治疗，在化疗药中也增加了铂类药物，显著提升了pCR率，大大改善了患者预后。

## 外科医生的转变

作为一名外科医生，多年来，王永胜一直致力于乳腺癌前哨淋巴结活检在中国的推广，带领团队深入探讨了新辅助治疗后前哨淋巴结活检的时机、降期保腋窝、豁免淋巴结清扫等问题，并应用新辅助治疗使手术进一步降阶梯，努力实现乳腺癌手术治疗从为患者保命，到为患者保乳、保腋窝，再到如今的"保美"。

王永胜指出，新辅助治疗对外科手术产生了重大影响。2003年前后，因乳腺肿块就诊的患者，医生会直接进行手术，而不做穿刺活检，新辅助治疗开展得非常少。当时，他开展了相关研究，证实通过穿刺活检测得的ER、PR、HER2、Ki–67状态是能够代表肿瘤本身的，以此作为新辅助治疗肿瘤分子分型的依据。

随后，他在国内推动了"优化乳腺病变诊断流程"的工作，提出要在术前进行穿刺活检，以明确肿瘤分子分型来指导后续的治疗，确定患者是否需要做新辅助治疗等。逐渐地，穿刺活检诊断的肿瘤分子分型能够代表肿瘤本身的生物学行为被大家所接受，新辅助治疗也依据穿刺活检的诊断和分子分型不断地优化。

新辅助治疗可使肿瘤退缩，把不可手术变为可手术，也增加了保乳的机会。然而，肿瘤是如何退缩的？是向心性退缩（类似于由整个鸡蛋大小退缩成鸡蛋黄大小），还是散在退缩（肿瘤总体范围没变，但肿瘤内部像蜂窝一样，一块一块地消退）？不同的退缩模式会对手术的选择产生影响。对于向心性退缩，可以安全地降期保乳；对于散在退缩，由于不容易找到阴性切缘，手术后也可能有肿瘤残留，容易导致肿瘤复发。为探究新辅助治疗后肿瘤退缩的模式，王永胜团队应用影像技术开展了相关研究，为保乳手术的开展提供了有益参考。

此外，取得更大进步的是通过新辅助降期保腋窝，无论是腋窝淋巴结阳性患者，还是淋巴结阴性患者，新辅助治疗后，若前哨淋巴结为阴性，则可以豁免腋窝淋巴结清扫。

对于王坤来说，新辅助治疗的影响同样深远，令他由一名单纯的外科医生转变为注重综合管理的医生。

他坦言，以前大家做医生很简单，如果患者诊断出乳腺癌，一般会直接进行手术治疗，手术后，再采用AC-PH方案（表柔比星联合环磷酰胺，序贯紫杉醇联合曲妥珠单抗）进行治疗。但是，随着新辅助治疗的推广与普及，整个治疗过程会变得极其慎重——在使用某一方案后，第一周期就会进行疗效评价，两周期后再去复评，包括具体反应如何，毒性作用和不良反应如何，如何来观察肿瘤的退缩模式，将来如何争取保乳的机会等，同时还会做很多标记，以便后期在肿瘤退缩看不到肿块的情况下顺利开展保乳手术。

　　"不得不说，新辅助治疗的出现将所有技术全部串联起来，并提供了非常多有益信息作为日后治疗的参考。"正因如此，王坤认为，新辅助治疗需要一个强大的多学科会诊（MDT）团队，包括技术过硬的影像科、病理科、乳腺外科、肿瘤内科等科室医生，谨慎地去处理各项事宜，才能为患者带来更好的治疗效果。

　　青岛大学附属医院乳腺病医院院长王海波教授表达了同样的观点，他指出，新辅助治疗充分体现了乳腺癌治疗过程中的团队协作。在开展新辅助治疗前，首先要进行乳腺癌分型分期诊断，需要专业的影像和病理团队来完成；在制定方案时，需要内科团队提出个体化的建议；关于手术时机的选择与是否可保乳，需要外科团队来判断；乳腺切除后的重建，需要乳腺整形美容医生来配合；在治疗过程中，哪些患者需要放疗，选择什么样的放疗方案，需要放疗科医生来给出建议；当然，从新辅助到辅助的整个过程中，还需要康复团队和个案管理团队来保驾护航。因此，新辅助治疗平台也促进了医院MDT的发展以及学科规范化诊疗的进程。

## 争议中寻求共识

　　科学的探索注定充满曲折与荆棘，在新辅助探索之路上，崭新的理念被大家所认可总要经历一个过程。作为新辅助治疗中很多理念的倡导者，王永胜在初期经历了不小的阻力，但他始终秉承初心，期望创新开拓带来更多的可能性。而这些理念经过时间的洗礼，很多转化为了临床中的标准治疗，最终使患者获益。

　　例如，新辅助治疗的适用人群如何界定一直颇具争议。曾经，新辅助治疗适应证仅依据临床分期来确定。2015年，在厦门举办的中国临床肿瘤学会（CSCO）年会上，王永胜应邀做了新辅助治疗相关的报告，首次提出新辅助治疗的适应证不应仅仅依靠临床分期，而是要结合临床分期、肿瘤分子分型及患者意愿个体化地确定。在新辅助治疗适应证存在争议的背景下，这样一个观点的提出具有重要意义，随后也被列入CSCO BC指南，逐渐被业内所接受。

　　"总体而言，三阴性和HER2阳性乳腺癌新辅助治疗的适应人群范围在不断扩大，包括临床Ⅱ期的患者即便适合直接保乳，仍会建议其先行新辅助治疗，再行保乳手术。"王永胜表示。

　　临床中，有部分患者的新辅助治疗无效甚至出现肿瘤进展，那么，这些患者是更换新辅助治疗方案，还是马上进行手术？5年前，因担心局部的肿瘤出现进展而失去手术机会，国内大多数专家会推荐马上手术。近几年随着理念的更新，越来越多的专家认为新辅助疗效不佳时，在严密监控肿瘤进展的前提下，可以更换新辅助治疗方案。

王永胜解释，如果手术前的新辅助治疗方案无效，手术后在选择辅助治疗方案时也会比较盲目。因而，如果匆忙做手术切除了肿瘤，虽然获得了手术治疗的机会，但是对全身治疗无效的高危患者，很容易在几年内就出现远处转移，导致患者死亡。因此，在严密监控、保障患者不失去手术机会的前提下，更推荐继续利用新辅助治疗平台，来寻找有效的全身治疗方案，这样才能增加患者治愈的机会。

十多年前，王永胜开始推广这一理念时遇到了较大的阻力。如今国内的指南共识在制定时，也将这一理念作为其中一个选项，支持这一理念的专家逐渐增多。

"新辅助治疗领域的争议一直存在，因而也成为各学术会议上热议的话题，在国内外，不同学术组织对新辅助治疗也有不同的理解，但在我看来，这种争议是非常正常的。"王坤表示。

2019年，国内来自不同学会/协会的专家首次坐在一起，将新辅助相关的治疗方案能达成共识之处均达成共识，不能达成共识之处则留作日后探讨，由此，形成我国首部《中国乳腺癌新辅助治疗专家共识》，共识就新辅助治疗的目的、适应证、评估规范、手术治疗原则及新辅助系统治疗的策略进行了详细讨论和阐述。该共识又于2022年进行了更新，进一步规范了新辅助治疗期间疗效评估的方式、制定新辅助治疗降期手术的原则和规范等具体问题，为我国乳腺癌新辅助治疗提供了规范指引。

## 展望未来：期待更多可能

"乳腺癌治疗和其他肿瘤的治疗一样，最终都希望达到个体化、精准化。如今开展的各类生物标志物检测，都在向精准治疗的方向努力。在实现该目标前，新辅助治疗通过对药敏信息的监测，非常好地体现了分类、分型治疗的理念，使患者在发现乳腺病变后，能够得到最合适的治疗。"王海波感言。

在新辅助治疗的当今发展中，王永胜表示，新辅助化疗、新辅助靶向治疗、新辅助化疗联合免疫治疗在临床上日益完善，而国内外对新辅助内分泌治疗的重视程度还不够。以前它有很多瓶颈，但这些瓶颈在2021年的《St. Gallen早期乳腺癌国际专家共识》中已被打破。在未来，新辅助内分泌治疗会受到更多的关注，发挥更大的作用。

另外，如今医生非常重视新辅助治疗未达pCR患者的升阶梯治疗。对于新辅助治疗后的降阶梯，2021年《St. Gallen早期乳腺癌国际专家共识》中有这样一句话：所有的pCR都是一样的。王永胜解释，实际上，共识专家组希望患者通过新辅助治疗方案达到pCR后，实现治疗降阶梯，获得良好的预后。

对此，王永胜认为，目前的证据不足以支持"所有的pCR都是一样的"观点。对于HER2阳性乳腺癌，初始新辅助方案不一样，后续的辅助治疗方案用单靶还是用双靶，其总生存是不一样的；对于三阴性乳腺癌也如此，用普通的化疗方案达到pCR，与化疗联合免疫治疗达到pCR患者生存是不同的。但这也成为未来的研究方向，在达到pCR的患者中寻找到预后非常好的人群，在辅助阶段进行降阶梯处理。

除了降期保乳、降期免腋窝清扫或使放疗降阶梯等局部区域处理的降阶梯，在不显著影响疗效的前提下，全身治疗的降阶梯也值得去探索，因为这对于改善患者的生活质量、减少全身治疗的毒性以及提高卫生经济学效益等方面均有益处。

"经过新辅助治疗，达到pCR的患者肿瘤已消退，将来能否就不做手术了？实际上，这个问题在十几年前，患者就向我们提出过。那时，我们想当然地认为不手术是不可能的。但五六年前，我们便不再这样认为了，如今我们会对患者说：至少目前的指南共识认为还是要进行手术，但是将来可能不再需要手术。"王永胜坚信，未来有先进的影像组学引导的穿刺诊断，有非常好的阴性预测值，不仅腋窝可以免手术，乳房也可以免手术，这一天一定会到来。

他期待，未来新辅助治疗能够最大限度地发挥作用，实现两个临床目标：一是局部区域处理降阶梯，不仅追求降期保乳、降期保腋窝，放疗降阶梯，更能实现极致的降阶梯——不再进行手术，使患者完好如初；二是将pCR提升到极致，延长患者生存期。

王坤怀有同样的期待，在他看来，在新辅助平台上，可以验证很多新的理念和方法，比如有BRCA突变的患者，使用PARP抑制剂单药就能使pCR率达到50%，将来新辅助治疗将变成一个"试验场"，让乳腺癌分型越来越细，每型都有个体化的药物，使乳腺癌治疗更加精准化。

"新辅助为乳腺癌治疗提供了广阔想象的空间。"在新辅助治疗舞台，大幕开启，更多精彩有待上演，让我们拭目以待。

本文受访专家

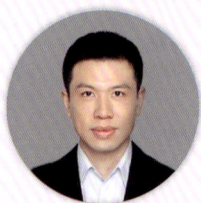
马飞

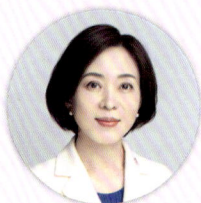
殷咏梅

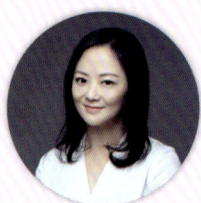
王碧芸

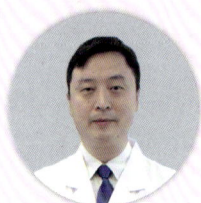
刘强

11

# 乳腺癌规范化诊疗——做符合中国国情的指南

在现代医学中，指南犹如灯塔，指明航行的方向；指南又如桥梁，将科学证据与临床实践联系起来。

指南是临床决策的重要依据，规范了临床诊疗行为，促进了医疗质量的提升。随着医学的不断进步，中国医学各领域指南也与时俱进，经历了"从无到有，从有到优"的过程。

中国抗HER2治疗20年改变了乳腺癌治疗格局，新药、新理念、新研究蓬勃发展，也促进了相关诊疗指南及共识的诞生与更新。这一路的发展与乳腺癌相关领域的医生成长、指南制定经验积累、临床诊疗和科研水平提升相伴相生，相融共促。

在国家层面，国家卫生健康委员会（以下简称国家卫健委）牵头组织发布了系列指南；在学会层面，《中国抗癌协会乳腺癌诊治指南与规范》《中国临床肿瘤学会（CSCO）乳腺癌诊疗指南》《人表皮生长因子受体2阳性乳腺癌临床诊疗专家共识》等多部指南共识被发布。此外，也有专家学者牵头制定的共识，如《中国年轻乳腺癌诊疗专家共识》等。

这些指南共识植根于祖国大地，直击乳腺癌临床一线诊疗中的痛点，为广大临床一线医务工作者提供符合中国国情、接地气的指导规范。每版指南及共识被制定的背后，不仅是指南专家组的谨慎论证，更是无数同行为寻求符合中国国情指南的诞生所作出的不懈努力。

本文邀请马飞教授、殷咏梅教授、王碧芸教授、刘强教授4位专家，讲述这些指南共识的诞生背景、一路发展变化，以及牵头或参与指南共识制定的心路历程。

## 国家卫健委系列指南：覆盖乳腺癌防治全程的规范指引

为配合乳腺癌质控工作的开展，由国家卫健委牵头组织，国家肿瘤质控中心乳腺癌专家委员会（以下简称专家委员会）主任委员徐兵河院士担任组长、秘书长马飞教授担任副组长，制定、发布了系列指南和诊疗规范。这些具有行政约束力的标准和规范几乎覆盖了乳腺癌防治的所有环节，包括筛查、早诊、规范治疗、合理用药、随诊随访和健康管理等。

2018年12月，为进一步提高相关肿瘤诊疗规范化水平，保障医疗质量与安全，国家卫健委发布了《关于印发原发性肺癌等18个肿瘤诊疗规范（2018年版）的通知》，形成了包括乳腺癌在内的各瘤种诊疗规范（2018年版）。2022年4月，国家卫健委对此进行更新扩展，制定并修订了肿瘤和血液病相关病种诊疗指南（2022年版），涉及肺癌、胃癌、乳腺癌、胰腺癌、白血病、血友病等21种实体肿瘤及血液疾病。

2019年年初，国家卫健委发布了《中国乳腺癌筛查与早诊早治规范》；3月，发布了《乳腺癌合理用药指南》；随后发布了《乳腺癌随访及伴随疾病全方位管理指南》，该指南于2022年1月被更新，并被更名为《中国乳腺癌随诊随访与健康管理指南（2022版）》。

2020年，专家委员会又相继发布了《中国晚期乳腺癌规范诊疗指南（2020版）》和《新型冠状病毒肺炎疫情期间乳腺癌合理化诊疗指南》，前者于2022年10月被更新。

这些指南和诊疗规范环环相扣，互为补充，既有对乳腺癌治疗全局上的把控，又有对不同治疗阶段的局部聚焦。作为由国家行政部门制定的指南，也为其他指南及卫生政策的制定提供了有益参考。本文中，马飞教授对其中3部指南进行了详细的介绍。

### 《乳腺癌诊疗指南》——守住底线

马飞介绍，2011年，国家卫健委便开展了乳腺癌诊疗规范的制订工作；2018年，发布了更多癌种的诊疗规范，在官网上供大家免费下载使用，形成了很大的影响力；2022年，对诊疗规范进一步更新，疾病指南由18种增至21种，无论是在更新的频率上，还是在疾病的种类上，都有了十足的进步。

"这部指南兼具权威性和严谨性，它守住的是乳腺癌诊疗的底线，是对医生最基本的要求。"马飞表明，这种保基层、保基础、保底线的理念，与质控的理念相契合，使乳腺癌质控工作有据可依。

目前，行业内发布了多部乳腺癌诊疗指南，不同指南对于可及性问题、卫生经济学问题等均有不同的考量，因而在诊疗推荐上会存在一些差别。对医生们而言，到底遵循哪部指南，他们会产生一些困惑。对此，马飞指出，这部指南提出了诊疗的最基本标准，考虑了药品、诊疗手段是否在中国获批了适应证，是否可及，所有内容均经过严格审核。按这个底线做好，便保障了患者最基本的诊疗效果，否则，便损伤了患者的利益。在以上条件满足情况下，临床医生们再追求更高的标准。

以激素受体阳性早期乳腺癌为例，治疗方案多采用内分泌治疗。当前，国际上推荐除内分泌治疗外，还可应用CDK4/6抑制剂进行靶向治疗。在该指南2018年版中，并未推荐CDK4/6抑制剂，因该药当时在中国尚未获批适应证，尚不可及，因此不作为指南的基本要求。而内分泌治疗经济实惠，被医保覆盖，因而必须得到保障。

又如，对于HER2阳性乳腺癌晚期一线治疗，美国国家综合癌症网络（NCCN）等指南推荐曲妥珠单抗联合帕妥珠单抗双靶治疗，虽然这两种药在中国均可及，但由于帕妥珠单抗尚未进入国家医保，患者经济负担重，指南并未要求全部患者采用双靶治疗，而是把底线定在了单抗类药物的联合治疗，做到最基本的单靶治疗。

### 《乳腺癌合理用药指南》——用药落地

国家卫健委制定的《乳腺癌诊疗指南》及其他指南，虽然对各阶段治疗药物进行推荐，但并未对具体的用药细节进行说明。在实际用药过程中，很多医生常困惑于如何合理地应用药物。

作为全国肿瘤疑难病会诊中心，中国医学科学院肿瘤医院每天面对全国各地的疑难病例。在日常接诊中，马飞经常遇到用药不规范的病例，如一些早期容易治好的乳腺癌，只因当地医院治疗不规范，出现复发转移或耐药，最终导致无药可用，令他感到痛心疾首。

马飞介绍，乳腺癌治疗中最常用的化疗药的剂量如何计算，哪些药只能用生理盐水配，哪些药只能用葡萄糖注射液配，哪些药不能同时使用，温度如何，输注速度多少等，很多医生弄不清楚。

另外，一些医院没有专职化疗医生，而是由外科医生、放疗科医生，甚至是呼吸科医生、消化科医生做化疗，一些人并未接受过规范的化疗用药培训。在治疗中，如果化疗药未经规范使用，不仅达不到治疗效果，反而会适得其反，引发耐药问题，或者导致严重的不良反应。

还有因担心出现不良反应，用药剂量严重不足的情况。如蒽环类药物按每平方米体表面积来计算用药量（如表阿霉素90 mg/m²体表面积），但很多医生不会计算体表面积，只用了1/2、1/3甚至1/4的量，一些医生甚至直接给了90 mg的药量。用药不足会使治疗效果大打折扣，尤其在辅助治疗阶段，影响患者治愈率，使很多本可以治愈的病例变成晚期病例，严重缩短了患者的生存时间。

马飞指出，基于以上在临床中遇到的不合理用药情况，专家委员会认为亟须制定一部合理用药的指南，给广大医生以指导。考虑到各瘤种治疗策略、用药差别大，如果制定一个包含各瘤种的用药指南，则不够详细。乳腺癌是多学科综合治疗取得突出进步的典范，内科治疗在其中占有重要地位，药物种类尤其多。于是，专家委员会与国家卫健委合理用药委员会沟通后，以乳腺癌为试点，制定了第一部单病种合理用药指南。

参与指南制定的，不仅有肿瘤内科医生，还有一半左右为药学家，从药物的规范化使用、配伍禁忌等多方面入手，甚至还考虑到卫生经济学问题，共同提出规范合理的用药策略。这样制定出的指南可操作性强，不仅告诉临床医生如何开展治疗，而且让医嘱更好地落地、被执行，为乳腺癌患者提供更加科学、更加规范的药物治疗，逐步缩小乳腺癌治疗区域差异，提高我国乳腺癌整体诊疗水平。

### 《中国晚期乳腺癌规范诊疗指南》——突破纳新

《中国晚期乳腺癌规范化诊疗指南》的诞生，也是由于专家委员会在实际工作中，看到了晚期乳腺癌诊疗不规范的严峻形势。

"早期乳腺癌治疗因有严格的循证医学证据，已形成了治疗规范，到了晚期，一线、二线治疗尚有规范，但往后的治疗便缺乏很强的循证医学证据支持，现实中往往会出现严重的随心所欲的现象。因此，晚期乳腺癌治疗不规范的现象比早期更严重，而晚期一旦治疗不规范，将直接威胁患者生命。"马飞强调。

他以抗HER2治疗为例，指出用药过程中既存在治疗不足的问题，又存在治疗过度的问题。

针对晚期HER2阳性乳腺癌患者，一些医生给予患者为期1年的曲妥珠单抗治疗。当询问为何时？答复为：因为辅助治疗中曲妥珠单抗的用药时长就是1年。这个回答令马飞感到十分惊讶，很难相信时至今日，作为一名肿瘤医生，尚且分不清治疗的是早期乳腺癌还是晚期乳腺癌。

他解释，辅助治疗是早期乳腺癌的治疗手段，目前认为，HER2阳性乳腺癌应用曲妥珠单抗进行辅助治疗，推荐的用药周期为1年。而针对晚期HER2阳性乳腺癌，建议曲妥珠单抗用到疾病进展，临床上有很多用了10多年的患者。若晚期患者只用1年的曲妥珠单抗，属于严重的治疗不足。不仅如此，有些地方医保也只报销1年，超过1年便无法报销，理由同样是辅助治疗仅用1年。

除治疗不足外，靶向药也存在过度使用的问题。很多诊断为原位癌、免疫组化检查显示HER2（3+）的患者也用了曲妥珠单抗。马飞指出，实际上，大量的循证医学证据证明，原位癌是不需要抗HER2治疗的，而且原位癌患者检出HER2（3+）的比例出奇地高，可达80%。如果给这类群体进行抗HER2治疗则属于过度治疗，不仅是对医疗资源的浪费，还会给患者带来额外的风险。

因此，专家委员会针对乳腺癌晚期治疗，专门制定了《中国晚期乳腺癌规范诊疗指南》。在治疗推荐上，鉴于一些国外创新药往往是晚期患者的"最后一根救命稻草"，如果等到这些药物在国内获批，他们可能就错失了治疗机会。因此，指南制定专家在编写指南时作出突破，纳入全球最新进展，让医生和患者知晓最前沿的治疗方法，并标明尚未在国内获批上市，可使一些希望通过海外就医、先行先试等途径的患者能科学用上先进的药物。

在该指南中，不仅强调了疾病治疗，还尤其强调须关注患者的生活质量。马飞解释，近年来，国家层面在健康战略方向上进行了调整，由原来的以疾病为中心，到现在的以人民健康为中心，这是理念上的重大更新。实际上，如果仅仅把癌症治好，患者因为别的原因去世，那一切努力也将是徒劳。曾有这样的案例发生，医生努力治疗患者的肿瘤，但是肿瘤被治愈后，患者丧失了生育能力，家庭破裂，最后患者选择了跳楼。如果能早些了解患者面临的困惑，保护好生育能力，早一些对患者进行心理疏导，可能就挽救了患者，挽救了一个家庭。

## CSCO乳腺癌指南：一本基于最新循证医学证据、兼顾国情的"实用口袋书"

2017年，恰逢中国临床肿瘤学会（CSCO）成立20周年。4月7日，中国临床肿瘤学会乳腺癌（CSCO BC）专家委员会在北京成立，与此同时，首部《中国临床肿瘤学会（CSCO）乳腺癌诊疗指南》（下称CSCO BC指南）也迎来了首发仪式。在发布会上，CSCO BC主任委员江泽飞教授率领专家委员会的同行一同见证了这一时刻。

### 与时俱进

万事开头难，CSCO BC秘书长殷咏梅教授清晰记得，在编写2017版指南时，江泽飞教授与指南制定团队其他成员进行了反复的沟通交流和讨论，希望新的指南既能吸取NCCN、ESMO、ASCO等国际指南的精华，同时又有所区别，制定一部符合中国国情的乳腺癌诊疗指南。

此外，由于乳腺癌诊疗需要多学科参与，不仅包括乳腺肿瘤外科、肿瘤内科的医生，还包括影像科、放疗科等多学科的医生，所以希望它是一部通俗易懂的指南，各科能很快从中找到适合患者个人情况的治疗方案，患者及家属也可进行学习。

"基于以上指导思想，指南编写组依据循证医学证据，结合国内外最新临床研究进展，同时征集了全国专家同行的意见，经过反复修改，最终形成一部指导临床实践、非常接地气的口袋书。"指南发布后还得到了患者的认可与喜爱，甚至有不少患者来门诊就诊时，都会从口袋里掏出一本指南，与医生讨论自己的治疗方案。

作为一部由中国权威肿瘤学术组织CSCO发布的指南，指南一直兼顾地区发展的差异性、诊疗手段的可及性和肿瘤治疗的社会价值，保证科学性、实用性和时效性。自2020版起，指南更加重视中国学者的研究成果和CSCO专家的意见，还融入了更多一线工作的临床医生的意见，兼顾了不同地区、不同工作经历医生的观点，保证了指南的时效性。

随着临床研究的不断进步，指南也在与时俱进作出相应的调整。殷咏梅以HER2阳性乳腺癌为例，介绍了临床指南及实践依据循证医学证据所作出的改变。

2017年，在指南刚刚发布时，对于晚期HER2阳性乳腺癌患者，曲妥珠单抗联合帕妥珠单抗的双靶治疗仅作了一级推荐。但是，后来随着帕妥珠单抗在国内的获批上市，双靶奠定了一线治疗的地位，指南也将双靶作为HER2阳性乳腺癌标准的一线治疗推荐。后来，随着帕妥珠单抗在我国获批早期HER2阳性乳腺癌辅助及新辅助治疗适应证，指南也及时地做了相应的调整。针对乳腺癌患者不同的分子分型，CSCO BC指南还推荐进行分层治疗和分类治疗。

此外，随着新的治疗手段的提升，指南用药推荐也发生着变化。2017年指南推荐，在曲妥珠单抗耐药后更换化疗药物，仍保留曲妥珠单抗作为后续治疗的选择。随着恩美曲妥珠单抗（T–DM1）在国内的获批上市，以及EMILA研究结果的公布，指南推荐在曲妥珠单抗一线治疗失败后，将T-DM1作为二线治疗用药。

**严谨务实**

在CSCO青年专家委员会主任委员王碧芸教授看来，以前国内没有自己的指南可供参考，大多数医生会学习美国NCCN指南，但国际指南会有语言及获取渠道上的诸多受限，很多医生无法实时跟进并掌握指南要点。中国指南诞生后，为医生提供了非常实用的治疗指引，指南上的内容可直接作为临床诊疗的参考依据。

王碧芸多次参与CSCO BC指南及中国抗癌协会乳腺癌指南的制定和更新过程，她感受到，所有参与指南制定和更新的专家都非常重视指南的编写，以严谨的态度，字斟句酌，认真地去核对每条推荐内容，保证每句话的严谨性和准确性，甚至连标点符号都不放过。正是因为这份严谨，CSCO BC指南才能成为广大基层医生的权威指导资料。

此外，为了符合中国国情，指南不仅考虑到疗效和不良反应，还考虑了药物可及性，作出的推荐比较接地气。例如，虽然有些药物及方案的循证医学证据级别很高，但是在中国可及性差，这在指南的推荐级别中会有所反映。

王碧芸介绍，在所有类型的乳腺癌中，HER2阳性乳腺癌部分是更新最快的。HER2阳性乳腺癌原本为预后较差的类型，随着抗HER2药物的不断问世，尤其是曲妥珠单抗的应用，该类型患者的预后发生了革命性的变化，如今已成为预后最好的类型。随着国内药物审批流程的加快，新药、好药可及性越来越高，也更快地被CSCO BC指南推荐在临床应用，造福更多患者。

乳腺癌诊疗指南除中文版外，中国临床肿瘤学会乳腺癌专家委员会布局制定了英文版指南及CSCO AI版指南，2022年11月，还与患者教育专家委员会联合推出了患教版指南。通过不同版本指南的制定，配合全国各地1 000余场的指南巡讲，多措并举，使指南不仅深入基层，同时走向国际。

## 《中国年轻乳腺癌专家共识》：首部专属年轻乳腺癌的共识

寻找医学中未被关注的领域，填补临床中的空白点，是医学工作者努力的方向。《中国年轻乳腺癌专家共识》便是在这样的诉求下诞生的。它的出现，回答了年轻乳腺癌诊疗中诸多未解的难题，这份专属的共识，成为年轻乳腺癌患者的健康"护航者"。

2020年10月，作为年轻乳腺癌国际共识专家组中唯一的中国成员，中山大学孙逸仙纪念医院刘强教授参与了第5版《年轻女性乳腺癌国际共识指南》的共识会议投票。他发现，很多亚洲年轻乳腺癌患者关心的话题，在以欧美为主的专家团制定的国际共识中并未提及。"制定一部适合中国年轻患者的共识"的种子在他的心中萌芽。

刘强表示，在欧美国家中，乳腺癌中位发病年龄为60多岁，三四十岁的患者比例很小。而中国35岁以下新发患者占8%~10%，甚至有很多20多岁的患者。年轻乳腺癌患者有着独特的医疗和心理社会需求，包括生育、卵巢保护、生活质量等，国际共识并未反映出这些话题。因此，刘强希望通过中国专家的努力，把这个庞大的患者群体照顾好，解决他们遇到的难题。

这个想法得到国内专家的一致认可与支持，2021年初，刘强便组织专家着手准备，拟定了50个关键问题。在2021年12月的共识会议上，来自乳腺外科、肿瘤内科、妇科、生殖医学科和放疗科等多学科的137位专家联合投票达成共识。2022年7月，《中国年轻乳腺癌专家共识》正式出炉。

## 适合国情，填补空白

这是中国首部年轻乳腺癌共识，根据中国实际情况，作出适合本国国情的推荐，也回答了很多现有指南没有涵盖的问题，刘强以具体实例进行了说明。

例如，欧美指南建议，携带遗传基因BRCA1突变的35~40岁患者预防性切除卵巢，而中国患者BRCA突变情况和风险与欧美不同，应该对具体突变位点和致病性、家族中因BRCA基因患病的情况、患者个人意愿以及对生活质量要求等进行综合考量，来给出是否切除乳腺、能否保乳、是否预防性切除对侧乳房及卵巢等建议。

此外，年轻乳腺癌患者面临的一个重要问题是生育。在中国，20多岁的患者很常见，该如何保护她们的生育能力？是卵子冷冻还是卵巢组织冷冻？保护生育的措施是否会影响乳腺癌治疗？这些都是非常新颖的跨学科话题，也是乳腺科和生殖科医生不太熟悉或容易忽视的，不同医生可能会给出不同答案。针对这些问题，中国版共识凝聚起众多专家的智慧，给出了科学可靠的建议。有了共识指引，医生在处理临床问题时会更有信心，治疗会更加明晰，更有据可循。

HER2阳性乳腺癌是一类特殊的乳腺癌，占所有乳腺癌的20%~25%。在中国年轻乳腺癌中，HER2阳性也占据不低的比例。针对这一类型乳腺癌，共识对靶向治疗、伴随化疗、蒽环类药物的使用等问题进行了回答。因抗HER2药物的问世，HER2阳性患者无论是在早期还是晚期，预后都是最好的亚型，具有最高的治愈可能性。因此，共识希望帮助年轻患者获得最大的治愈机会。

## 中国智慧解答国际难题

在共识会议上，除众多国内乳腺癌诊疗相关专家参与外，还邀请到美国、意大利、瑞士、韩国、以色列等国专家参会。

"我们不能关起门来讨论问题，年轻乳腺癌患者的治疗是国际共同面对的，在中国该问题尤其突出。中国与国际相比，既有共性问题也有个性问题。因此，希望能够汇集大家的经验来为中国患者出谋划策。"刘强指出。

国际专家对所讨论话题表现出浓厚兴趣，一些专家表示，他们参会不仅是来出谋划策的，也是来学习的。通过交流讨论，中国医生的经验也给他们带来了启迪。此外，国际专家也对中国学界有着诸多期待。由于国际病例数量有限，很难进行系统研究，很多悬而未决的问题需要中国来提供经验，正如欧洲肿瘤学院（European School of Oncology，ESO）学术主席Olivia Pagani教授所说："很多问题希望中国能够给世界答案。"

作为共识牵头人，刘强表示，共识的制定只是迈出了一小步，希望通过共识引起大家对中国年轻乳腺癌的关注，形成协作的力量，一起为年轻乳腺癌患者多做些事，通过开展研究形成高级别证据来解答目前尚存的诸多困惑。在此基础上，也能为国内外其他指南共识的制定提供科学依据，树立我国在国际上的学术地位。

本文受访专家

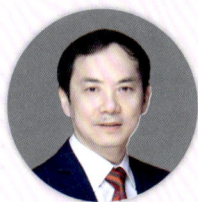 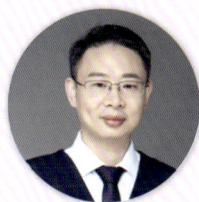 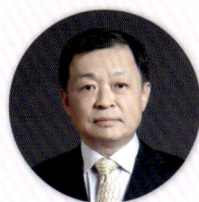

任国胜　　　　　欧阳取长　　　　　刘荫华

12

# 被编织的医疗联合体：结网、织网与固网

　　知名社会学家费孝通在《乡土中国》里写道，"从欲望到需要是社会变迁中一个很重要的里程碑"。

　　这个里程碑将人类发展切割为两个时期，这条分界线也许是含糊的，但如今的人类已明确不再单纯地为满足自己的本欲而生存发展，而是根据自己的"需要"，利用知识经验去计划"社会生活"，以及"社会工程"。

　　基于医疗需要的医疗联合体正是现代文明的一个典型产物。它的诞生与发展，不再是基于血缘关系、地缘关系或个体的欲望，而是基于期盼更加美好的医疗需求，人为地、刻意地铺开一张网，一张纵横交错的网，网住了一群"看病难、看病贵"的老百姓。

　　所谓"树多成林不怕风，线多搓绳挑千斤"，生于中国乡土的现代医疗专家，通过自身的学识与格局，设计医疗联合体，构建专科联盟，提升专科能力，探索分级诊疗新模式，促进基层规范化诊疗能力提升，最终推进了一个浩大的医疗资源互通互助的社会工程。

## 一张网：基于医疗需求的"联合体"

老百姓"看病难、看病贵"的问题一直存在，多指大医院。为了解决这个"老大难"的问题，政府一直提倡医疗联合体的建设，综合分配区域内的医疗资源。

2022年9月7日，中国共产党中央委员会宣传部举行"中国这十年"系列主题新闻发布会，在卫生健康领域，着重汇报了医疗联合体和分级诊疗体系建设的实况。人民网报道称："国家卫生健康委员会已先后组织在4个直辖市和317个地级市开展分级诊疗试点，在32个省份的118个城市开展城市医疗联合体建设试点，在827个县开展县域医共体试点。"

医疗联合体包括四个有机构成，分别是"城市医疗集团""县域医共体""跨区域专科联盟"及"远程医疗协作网"，分级诊疗制度则是整个医疗联合体的循环系统，充当营养组织的作用。因此，"2021年双向转诊的人次数达到2 880万次，双向转诊结构明显优化"，也就意味着分级诊疗制度建设取得阶段性成效，医疗资源布局合理性和服务协同性进一步增强。

如此大规模地调配医疗资源绝非易事，这般卓越的成绩不仅有赖于致力于医疗联合体建设的设计者们，还有赖于全国各地专科联盟、专科能力提升项目的专家推手们，他们以专科技术为锚点，以双向转诊为引绳，把诊疗资源和患者资源串联在一起。

当中，有"结网"的人，任国胜教授作为原重庆医科大学附属第一医院院长、中国抗癌协会乳腺癌专业委员会前任主任委员，积极探索分级诊疗和帮扶基层的新模式，经试运行后效果不错，于2013年初正式成立重庆首家医疗联合体。

也有"织网"的人，湖南省肿瘤医院乳腺内科主任欧阳取长教授于2020年在湖南省卫生健康委员会的领导下，带领团队成立了湖南省乳腺癌专病联盟，为全国各地的专病联盟提供建设性经验，这张网也被编织得更加紧密。

还有"固网"的人，北京大学第一医院乳腺疾病中心主任、中华医学会外科学分会乳腺外科学组组长刘荫华教授从2018年开始，启动中华乳腺病专科能力提升项目，旨在提升每个专科医生的诊治能力，因为要想把网撒好、把网织好，取决于专科能力的上限。

但回首十年前，很多人并不清楚什么是医疗联合体，它该如何实现。

医疗联合体，简称医联体，意指将同一个区域内的医疗资源整合在一起，形成一个医疗互助与共享的系统。任国胜回忆，"卫生部一直都倡导帮扶基层和分级诊疗，但具体的做法可由每个地区、每个医疗机构自行定夺"，而走在前面的任国胜，没有其他参考，自行探索一种模式，一种"不会流于形式、可以帮扶基层的模式"。

"亲兄弟，明算账"，这是任国胜在对医联体进行顶层设计时定下的两条重要原则。"亲兄弟"是指医联体中的所有医疗机构是"一个大家庭"，要"相互为对方考虑"，更要思及基层医院的难处；"明算账"是鼓励基层医疗机构算"帮扶账"，基层医院每年都提出帮扶计划，每年底都要"结算"对基层帮扶的实际成果。在他的带领下，重庆医联体网络初见成效，逐渐辐射到其他地方，如西部地区等，规模庞大，受惠的百姓无数。

但，"结网"只是第一步，医联体的建设与发展还需要更多不同维度的内涵建设，例如"以患者为中心"，以师带徒，帮助基层医生提升诊疗能力，规范诊疗行为。

2020年，欧阳取长成立了湖南省乳腺癌专病联盟，他表示："成立联盟的目的就是要提高乳腺癌治疗水平，落实分级诊疗制度的相关国家政策"。欧阳取长还希望能把这个联盟当作"一个试验田"，"通过紧密连接的方式，去探索我们应该如何联系省内各地的基层医院，来加强合作，落实诊疗工作的同质化"。

达成了医院层面与专科层面的连结后，这些推手们并没有停下巩固与发展这张"网"的脚步，欧阳取长也提到了，湖南省肿瘤医院乳腺内科能够发挥指导、引领作用，主要是因为"在省内得到了大家的认可"，有明确的规范，还公道地分配医疗资源。

不同于围绕患者的专病联盟，北京大学第一医院乳腺疾病中心主任刘荫华早在2018年就提出了围绕医生的"专科能力提升项目"，"这个项目名字中的每一个字都是对的，是专科的，是能力的，是提升的，也是我们的宗旨"。他认为，发达国家医疗水平高，指的并非单一中心诊治水平高或某研究足够先进，而是整体水平高、综合水平高。刘荫华并没有局限于自己所在的医院，而是希望通过专科能力提升项目推动大家在国内达到相对统一的诊治水平，"提高全国范围的综合水平，是我们要做的工作"。

专科诊疗水平是"结网"与"织网"的前提，牵头单位的诊疗水平越高，才能巩固好铺开的"网"，完善国家宏观调控下构建的医疗联合体，双向转诊的流动才越通畅，进而形成良性循环。

这是基于医疗需求的"联合体"，也是由不同丝线构建而成的网，为了网住"看病难、看病贵"的老百姓，以3位乳腺专科教授为代表的万千医生还在编织当中。

## "结网"，要站得更高

### 构建"亲兄弟"关系

1996年，任国胜从法国鲁昂亨利–贝克勒尔癌症中心及鲁昂大学医学院学成归来，1997年，国家十部委决定从1997年起开展文化、科技和卫生"三下乡"活动，任国胜响应政策到基层帮扶，成为"万千医生下乡的一员"。于是，这位顶尖医疗专家开始深入基层，并如同惯性一般，在此后的25年间他一直与基层医疗建设连在一起，他说："帮扶基层，要把患者留在基层，城市大医院应聚焦疑难杂症"。

2005年，千禧之年的5年后，也是中国经济发展和医疗建设的高速锐变期，任国胜形容那个时期"大部分医院都还在忙着自建"。他已经作为重庆医科大学附属第一医院院长，开始走进基层，并且创建了一种互为"亲兄弟"的帮扶模式。

"我实际上想要探索一种模式，一种不会流于形式的基层帮扶模式。所以我制定了两条原则，一是'亲兄弟'，二是'明算账'"。

原则理念确立后，需要落实的细节也就好办了。根据任国胜的设计，基层医院的医生可以免费地自主选择想要培训的专科技术，以及自己安排具体的培训时间，"我们有你想学的东西，你就上来学，学完后回去上班，还有想学的东西，你下次再上来"，这就是"随时"和"免费"的培训帮扶模式。毕竟，"基层医院也需要人上班，他们也缺人，不能简单地要求来进修一年半载，你要理解人家"。

想要学习手术的医生，第一次上来是观看手术，第二次可以作为助手参与手术，再后来可以在老师的带领下动手操作，直到掌握这门技术，当然，每一门手术都有符合自身特点的学习曲线。其中，一位基层医院来的医生按这个流程学习的，虽然技术层面熟练了，但"他每次都希望我们的老师在旁边站着，给他壮胆"。为了帮助他突破心理障碍，有一次，当他独立做这个手术时，他在手术室开刀，特意安排老师在病房查房，恰到好处的物理距离既有效戒断了心理依赖，又保证了万一手术出问题老师可以随叫随到。"他顺利完成这台手术之后，开心地抱着医生跳，抱着我们专家老师跳，说终于可以完全独立自主地做一台手术了"。

这种基层帮扶模式让每个被帮扶医院得到了切实的获益，导致早期进入医联体的5家基层医院本该"学成毕业"，却"坚决不走"，"本来说好了5年帮扶一批，他们不走，没办法，只能在留旧的基础上再纳新"。

在医联体中，任国胜不强制要求基层医院必须往重庆医科大学附属第一医院转诊患者，"自由意志很重要"。

他认为，重庆医科大学附属第一医院想要在医联体中树立公信力，依靠的应该是医院厚实的专科实力，而非垄断性的合作关系。因此，任国胜做了两件事：第一，努力制止以药养医，不允许将药品收入作为奖金来发放，它只能用于医院发展，因为"医院如果是以药品收入去维系收成，我觉得在未来会存在极大的风险"。第二，注重学科内涵建设，让大医院专治疑难杂症，与基层医院形成合理分工，提升牵头医院影响力的同时，还可以收获疑难杂症的患者资源。所以，

"早期，我制订考核制度时，外科的考核指标是手术率、大手术率和满意度等，而内科的考核指标是疑难杂症的占比，专治轻症的，我不表彰，并且与奖金体系挂钩。"

任国胜实干的作风，也得到市和各区县政府及国家卫健委的认同，重庆市政府特地为这项帮扶任务批准成立了一个行政处级部门，叫作"对外联络处"。他迄今尤为感激。

在他2005年至2017年的近13年院长任期内，医联体规模扩至15家，有5家重庆以外的单位。而帮扶的乡镇医院数量也达到70多家。任国胜回忆道：2017年，重庆和安徽的基层帮扶工作在全国卫生工作电视电话会上受到了时任国务院副总理、第十八届中央政治局委员刘延东的点名表扬。

此番肯定为"结网"的任国胜画下一个不俗的句号，而他也以一个崭新的身份——中国抗癌协会乳腺癌专业委员会（CACA-CBCS）主任委员，继续维系这段"亲兄弟"关系。

## 维系"亲兄弟"关系

"我在2017年、2018年和2019年这3年的8月份下基层时都遇到了意外救人的事情。"3个患者都被任国胜从鬼门关拉了回来，对于任国胜而言，深入基层的意义莫过于治病救人。

由此，这不难理解当任国胜从繁重的院长职务功成身退之后，他重新从专科医生的角色出发，以CBCS作为依托，为自己定下了3个能够救治更多人的目标：

第一，人才培养。发起了乳腺专科医生培训项目，全国第一批就申报了128期。第二，公益活动。联合了政府部门帮扶全国20个贫困及边远县城。第三，大力开展多中心临床试验。

关于人才培养和公益活动，CBCS历来就有"下基层"的优良传统，指南巡讲正是其一。指南巡讲始于复旦大学附属肿瘤医院邵志敏教授，中国医学科学院肿瘤医院徐兵河院士接力，再到任国胜教授，目前由复旦大学附属肿瘤医院吴炅教授接下指挥棒，不可不谓代代传承。

任国胜在下基层的过程中，发现基层医生对指南的把握十分欠缺，但这又是一名医生须掌握的实实在在的基本功。所以，任国胜坚持不懈地开展指南巡讲，致力于提升基层医院的医生对指南的掌握和认识程度。

"我们做指南巡讲，目的是帮助基层医生提升诊疗水平和规范诊疗行为。最近，我设计了一个小程序，程序里已提前输入最新版指南的信息，基层医生只需要输入10~13条病例信息，即可获得指南推荐的标准治疗方案建议"，也就是说患者在基层医院就能够获得与大医院专家推荐一样的治疗方案。

任国胜、历红元团队创立的"西部乳腺甲状腺专科联盟"也有类似的工作，每1~2周组织举办一次线上MDT，和西部的基层医生讨论疑难杂症。任国胜认为，"其实这个讨论的过程就是对基层医生进行培训的过程"。

回望这段"亲兄弟"关系，任国胜有独特的见解——"下基层也是在反哺自己"。基于当前的医学教育和就业现状，许多医学生毕业之后就会迅速发展为专科医生，少了"全科基础"，而在帮扶的过程中，患者疾病还没有被精细分类，有助于下基层的专科医生"正确理解自己的定位和使命，并认识到应该要在'普'的基础上'专'"。

"帮助别人，等于实现自我价值"。任国胜认为，提升基层医疗水平何尝不是"倒逼"大医院要求自己提升专业水平，同时也能促进专科医生对基层医疗的了解。

任国胜常常在全院大会或者干部大会上叮嘱同仁，"在追梦的道路上，你们要爱惜自己的羽毛，珍惜自己，通过不断努力、不断攀升，实现自己的价值"。所以，他认为自己只有两个身份，一个是医生，一个是老师，任务就是治病救人和传授知识。

因此，他眼里只盯着自己要做的事情，丝毫不在意他人的评价。"只想为患者、为老百姓、为社会去做一些事情，实在的事情"。

"我尽责尽职，问心无愧就行"。

## "织网"，要严丝合缝

### 编织专病联盟这块"试验田"

以任国胜、厉红元团队为首的西部乳腺甲状腺专科联盟的侧重点是MDT线上会诊与指南巡讲，为基层医疗薄弱的西部地区的老百姓服务。无独有偶，2020年9月26日，湖南省乳腺癌专病联盟成立了。

在南方，湖南省肿瘤医院欧阳取长教授率先成立了"湖南乳腺癌专病联盟"（简称专病联盟），省内乳腺癌联盟分级诊疗及双向转诊机制同时启动，并搭建了完善的品牌可视化建设和制度管理，让每个联盟单位都成立了专属的指导委员会和专家委员会。

为了让其发挥作用，欧阳取长介绍了专病联盟中的3个运转机制：全病程管理体系、MDT诊疗体系和分级诊疗双向转诊。

专病联盟的第一项工作是全病程管理体系的构建。"针对恶性肿瘤，我们应该把它当作慢性病来进行全方位、全周期的管理。从疾病管理到健康管理，从治疗到康复"。欧阳取长认为建立全病程管理体系不仅要求医生做好院内治疗，还要兼顾患者院外居家的健康管理，做到及时地观察病情，通过搭建对应的信息平台落实随访管理工作。"虽然这项工作推进时间还不是很久，但我们已经在着手管理四千多例患者"。

早诊早筛作为全病程管理行之有效的手段，能够显著提高乳腺癌的整体治疗水平。2021年3月，欧阳取长巧妙地将湖南省乳腺癌早诊早筛全流程管理项目的第一站设了浏阳，"这个地区处于湘赣边界，辐射区域甚至可以到达江西地区，当地医院和周边地区都十分重视。"

欧阳取长认为，全病程管理的平台搭建工作尤其离不开政府的辅助，"例如在平江，我们进行第一次筛查以后，当地政府领导希望在医院淡季时让院方把筛查项目纳入日常工作当中，以便于具体规划当地居民的筛查计划"。这说明了早诊早筛的普及项目推动了当地政府意识到筛查工作的可行性与重要性。

专病联盟的第二项工作是MDT诊疗体系的构建。通常，单病种肿瘤治疗可以通过多学科视野协商制订一个具体的诊疗方案，避免过度诊疗的同时也可以在讨论中制定最优的临床诊疗方案，让患者获益最大化。"联盟有7个MDT小组，分别为不同专业的专科医生。"

但是，参与讨论的专科医生数量越多，同质化培训与多学科培训就越重要。"我们的治疗要达到同一个治疗标准，比如，放疗的时间要把握好，什么时候该把它放到术后辅助治疗里面，病理科医生就需要对HER2阳性乳腺癌的病理诊断进行同质化培训，影像科同理。"

最后一项工作是联通分级诊疗双向转诊渠道。做好全病程管理体系和MDT诊疗体系的构建，患者资源就会自然而然地流动起来。"迄今有好几百例成功转诊的患者，关键是我们增强了大家对双向转诊的意识，符合条件时都可以考虑双向转诊"。许多患者在湖南省肿瘤医院做完手术后，回到当地的基层医院进行术后化疗及随访，其转诊手续很多时候可以通过专病联盟信息平台完成。

"我们制定了双向转诊的标准，但推行起来是有很大阻力的。"欧阳取长认为，如果以癌症患者疼痛分级（不痛、轻度疼痛、中度疼痛、剧烈疼痛）比喻分级诊疗工作难度，那么"分级诊疗可能落在剧烈疼痛的区间"。

分级诊疗的意识不强，双向转诊的成效不佳。"我希望分级诊疗意识不要停留在狭隘的科室、医院利益，要从患者出发，从国家宏观的健康战略目标出发，去做这些事情。当然，这还有待全社会的支持。"

## 将"收成经验"总结推广

困境有很多，欧阳取长明确地认为，对于专病联盟这块试验田，卫健委是"开垦"对了！将单病种乳腺癌作为试点，专病联盟取得了一定的经验与成效，同时也发现了一些需要直面的现实问题，"如果希望这块试验田结出硕果，还需要各方思索协作，有些问题来自我们行业本身，有些需要行政支持、医院支持、社会支持。"

欧阳取长依旧从3个工作机制来分析专病联盟的耕耘成果。

第一，院方对全病程管理的意识提高了。"全病程管理是患者和国家政策的需求，同时也是专业发展的需求。"其重要性不言而喻。

第二，MDT诊疗的意识提高。"通过联盟，许多医院都成立起他们原来没有的乳腺癌多学科诊疗小组，MDT次数逐步增加。"MDT的组建是一个从无到有、从有到多的过程，专病联盟让每个互不干涉的专科医生连接在一起。

第三，探索并深化双向转诊模式。"我们的困难也可能是别人的困难"。为了破除成见、消除误解，欧阳取长特地提出一个口号："我们帮助当地医院，是为了让它们有能力留住患者，而不是为了抢夺它们的患者，双向转诊的初衷是希望患者资源能够得到合理的流动、全方位的管理。"

这3项工作都是依托信息平台串联其中，"这个信息平台不仅要纳入专病联盟单位，还得纳入患者，上下联动，加强联系。例如，MDT工作多数通过这个平台去连接这个专科的医生及患者。"

对比城市医疗集团、县域医共体和偏远地区的远程医疗，跨区域专病联盟的联络性更强，它以疾病诊治为立足点与动机，助力专科诊疗水平提升，让医生的专科发展需求和患者的治病需求融合统一，通过专业化、规范化的诊疗标准，为城乡之间的医疗资源构建了一个调度中心。

一个成熟的专病联盟，既可以盘活城市医疗集团和县域医共体，还可以通过影响力搭建偏远地区的远程医疗渠道。欧阳取长走出了第一步，但是专病联盟的搭建与发展是一个系统工程，他还有很远的路要走。

## "固网"，要脚踏实地

### 专科能力要提升

专病联盟的路并不好走，欧阳取长提到，其中一个显著的问题是需要解决院方担心患者资源流失问题，而专科能力提升项目将会是标准答案中的一个。专业技术扎实了，自然就不用担心没有患者了。

2018—2021年，"乳腺癌单病种诊疗能力提升项目"举行了40场规范化诊治的全国巡讲，覆盖面达23个省、31个城市，培养了近万名乳腺专科医生。2022年5月，该项目获国家卫健委表扬，北京大学第一医院刘荫华也在其中。

刘荫华认为，术业有专攻，不同学术平台有各自的功能，有些平台更关注疾病的基础研究，有些则更关注临床转化研究问题。而专科能力提升项目不一样，"我们更多的是想做一些乳腺外科医生切实可实施的临床工作"。

"学界早有共识的是，双靶新辅助治疗对有新辅助治疗适应证的早期HER2阳性乳腺癌患者是获益的，但有些医院只有2%的实践比例。"面对这一现实问题，刘荫华希望通过搭建一个平台去提升早期HER2阳性乳腺癌患者对于双靶新辅助治疗的应用率。

为了能够有力地铺开标准化、规范化、精细化的诊治方案，这个平台将会依赖中华医学会外科分会和中华医学会杂志社的品牌支持和平台支持，以及对应的政策保证和大量的企业支持，从而落实本土化的临床工作。

他希望这个项目能够"推动国内乳腺癌治疗达到相对统一的诊治水平"，刘荫华继续解释——"西方国家和邻国日本的医疗水平之高，不在于某项研究有多领先，更重要的是整个国家或地区的综合诊治水平基本相近，不会出现某家医院有70%的新辅助率，而另一家只有2%的情况"。发达国家的医疗水平的高不是高在峰值，而是高在平均值和中位数，并且方差值还要够小。

2022年发布的《中国临床肿瘤学会（CSCO）乳腺癌诊疗指南》明确指出"有新辅助治疗适应证的HER2阳性患者，应该选择使用双靶新辅助治疗"。所以，在刘荫华眼中，合适的患者没有得到应得的治疗方案是一件令人惋惜的事情。这也是为什么他认为有必要通过构建一个平台去规范整个地区乃至整个国家的治疗行为。

"我们不仅要推动某一项研究，赶超世界水平，更要提高综合水平，这是我们要做的工作"。

## "不积跬步无以至千里"

具体如何提高综合水平？

从刘荫华自身出发，他介绍了自己的分类治疗研究，对双靶新辅助治疗后获得病理学完全缓解的患者会进行临床病理分析；没有获得完全病理缓解的患者，则会根据患者新辅助治疗后现实存在的情况，包括肿瘤负荷、恶性程度以及患者的耐受情况，来决定是否更换药物治疗手段。"而不是发现不管用就立马换药"。

更多的分类治疗方案将会根据不同患者的特性而精细化处理，乳腺癌专科医生可以根据HER2基因的阳性表达与否、阳性强度等不同状态而提供个体化的治疗方案。

但是，"任何事情都要有规则，规则不能以自己喜好来定"。随着乳腺癌疾病的分类治疗研究日益深入，刘荫华认为乳腺癌的个体化治疗应该包含3个部分："第一部分是要有高级别的循证医学证据，第二部分是临床医生的经验，第三部分是患者的意愿"。三者结合，才能实现有价值的个体化治疗。

后两者有较大的不可控因素，但第一部分"高级别的循证医学证据"则是有优化的空间。刘荫华觉得"高级别的研究证据是制定指南的基础"，同时，指南与共识也能代表最高级别的研究证据。因此，汇编指南、解读指南、普及指南都是刘荫华着力的关键点。

在撰写指南的时候，刘荫华特别注重内容是否贴近于中国临床实践，是否参照GRADE标准，还会根据中国乳腺外科临床实践的热点进行文献复习，并在文献证据的基础上讨论表决，汇总广大乳腺外科医生的专业意见。"我们的指南之所以接地气，是因为我们在巡讲过程中，得到了不同层次的医生对于指南内容的反馈意见，让指南能够为中国临床实践提供贴合度高的帮助"。

除此以外，刘荫华还希望将许多实质性的理念能以课程的形式传播给广大同行。"我们把一些各自专业和临床工作中所缺乏的一些内容进行了有效补充，分别从乳腺解剖、内科总论、外科总论以及基础性问题进行了系列梳理，最终做成了80讲的录播内容。"这些课程内容会以继续教育的形式，通过中华医学会杂志社搭建的平台成为乳腺疾病诊疗相关医生的线上学习资料。

"专科能力培训项目"分为理论与实操两部分，上述内容属于刘荫华正在构建的理论工作，而刘荫华作为一名外科医生，在实操部分也在推广标准化的工作理念。

乳腺位于组织浅层，手术步骤较少，但包含了对最初诊断的空心针穿刺、穿刺的部位、穿刺的针号、穿刺的标本条数、选择穿刺以后标本浸泡的时间等许多可见与不可见的操作细节，"也是要制订标准的"。

而且，在许多综合性指南当中，鲜少涉及外科临床实践的操作问题，这在世界范围内都呈现空白的状态，加之综合治疗理念发展迅速，也就浮现了制订乳腺外科临床实践标准的必要性。

"比如说，中国前哨淋巴结活检的比例非常低，同样是亚裔女性、体格相近，日本前哨淋巴结活检的比例则相对比较高，保乳手术高达60%，但在我们自己统计的、级别相对较高的医院里，保乳手术仅达15%。"

在医术发达的今天，医患共同追求的不再单纯是将疾病治愈，还要把损伤降到最低，帮助患者重返社会，恢复社交活动。刘荫华认为，过多的乳房全切患者，将会带来更多的乳房重建手术，而乳房重建术"一定是在契合这种技术和具有适应证的患者中进行，而不是扩大适应证"。

"在外科领域当中，新的手术方式是不多的，我们要做的是按标准逐渐下沉我们的项目，从中心城市慢慢辐射到偏远，把工作做得更细致，让结果变得更好一些。"

谈论间，刘荫华提了一句——"不积跬步无以至千里，孩子得一天一天长大，饭得一口一口吃"。他规划思路十分明确，步调清晰有力，从自身的临床研究出发，得出一套相对完善的经验与结论后，以指南标准去提升同行的专科能力水平，最终通过自身标准化的外科手术服务于乳腺癌患者。

最后，他冷静分析道："目前，乳腺癌已经进入分类治疗的时代，并引领了整个实体肿瘤治疗的理念，对于HER2阳性表达情况、阳性强度或是否表达等不同状态都已经有了更多分类治疗的办法。其结果必然不是某一个企业的某一个产品能不能发展，更重要的是我们在给患者带来获益的过程中要依据更多的证据。"

"而我们作为一名乳腺外科医生，提供了良好的标本组织，就是为病理诊断规范化提供一个重要依据，这些依据将成为我们治愈更多患者，带来更多标准化的诊治手段和证据参考。"

至此，刘荫华将医联体这般宏大的"社会工程"回归到个人的专科能力提升与修为上。

### 更有高度、更为密集、更加牢靠的网

科学技术实践是由多种异质成分彼此联系、相互构建而形成的网络动态过程。一如医疗技术与医疗联合体，是在同一过程中产生的，并不具有因果关系，它们相互建构、共同演进。

在这个偌大的"社会工程"中，里面有医生、患者、技术、病情、利益关系、规章制度，这些都属于"行动者"，他们是平等的，彼此之间的差异可以在关系网络中产生。

任国胜虽然成功探索了重庆医联体，但他觉得自己并没把多中心临床研究更好地开展起来，在探索医疗前沿技术的领域还有许多努力的空间；欧阳取长对于双向转诊模式能落实到哪种程度还有一些困惑，毕竟现实的利益冲突无法完全消解；刘荫华则认为目前指南普及与规范化治疗在国内远远不够，很多患者得不到合适的治疗方案，应该要将中国医疗同质化。

三位专家通过日日夜夜的努力带来了许多创新型技术成果、制度性成果，帮助了许多他们知道的、不知道的、见过的、没见过的患者，这正是他们通过复杂的互动和不断地建构创造的价值。他们在一张名为"医联体"的关系网络中奋勇前行，通过疏密有致、紧实有力的编织节奏，结下了更有高度、更为密集、更加牢靠的网。

本文受访专家

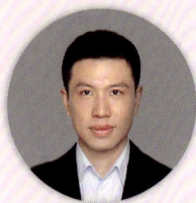

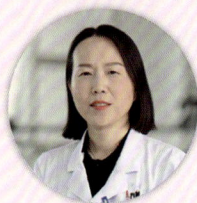

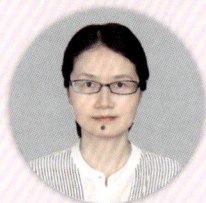

马飞　　　　　刘真真　　　　陈闪闪

13

# 用"质控"标尺，量"规范化"刻度

不以规矩，不成方圆。

对肿瘤治疗而言，质量控制（以下简称质控）就像是一把标尺，用以评估临床上规范化诊疗的程度。因此，针对中国人口基数较大、肿瘤诊疗面临多重挑战的现状，肿瘤诊治规范化之路，"质控"必不可缺。

基于此，国家层面除相继出台相关政策性文件外，还依托国家癌症中心成立国家肿瘤质控中心、建立单病种质控专家委员会及各亚专业组协作组等，使得肿瘤质控落地，并在全国遍地开花。

一分耕耘，一分收获。

经过努力，我国肿瘤单病种质控，尤其是乳腺癌质控取得了一些成绩，同时，也积累了丰富的经验。这对于未来我国肿瘤单病种质控的探索，无疑是注入了一针强心剂。

## 首开先河之躯，开路！

2016年10月25日，中共中央、国务院印发《"健康中国2030"规划纲要》。其中指导思想明确指出，把健康融入所有政策，加快转变健康领域发展方式，全方位、全周期维护和保障人民健康，大幅提高健康水平，显著改善健康公平，为实现"两个一百年"奋斗目标和中华民族伟大复兴的中国梦提供坚实健康基础。并且，该纲要特别将"到2030年，实现全人群、全生命周期的慢性病健康管理，总体癌症5年生存率提高15%"作为重要的战略目标。

在2022年10月召开的中共二十大报告中，再次强调将"建成健康中国"作为我国2035年发展总体目标的一个重要方面，提出"把保障人民健康放在优先发展的战略位置，完善人民健康促进政策"。

国家出台的这一系列政策文件，充分体现了党中央对人民健康的高度重视，也使进一步优化癌症诊疗步入发展的快车道。在此背景下，出台具体的癌症防治实施方案呼之欲出。

2019年9月，《健康中国行动——癌症防治实施方案（2019—2022年）》（国卫疾控发〔2019〕57号）出台，特别将"实施癌症诊疗规范化行动，提升管理服务水平"作为重要目标任务，并明确设定了三项具体实施方案：加强诊疗规范化管理，完善诊疗质控体系，优化诊疗模式。在行业的快速发展过程中，难免出现"无序"生长的问题，强调"规范化管理和质控体系的完善"也正是基于这方面的考虑。

政策与行业往往是互动式发展的。癌症防治体系的完善，需要不断提升癌症筛查、早诊早治的水平，而规范化诊疗水平的评估也需要对质量严格把关。2020年7月30日，国家卫生健康委员会办公厅特别出台《关于进一步加强单病种质量管理与控制工作的通知》（国卫办医函〔2020〕624号），以更好地推动医疗机构持续改进医疗质量。2020年10月16日，在国家卫生健康委员会例行发布会上，国家癌症中心主任赫捷特别表示，单病种质控是长期实践证明能有效提升医疗质量的重要方法。

2019年，乳腺癌首开单病种质控之先河，成为"首吃螃蟹者"。无论是治疗手段的种类和实践经验，还是筛查及早诊早治的规范制定等，乳腺癌都走在了前列。基于此，国家肿瘤质控中心还特别选择乳腺癌作为单病种、多学科质控的首个试点，从完善国家指南规范、完善质控体系建设及规范诊疗能力建设三个战略方向部署，于2020年启动了第一批200家大型三甲医院乳腺癌规范化诊疗质量控制试点工作。

认证与评估，是落地的又一环节。2021年中国乳腺癌患者诊疗与生存现状的调研结果显示，我国的HR+/HER2亚型转移性乳腺癌患者占50%~55%，靶向治疗联合内分泌治疗的使用率仅占4%，且城乡差距大。

"其中，HER2阳性亚型患者相对预后差，而抗HER2治疗在实体肿瘤靶向治疗中起到了重要的引领作用，因为其涉及多个学科、多个治疗阶段的配合。赫赛汀上市的这20年，不仅促进了癌症靶向治疗的发展，也推进了精准医疗的进步——甚至在单病种质控工作启动之前，我国分子病理专家学者就已经在规范化HER2诊断等领域开展了诸多前期工作。因此，HER2诊断及抗HER2治疗的规范化评估也成为乳腺癌质控中非常重要的部分，为后续规范化诊疗作出了示范和引领。"作为乳腺癌质控工作的先行者，国家癌症质控中心乳腺癌专家委员会秘书长、中国医学科学院肿瘤医院马飞教授深有感慨。

然而，上市至今，赫赛汀仿佛一直徘徊在"缺药"的边缘。2017年赫赛汀被纳入医保目录，这一年就像一个分水岭，将赫赛汀的赛道划分成了上下半场。无论是上半场因价格等因素的"遥不可及"，还是下半场降价后的"供不应求"，都给出了不同的难题。"也正是如此，才使得我们的质控工作显得尤为重要——理想与现实间总是有一道考验我们的关卡——也使得质控工作不断得以改进和完善。"

## 从0到1的五年，闯路！

赫赛汀作为实体肿瘤靶向治疗的开端，其走过的20年，也是乳腺癌病理诊断、多学科协作等方面取得飞速进展的20年——乳腺癌患者5年生存率从70%左右上升到80%~90%。这也令乳腺癌当仁不让地打响"肿瘤单病种质控"第一枪。

作为首个国家级单病种规范诊疗质控委员会，国家肿瘤质控中心乳腺癌专家委员会为建立肿瘤规范诊疗质量控制体系迈出了坚实的一步，也成为单病种多学科质控工作的典范。2019年9月，《关于开展乳腺癌规范诊疗质量控制试点工作的通知》更是促进乳腺癌质控试点工作全面展开，以推动我国乳腺癌诊疗的"规范化"和"均质化"，具体包括三个重要战略部署方向，分别是完善国家指南规范，完善质控体系建设，规范诊疗能力建设；涵盖五大方面，即乳腺癌规范与指南，乳腺癌质控指标，质控试点中心遴选，质控体系和试点中心建设，采集、评估、认证、持续推进。

有标准是产品落地的前提。六部国家级乳腺癌诊疗指南与规范的陆续出台和更新，使得乳腺癌规范诊疗质控的价值最大化。值得一提的是《中国乳腺癌随诊随访与健康管理指南》和《适于医保管理的乳腺癌规范化诊疗指南》，前者联合心血管、神经、内分泌等多学科众多专家，以期为乳腺癌全方位、全周期的随诊随访和健康管理提供参考依据；后者则依托国家癌症中心和国家医疗保障局，通过形成适用于基本医保的诊疗指南来进一步完善临床诊疗规范化和医保管理的合理化。

5年来，乳腺癌单病种质控工作交出了第一份成绩单。"经验也好，教训也罢，都为后面17个瘤种的质控工作提供了可参考、可复制的经验。"马飞坦言，"很多事情是摸着石头过河。不过，有赫捷院士和徐兵河院士的指导，还有各个单位同行们的大力支持，一切都在有序进行中。"截至2020年12月9日，全国29个省市的200家医院入围首批国家乳腺癌规范诊疗质控试点中心，包括32家肿瘤专科医院和168家综合性医院。

而《中国乳腺癌规范诊疗质量控制指标（2022版）》是由点及面推动质控工作的重要抓手。马飞透露，涉及的24项指标花了将近两年的时间才得以确立。

"首先，我们要将各个学科的专家召集到一起，大家各自提出最重要的指标内容，然后将所有的意见整合到一起，同时还要考虑到指标的可计算性与可监测性。其次，指标的设定还要得到国家卫生行政部门的认可，要与国家的医院等级评审标准相契合，可以更多但不能更少，所以需要反复与国家卫生行政部门进行沟通。粗略计算，我们与国家卫生行政部门以各种形式沟通了近10次，各个省市多个学科近60位专家代表联合召开了不下30次会议，其间电子邮件沟通往来十余回，才最终有了现在24项指标的问世。"回忆指标的确立过程，马飞深感不易，同时他也强调："确立指标的目的不在于打分本身，而在于查漏补缺。"

这也意味着基于质控指标的肿瘤规范诊疗体系建设全面开启，全方位跟进常见肿瘤的筛查、诊疗、随访和医保等。从2018年8月国家肿瘤质控中心乳腺癌专家委员会正式成立到2022年10月29日全国范围内已有20个省份陆续成立省级乳腺癌质控专家委员会，国家级—省级乳腺癌质控组织体系建设全面开启。"这当然远远不够，乳腺癌只是'打了个样'，整体目标还是要放眼更多的癌种，积累更多的经验。"马飞谦虚地表示。

## 厚积薄发，前赴后继，上路！

国家肿瘤质控中心乳腺癌专家委员会的成立，让各个省级质控中心的工作迎来了发展热潮。作为参与和见证"国家队成立"的河南省代表，河南省肿瘤医院乳腺科刘真真深感推进质控工作迫在眉睫。

为进一步规范河南省乳腺癌诊疗行为，做好乳腺癌质控推广，2020年7月，在河南省卫健委的支持下，河南省首个单病种质控专家委员会，即河南省肿瘤质控中心乳腺癌专家委员会（以下简称河南专委会）正式成立。河南专委会刚一成立，便立即着手展开河南省乳腺癌质控工作。首先，将质控目标、细则和具体要求向河南省卫健委等部门进行了汇报，之后通过河南省卫健委发文到各个地市级医院。先开展自查，包括分别针对乳腺癌的早期诊断，以及乳腺外科和内科的诊疗、放疗、病理诊断、随访、MDT等，制定了具体的目标、细则和要求。后续，河南专委会在2020年9月开始展开现场调研，分别对豫北、豫南、豫东、豫西4个区域进行全覆盖质控。

值得一提的是，对于县级医院的质控工作管理力度，河南专委会在会议上专门进行了讨论。"其实大多数医院诊疗水平是没有问题的，部分医院的问题出在诊疗理念上，而质控恰恰就是要纠正错误的诊疗理念，让医生能更加认真地对待规范，从而让患者有更大获益。"刘真真强调，"这也是我们开展质控工作的目标。"即使有的医院相应支撑学科发展不够完善，也不能因此降低标准，而恰恰相反，应该有的放矢地促进医院针对薄弱方面进行自我改进。这是一个纠偏、聚焦、提升的过程。

基于在《中华肿瘤防治杂志》上发表的《河南省肿瘤医院乳腺癌专家治疗共识》，河南专委会分别在豫北、豫南、豫东、豫西4个区域举办了4场共识反馈意见交流会，邀请了近百位乳腺癌领域的专家围绕共识的科学性、可及性、可执行性、推广性进行了深入的讨论，对原共识进行了增删与保留，最终形成了包括乳腺癌新辅助治疗、早期乳腺癌手术治疗、乳腺癌辅助化疗、早期乳腺癌内分泌治疗、晚期乳腺癌、乳腺癌术后放疗、乳腺癌规范化病理诊断7个方面在内的《河南省肿瘤诊疗质量控制中心乳腺癌诊疗专家共识》，作为河南省质控工作的整体指导原则。此外，还在共识的基础上发布了口袋书，增加了乳腺癌患者全程管理、新药不良反应管理等方面的内容，使临床医生在发现问题时有可及时参考的工具书，既便利了同行工作，又有利于规范诊疗的落地和质控工作的推进。

"我们开展质控工作的时候，国家质控指标尚未出炉。"初期，河南专委会面临的挑战是，对于如何评价各地区各医院的工作成效，尚未形成明确的质控指标。在徐兵河院士、马飞教授的指导下，河南专委会结合河南省临床实践与诊疗特色，从五大学科——乳腺外科、内科、病理科、影像科、放疗科出发，初步确定了省级质控指标，具体到乳腺癌的早期诊断如影像学、病理学、TNM分期、活检率；外科相关的前哨淋巴结活检率、保乳率；新辅助治疗及辅助治疗方案的选择、疗效评价及MDT开展；晚期乳腺癌的一线和二线治疗方案的规范应用；转移灶病理的再次确诊及其活检率；放疗应用须符合适应证，靶区勾画应精准，放疗期间的诊疗记录要符合规范；病理诊断方面则涉及检测率、确诊率；影像学方面包括钼靶、超声、磁共振成像的解读、判读，等等。

彼时，河南专委会的质控工作主要以自查和现场调研相结合的方式开展。具体的质控指标和要求会提前发放到各医院，以赋分制来评估各项工作，如早期诊断、新辅助治疗、辅助治疗、晚期解救治疗等均赋予一定分值，满分共计100分。首先是各医院开展自查，河南专委会前去开展质控工作时，各医院以幻灯片形式对医院内乳腺癌诊疗状况进行分析汇报；而河南专委会则根据现场调研所得，评估各医院的质控工作成效。过程中，刘真真发现，医院自查与河南专委会调研所得的分数之间常常是有偏差的。这是因为河南专委会赋分多以病历记录所呈现的内容为准，而一些医生认为自己完成了质控指标所要求的内容，但这些内容并没有体现在病历书写上，这也进一步提示加强病案管理的重要性。

此外，这种赋分形式无法充分体现医院学科发展的实际水平，是河南专委会在实际工作中发现的另一个问题。因为对于学科发展不均衡的医院来说，即使平均分达到80分以上，也并非意味着其乳腺癌诊疗各方面都达到了规范，因而无法保证乳腺癌患者获益最大化。不同地区的医院水平也有差距，可能有的医院病理科实力非常强，但影像科检查能力有限，有的则是乳腺外科实力雄厚，而内科诊疗不够规范，所以在此基础上形成的评分，亦无法如实体现院内诊疗现状，或该学科在诊疗中心的定位，以及该中心在整个区域内的诊疗水平。

因此，根据前期质控开展的实际情况，河南专委会及时转变了工作方式，通过模块化的设置，对早期治疗、晚期治疗、影像诊断、病理诊断、放疗五大模块分别进行百分制赋分。对于每个模块而言，如评分>80分为合格，60~80分为待改进，<60分为不合格；而一些临床指标，如二次手术感染率、随访率则作为补充检查项目。如此一来，河南专委会就能根据每一模块的评分，科学评价该医院的业务水平，以此对医院的发展起到提示和引导的作用，使医院有针对性、目的性地对其薄弱板块进行推进和帮扶。

2022年3月，国家级质控指标正式出台。国家级质控指标更包容，考虑了不同级别医院的实际情况。刘真真介绍，在河南省质控实践中，也曾有所困惑。因为不同级别的医院在执行指南和规范的力度和强度上是有偏差的，这与其自身学科发展的经历和历史有关，比如有的医院没有设立乳腺专科，只是普外科的乳腺学组，甚至还没有乳腺学组，只是普外科医生偶尔收治乳腺病患者。由于患者人数少，投入与产出不成正比，因此在执行上争取学科的支持还是有难度的，会使规范诊疗和学科发展都受到相应的限制。为确保每位患者都能得到规范化的诊疗，河南专委会希望通过质控工作提醒大家，要按照规范保证自己的医疗行为，而不具备相应能力时应将患者转诊至兄弟单位或向上转诊，或是根据规范要求进行相应的培训。"最终，还是要以患者利益为核心。"刘真真再次强调了患者获益这一质控工作的重要目标。

基于国家级质控指标的权威性，并结合河南省前期质控经验，刘真真提及，未来河南省质控工作将在遵循国家级质控指标的基础上，将MDT和随访率作为加分项纳入质控体系，通过不断完善，以真正推动国家级质控指标在地方层面的推进和落地。

而作为乳腺癌中的一类特殊亚型，HER2阳性乳腺癌的质控工作对于乳腺癌整体质控具有重大意义。HER2阳性患者占乳腺癌患者总数的25%~30%，根据指南对这类患者应优先考虑新辅助治疗。新辅助治疗的主要目的：一是满足临床需求，把不可手术变成可手术，把不可保乳变成可保乳；二是有助于了解药物的疗效，为后续治疗提供指导。近年来，经过河南省肿瘤医院的宣传和质控工作，各级医院对新辅助治疗理念较为认可，加上药物可及性的改进，为新辅助治疗尤其是双靶新辅助治疗创造了条件，更有利于显著改善患者预后。

"未来不同亚型乳腺癌的质控工作侧重点各有不同，因为不同亚型在全程治疗中遇到的问题是不一样的。例如，内分泌治疗的并发症相对轻微，患者耐受性比较好，但可能需要持续治疗5~10年，对患者依从性提出了更高的要求。与靶向治疗相比，如何能让患者在长疗程治疗中积极配合，很舒服地完成治疗，是广大临床医生追求的目标，也是未来河南省乳腺癌质控工作要解决的问题。"

作为中共中央组织部第7批组团式医疗援藏队伍的成员之一，中国医学科学院肿瘤医院陈闪闪此行还肩负着一个重要任务——成立西藏自治区肿瘤质控中心和乳腺癌质控专家委员会。临行前，马飞教授特别交代她，要尽全力拿下全国省级肿瘤质控体系的最后一块洼地。赴藏的前半年，陈闪闪把主要工作重点放在评估当地的恶性肿瘤诊疗水平、提高诊疗规范化程度、改善工作流程等方面上。"以我去的西藏自治区人民医院为例，这些年在国家援藏医疗队的支援和帮助下，医院肿瘤科已具备了基本的接诊能力，各个常见癌种的诊治也都开展起来，正好也该进入质控阶段了，时机已经基本成熟。"据陈闪闪介绍，西藏自治区肿瘤诊治相对成熟一些的地方主要集中在拉萨和日喀则两个城市，而除此之外的各个地区之间诊疗水平差异还是比较大，包括诊断、病理及治疗理念等。因此，成立肿瘤质控中心和专家委员会不仅可以填补西藏肿瘤质控的空白，也是大势所趋。

在陈闪闪看来，西藏肿瘤质控无论是质控中心的成立还是具体质控工作的开展，都是"难啃的骨头"。其他省份成立肿瘤质控中心，基本成员组成都是以肿瘤专业为主，但西藏不同的是，专门从事肿瘤专科的医生很有限，很多县市级医院都是外科医生兼做肿瘤手术，内科医生兼做肿瘤的治疗，妇科医生兼做妇科肿瘤治疗等。"所以，对于西藏而言，无论是拉萨、日喀则的大型综合医院，还是广大地市级、县级医院，在肿瘤规范化诊疗和综合治疗理念上，与其他省份对比还是有所差异。像外科医生可能会先从外科手术的角度而并非从肿瘤整体治疗的角度出发，这与专门从事肿瘤外科的医生的角度也肯定不同。"陈闪闪感慨，"这才更加凸显了在西藏推广肿瘤质控和规范化诊疗的重要性。"

功夫不负有心人。经过近一年的调研和筹备，2022年7月16日，西藏自治区肿瘤质控中心成立，乳腺癌质控专家委员会被组建。这意味着西藏自治区乳腺癌规范诊疗质控管理工作全面开启。借助这个契机，可以使西藏各个地区从事肿瘤相关专业的临床专业人员加强彼此间的交流和沟通，互通有无。"大家真正意义上凝聚成一个大集体，更便于推广规范化诊疗理念，进行系统化培训，及时沟通各个地区的诊疗优劣。"陈闪闪认为，这是筹建质控中心和乳腺癌专家委员会的另一个重要意义，"还能够促进地区间的交流与合作。"

"这只是第一步，真正的考验还在后面。"陈闪闪其实更关心后续质控工作的开展，"医生同行们的观念需要更新的同时，诊疗水平也需要更新，不同地区间阶梯状分布的现状需要慢慢克服和改善。"而每个阶段的总结，需要跟全国其他省份的质控评估作横向对比，一方面是了解西藏地区乳腺癌诊疗水平在全国的情况，另一方面也是让西藏地区的医生们看到差距，作出有针对性的提升和改进。"只有这样，才能有望实现诊疗的规范化，最终使广大肿瘤患者真正获益。"陈闪闪自述，这是自己此行最大的收获。

**新赛道，我主沉浮，行路！**

医院发展靠患者。同样，指南规范的诞生和推广，也往往是患者所推动的。

马飞教授特别指出，在日常接诊中经常会遇到用药和治疗不规范的情况。"像一些早期乳腺癌，尤其在辅助治疗阶段，用药不足会影响患者的治愈率，使很多本可以被治愈的病例变成晚期病例，严重缩短生存时间。而原本用化疗就可以解决的问题，因为早期过度使用靶向治疗药物，不仅是医疗资源的浪费，也可能给患者带来额外的风险。"

这是我们正在面临的现状，也是我们即将面临的未来。

为了给乳腺癌患者提供更加科学、规范的药物治疗，逐步缩小乳腺癌治疗区域差异，提高我国乳腺癌整体诊疗水平，以国家卫健委乳腺癌诊疗指南、乳腺癌质控指标解读为核心，质控专家委员会特别邀请国内外肿瘤诊疗领域专家和相关跨学科领域专家针对质控规范展开主席团巡讲。截至2022年9月底，该项目在全国共开展12场，覆盖27个省份，在线观看人次高达4.5万，为各区域全面提高乳腺癌质控水平提供了理论基础和实践机会。

同时，2022年乳腺癌多学科规范化治疗云会诊系列会则以乳腺癌病例会诊为切入点，共举办了8场会议，有15家医院MDT团队成员参与，通过网络交流加强MDT团队建设及能力提升。而针对疑难病例的规范诊疗，乳腺癌疑难病诊疗能力建设研讨会则邀请参会医院MDT团队共同上线，分别与肿瘤内科、肿瘤外科、影像科、放疗科等进行深入的交流。截至2022年10月30日，在全国已经开展了34场研讨会，覆盖全国45个城市，连接52家三甲医院，168位学科带头人倾情参与，累计参与学习的同行人数为5万余人。

从某种意义上说，乳腺癌质控已经来到一个新的时代。时代的红利造就了乳腺癌诊疗迈入新的赛道。"慢性病管理"时代，乳腺癌患者生存时间的延长，新药研发也逐渐转为以患者为中心，将患者报告结局（patient reported outcomes，PRO）作为临床研究终点，有助于更好地反映患者的治疗体验，为医生的诊断、治疗提供更加全面的参考。"这也意味着我们的诊疗理念由以往的'以疾病为中心'过渡到'以患者为中心'。"马飞介绍，《中国乳腺癌规范诊疗质量控制指标（2022版）》明确了乳腺癌的规范化诊疗标准，同时《中国乳腺癌随诊随访与健康管理指南（2022版）》还率先将PRO作为患者管理的重要评价标准之一。而首个中国乳腺癌化疗患者的PRO结果正式被JAMA子刊（JAMA NETWORK OPEN）接收，也意味着我们的工作得到了国际同行的认可。2022年3月，中国乳腺癌PRO评价标准委员会的正式成立，将进一步推动中国特色PRO量表的制定及PRO评估体系的建立。"未来，我们将致力于持续探索并制定适合中国乳腺癌患者不同诊疗阶段、信效度良好、关注维度全面、患者应答难度小的PRO量表。"对于PRO在中国的未来，马飞充满信心。

此外，"患者智慧管理与随访系统"App，也实现了患者院外科学随诊管理。一方面，保证患者的诊疗、随访质量，另一方面，尽量减少临床专家重复的工作量。

在多年的质控工作及指南推广中，马飞深刻感受到，指南和标准的制定并不难，难的是推广及落地。巡讲时，大家往往对前沿进展感兴趣，而认为指南推荐的并非最新的。实际上，很多前沿进展离临床实践相距甚远，无法实际应用，例如很多药在中国并不可及，而标准规范和指南覆盖的更多是基层，也希望促进各学科间的了解，如放疗科医生了解手术相关情况，以更好地配合放疗，病理科医生了解如何用药等。

"不能因为一些客观原因就放弃了规范化诊疗的要求。恰恰相反，前沿进展也都是基于最基本的治疗展开的。我们的质控工作，正是要不断地提醒广大医生同行们——'规范化是我们永恒的追求'。"

而这，正是质控专家委员会未来踔厉奋发的方向。

**本文受访专家**

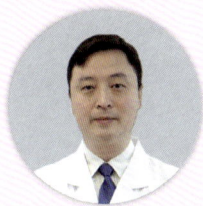
刘强

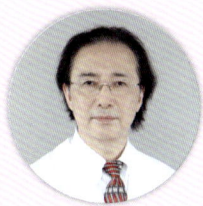
金锋

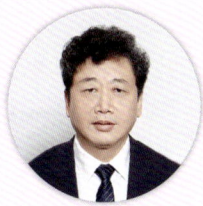
刘运江

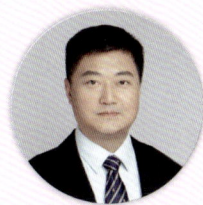
王海波

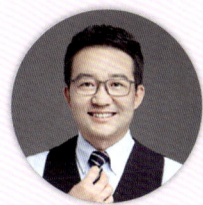
聂建云

## 14

# 乳腺专科化，助推乳腺学科发展驶入"快车道"

在快速发展的时代，变化无处不在。

随着乳腺癌发病率的增加及治疗手段的多样化，对于乳腺疾病诊疗领域来说，一个有益的变化是乳腺专科化的发展趋势。近年来，国内涌现出一批乳腺专科和乳腺中心，它们大多脱胎于普外科或胸外科。其中，一些大型综合医院或肿瘤医院的乳腺专科拥有科学完善的建制系统，乳腺中心下设乳腺外科、乳腺内科、病理科、放疗科、影像科等专科，资源配置高度集中。除此之外，还诞生了乳腺专科医院，这为乳腺学科的发展筑牢根基。

专科化发展，使医务人员深耕乳腺疾病诊疗领域，掌握最前沿的诊疗理念及专业技能；使新技术、新疗法优化组合，综合运用多种先进手段，为患者提供高质量的诊疗服务；使乳腺疾病相关人员聚焦临床和科研，有更多高质量科研成果的产出，助推学科发展驶入"快车道"。

在学科的快速发展中，值得一提的是抗HER2靶向治疗的进步，其不仅促进了靶向治疗理念的深入，也带动了乳腺学科发展，促进医务人员专业化水平提升，以及乳腺疾病整体诊治水平的提高。

在本文中，透过刘强教授、金锋教授、刘运江教授、王海波教授和聂建云教授5位专家的视角，让我们解锁乳腺专科化发展中的典型范例，了解他们是在怎样的契机下实现乳腺专科化，形成了怎样的专科化特色，在此期间又是如何推动了乳腺学科的发展。

## 逸仙乳腺肿瘤医院
## 国内首家院士领衔的乳腺专科医院

2020年9月11日，中山大学孙逸仙纪念医院挂牌成立逸仙乳腺肿瘤医院，成为国内首家公立的乳腺专科医院，也是全国唯一的由院士领衔的乳腺专科医院。

乳腺专科医院的成立，不仅在医院乳腺肿瘤学科发展中具有里程碑意义，而且也为我国乳腺专科化发展之路写下"浓墨重彩"的一笔。

作为逸仙乳腺肿瘤医院的执行副院长，刘强教授有幸见证我国乳腺学科的一路发展，也带动、参与着更先进的诊疗理念及诊治方法的更迭，与团队一道，致力于打造具有国际先进水平的乳腺肿瘤医院，引领我国乳腺专科发展。

### 乳腺疾病：值得深耕的领域

如今在乳腺癌诊疗领域有卓越建树的刘强，其实是"半路出家"。

2011年，他受邀加入中山大学孙逸仙纪念医院乳腺中心团队。在此之前，他曾在新加坡国立大学肿瘤研究所、美国哈佛大学丹娜法伯癌症中心及布莱根妇女医院肿瘤科求学、工作，在美国求学、工作期间，他从胃肠外科转到乳腺领域。

"正是由于乳腺癌是全世界女性的第一大肿瘤，死亡人数在女性肿瘤中也是第一位，而且乳腺癌研究具有引领作用，一直在带领其他实体肿瘤往前走，因而在欧美国家非常受重视。但在中国并未受到足够的重视，所以我想在这方面出一点力，改变行业现状。"谈到选择乳腺领域的初心，刘强如此表示。

刚回国时，国内乳腺专科并不多，乳腺疾病多是在胸外科或普外科进行治疗。这十多年来，刘强见证了中国乳腺专科的快速发展，不仅在地市级医院，很多县级医院也成立了乳腺专科。

推动乳腺学科发展变化的，一是乳腺癌发病率的增加，二是乳腺癌治疗手段的多样化。

刘强指出，乳腺癌是"富贵病"，随着经济的发展，乳腺癌发病率也快速上升。20世纪八九十年代，乳腺癌发病率仅有如今的一半。在治疗方法上，手术、化疗、放疗、靶向治疗、内分泌治疗、免疫治疗等"百花齐放"，一改"以手术切除为主"的单一方式。乳腺癌治疗愈加精细，进入个体化治疗模式。

"如今，很多医院都非常重视乳腺专科。一是患者就诊需求量大，二是诊疗技术含金量高，若非专科医生来做，则无法获得很好的疗效。"刘强表示，2019年，宋尔卫院长当选中国科学院院士，成为乳腺界首位院士，反映了科学界、医学界对乳腺领域的重视。乳腺肿瘤专科医院的成立，也表明乳腺领域像肝胆领域和胃肠领域一样，是非常有前景的发展方向，值得去深耕。

## 学科交融，关注远期健康管理

乳腺肿瘤专科医院一方面致力于打造集乳腺肿瘤预防、诊断、专科特色治疗和研究于一体的综合治疗平台，另一方面，也注重加强对乳腺癌患者远期的健康管理和并发症防治。为此，在原有乳腺癌肿瘤中心的基础上，增加了多个跨领域的学科，如肿瘤内分泌科、肿瘤心血管科、肿瘤生殖科、肿瘤心理支持和咨询科等新专科。

这些专科的设立，有着特别的考量，刘强展开介绍。

乳腺癌患者治疗周期较长，其中激素受体阳性患者占70%~80%，需要5~10年的内分泌治疗，治疗期间，患者的血脂、肝脏功能可能会受到影响，需要肿瘤内分泌科来进行管理。HER2阳性患者在进行抗HER2治疗期间，可能发生心血管事件，肿瘤心血管科能提前对高危患者进行监测，预防心血管不良事件的发生，一旦出现问题，也能及时地进行处理，保障患者安全。

乳腺癌患者在被治愈后能够获得长期生存，但患病的阴影始终都在，很多人总忘不了自己得病，生活无法恢复到正常。在临床上，对患者心理方面的重视做得还远远不够。基于此，2022年10月，在"粉红丝带"乳腺癌防治月，逸仙乳腺肿瘤医院成立了国内首个乳腺肿瘤心理治疗联合门诊，以帮助患者克服心理阴影，使他们获得更好的生活质量。

"患者的恐惧心理不一定说得出来，实际上却通过各种形式表现了出来，比如失眠，很多患者在得病后、治疗过程中甚至治疗后都有严重的失眠问题。"刘强表示，还有一些患者伴随焦虑，严重影响了生活质量和疾病康复。因此，医生给予患者全方位的身心照护，才能既治疗躯体上的疾病，又治愈心理上的疾病，从而达到更高标准的康复。

## 创新推动学科发展

从乳腺中心到乳腺肿瘤专科医院，创新从不缺席，通过临床技术、科学研究、管理模式的创新，乳腺肿瘤中心获得了迅速的发展。这里诞生了多个"首个""唯一"，如首家乳腺肿瘤专科医院、国内首个乳腺肿瘤心理治疗联合门诊、全国唯一的乳腺诊断专科，也产生了更多临床、科研创举。

乳腺诊断专科便是特色之一。刘强讲述，在美国求学时，乳腺诊断专科是独立的，从B超到钼靶，从磁共振成像到穿刺活检，全部由诊断专科医生来完成。乳腺肿瘤专科医院便采用这种模式。整合的诊断专科能够综合各方优势，大大提高了诊断的精确度和可靠性。

他举例，诊断专科每年要做6万多个乳腺B超，这是相当庞大的数量。根据美国放射学会乳腺影像报告和数据系统（BI-RADS）分类标准，4a级的恶性可能性为2%~10%。2021年，乳腺专科诊断为4a级的病例约4 000例，这些患者基本进行了穿刺或手术，最后统计得出的恶性比例为6.3%，落在2%~10%中。诊断专科团队在乳腺癌诊断中精益求精，达到了高水准的质控评级。

另一个特色是疾病管理师制度。自20世纪90年代我国台湾出现以病种划分的个案管理模式后，中山大学孙逸仙纪念医院在我国大陆最早开展了疾病管理师制度，为患者提供"疾病管家"服务。

刘强介绍，乳腺癌治疗复杂，不同患者的治疗方式存在很大的差异，一些患者需要先进行新辅助治疗，一些患者先手术再进行辅助治疗，其中辅助治疗又包括化疗、放疗、内分泌治疗、靶向治疗等，不同的治疗方式又细分为不同的治疗周期和时长。由于医生工作繁忙，患者又来自全国各地，对于治疗过程中的疑问，无法每次都来门诊咨询医生，因此疾病管理师在其中便发挥了桥梁的作用，可以为患者提供全流程的管理，保障患者的医疗质量，让患者安心。

此外，作为一家研究型医院，在宋尔卫院士的带领下，科研紧密结合临床，乳腺癌领域的理论研究处于国际领跑水平，患者治疗达到欧美先进水平。乳腺癌患者5年生存率达91.8%，保乳率超过50%，加上乳房重建病例，仅30%的乳腺癌患者需要切除乳房，超过60%的患者都能保留乳房外形，让乳腺癌患者重拾美丽与尊严。

每一个生命，都值得被守护。在医学这个与人类有关的永恒话题里，为了患者更好的预后，逸仙乳腺肿瘤专科医院的医学同行们在努力开疆扩土，追求对疾病更广阔的认知。

# 中国医科大学附属第一医院乳腺外科
## 举全力，重规划，筑起乳腺外科发展之路

2004年，中国医科大学附属第一医院（以下简称医大一院）乳腺外科成立。现如今，经过近20年的飞速发展，科室的专业规模及学术影响力已处于省内领先、国内先进的水平，医院的社会影响力也随之提升。

科室现如今取得的斐然成绩，与清晰的发展规划和系统的人才培养密不可分。

作为科室学科带头人，金锋教授带领团队贯彻落实国家区域医疗中心建设及医院高质量发展的要求，提升科室医疗服务的核心竞争力和区域影响力，力争将乳腺专科打造成为诊疗规范化、质控标准化、数据信息化、医教研协同化、预防诊疗康复护理一体化的国家级乳腺癌诊疗示范中心。

在人才培养上，乳腺外科积极搭建科研平台和国际化学术交流平台，使中青年医生在具备规范化诊疗能力的基础上，不断提升创新能力，从而形成一支结构合理的人才梯队，最终实现学科可持续、高质量发展。

让我们跟随金锋教授的讲述，一睹医大一院乳腺外科近20年之变。

### 步步为营，持续发力

"回顾近20年中国乳腺癌治疗模式的发展，其中变化最显著的当属抗HER2靶向治疗。"金锋指出。

医大一院乳腺外科成立之初，正值曲妥珠单抗在中国获批上市不久。金锋回忆，当时整个科室乘机应变，紧跟国内外指南最新理念，对HER2阳性乳腺癌患者进行抗HER2靶向治疗。随着曲妥珠单抗、帕妥珠单抗、TKI、ADC等药物被广泛应用，靶向治疗日益显示出治疗上的优势，越来越多的HER2阳性乳腺癌患者，甚至HER2低表达患者从治疗中获益并被治愈，这也是科室推动乳腺癌规范化诊疗的重要工作内容之一。

但事实上，科室对于靶向治疗经历了一个长期探索的过程。在这个过程中，金锋见证了科室的成长，从最初学习国外的先进理念，到积极参与多中心的临床研究，再到开展精准的规范化诊疗模式，脚踏实地，步步为营。近年来，

科室参与制定了《中国抗癌协会乳腺癌诊治指南与规范》《中国临床肿瘤学会（CSCO）乳腺癌诊疗指南》《中华医学会乳腺外科临床实践指南》《HER2阳性乳腺癌临床诊疗专家共识》，为推动HER2阳性患者靶向治疗的规范化诊疗作出了积极的贡献。

"HER2靶向精准治疗的理念十分重要，我们要制定符合中国国情和人群特点的治疗方案，开发更多有效的抗HER2靶向治疗药物，为中国患者争取长期生存和更好的生活质量而努力。"金锋强调。

抗HER2治疗发展在一定程度上影响了医生对于手术方式的选择。

新辅助治疗最初的目标是使肿瘤降期，为后续的手术治疗创造更好的条件，并能够较早地观察到药物的治疗反应。HER2阳性乳腺癌患者新辅助治疗的标准方案是以双靶向药物为基础联合化疗，对于此类患者而言，如采用针对HER2的靶向治疗，新辅助治疗后患者的pCR率可超过50%，以此可以获得更好的手术条件，争取更多的保乳机会，故足以看出新辅助治疗的重要意义。

随着时间的推移，手术切除病灶已不能满足乳腺癌患者的诊疗需求，保留完美的乳房逐渐变得重要。2017年，科室与时俱进，单独设立乳腺外科三病区，即乳房重建与修复病区，其主要为更多乳腺癌患者追求乳房外形美观和提高生活质量而服务。实际上，保乳治疗水平的提升，离不开乳腺癌诊疗技术与体系的不断突破，"保命"还是"保乳"从此不再是一道单选题。

两年后，医大一院浑南院区乳腺外科病区成立，依托国家区域医疗中心平台开展临床新技术，包括横行腹直肌肌皮瓣修复局部晚期乳腺癌手术后缺损术、腹壁下动脉穿支皮瓣联合带蒂横行腹直肌肌皮瓣修复局部晚期乳腺癌手术后缺损术、前哨淋巴结活检术、术中放疗、乳腺癌保乳整形手术、腔镜辅助下乳腺外科手术等。

除此之外，MDT团队建设为科室亮眼的成绩单又添了浓墨重彩的一笔。早在2011年，金锋和滕月娥牵头组建了乳腺癌多学科协作团队，这也是东北地区最早建立的乳腺癌MDT团队，团队由乳腺外科、肿瘤内科、病理科、超声科、影像科、放疗科等科室的专家组成。

随着HER2阳性乳腺癌治疗模式的不断变化，患者的治疗方案选择也更加复杂，尤其对于局部晚期和晚期HER2阳性乳腺癌，MDT成为重要的诊疗环节。"越来越多的内容都可能通过MDT团队讨论，这也推动了MDT体系升级。MDT体系的发展为患者建立了新辅助治疗、术后辅助治疗，甚至包括晚期一线治疗全程的抗HER2靶向精准治疗体系，使越来越多的患者从治疗中获益并被'治愈'。"金锋表示。

值得注意的是，对于HER2阳性晚期和初诊Ⅳ期的乳腺癌患者，MDT体系在优先选择全身治疗的基础上，可以根据患者的具体情况进行个体化选择，这样更有利于评估治疗效果、确定原发灶的手术适应证和时机等。

很多案例均体现了上述优势，金锋回忆起一位初诊Ⅳ期HER2阳性的年轻乳腺癌患者，对其使用双靶治疗联合化疗，每两个周期通过MDT体系对原发灶和骨转移灶进行治疗效果的评估，并对手术时机进行评估。随之在术后进行MDT讨论，为患者制定胸壁锁骨区预防性放疗的方案，继续双靶治疗并使用骨改良药物，最终患者获得了良好的临床获益和生活质量。

经过多年的实践探索，如今MDT体系形成了独有的"中国医大模式"。重管理、求创新、重随访，借助医联体二级诊疗网络平台，实现MDT模式推广。2019年，科室建立的乳腺癌多学科诊疗模式获得辽宁省科技进步奖二等奖，科室成员还出版了乳腺癌MDT病例著作。MDT体系提升了辽沈地区乳腺癌综合诊疗水平，也加速了中青年医生的成长。"如今，诊疗新问题逐渐增多，讨论也随之更加深入。我们意识到，MDT体系对乳腺癌学科发展及人才培养都起到了促进作用。"金锋说道。

## 培养人才，初心如磐

"人能尽其才则百事兴"，重视培养青年骨干、重视人才梯队建设、重视团队综合发展是医大一院乳腺外科拥有雄厚专业实力的基本保障。

一方面，金锋带领科室成立多中心研究协作组，牵头开展高质量的临床研究，鼓励中青年临床医生积极参与，在这个过程中培养他们的临床创新思维。同时，注重培养他们的科研能力，充分发掘兴趣点和擅长点，发挥各自所长，对于申报国家级课题的医生给予集中指导，对于获批国家级课题和发表高水平学术论文的医生给予特别的奖励。另一方面，乳腺外科积极搭建国际化学术交流平台，邀请年轻女性乳腺癌国际共识主席、南瑞士肿瘤研究所专家Pagani教授，Albert Einstein癌症研究中心Joseph A. Sparano教授，哈佛大学丹娜法伯癌症研究院首席战略官Eric P. Winer博士等诸多国际顶级专家进行学术交流。

如今，科室形成了实力雄厚和年龄结构合理的专家团队，现有教授9名（其中二级教授2名），副教授22名，博士生导师10名，硕士生导师13名；国务院政府特殊津贴获得者1人、国家"863"计划首席专家1人、"人民名医"1人、"辽宁名医"1人、辽宁省特聘教授2人、中国医科大学登峰学者A层次1人、青年英才培育计划3人。

2009—2022年，科室已成功主办3场"南北汇-乳腺肿瘤论坛"、15场"沈阳乳腺癌论坛"，并且规模在不断扩大，陆续加入"乳房康复论坛""乳房重建高峰论坛"等。除此之外，科室还举办了26届"患者健康教育联谊活动"和7届"全国护理培训中心输液港技术培训班"，学术影响力持续提升。

金锋强调，科研平台不仅能锻炼和培养中青年临床医生的科研能力，还能促进创新性研究的开展，实现临床与基础的有机结合及科研成果的转化，对个人、团队及学科的发展都起到了积极作用。

除了创造良好的成长环境，金锋还主张临床医生要"内外兼修"，即不仅专注于手术，还要掌握综合治疗方法，这也是抗HER2治疗在推动乳腺癌防治更加精准化、综合化发展过程中，对外科医生提出的要求。

以HER2阳性新辅助治疗为例，临床医生需要掌握患者的治疗方案、了解治疗后的复发风险。对于未获得pCR的患者，如何制定后续的强化辅助治疗方案；对于获得pCR的患者，辅助治疗又该如何进行、是否还需进行强化辅助治疗等，以上都要做到心中有数。此外，还需要关注合理用药的问题，比如了解药物的疗效和毒性，考虑患者的耐受性和既往治疗情况，做好疗效和毒性预测。

"外科医生要始终秉持多学科综合诊疗的理念，把自己的工作融入患者的全生命周期、全程管理中去，合理地规范外科诊疗行为。与此同时，还要有研究创新能力和国际视野，善于发现临床问题并想办法解决。"金锋希望，年轻医生能不安于现状、与时俱进、积极学习，大胆做出新尝试，争取拿出更高级别的来自中国患者的循证医学证据，使我国乳腺癌诊治水平达到更高的水平。

"有磨皆好事，无曲不文星"，未来诸多可能，目标一经实现，必定会迎来乳腺癌患者所祈望的明天。

## 河北医科大学第四医院乳腺中心
### 临床科研两翼并举，共促乳腺中心发展

1984年，于刘运江来说，是一个重要的年份。这一年，他从河北医科大学毕业，在毕业分配考试中，以年级前三名的优异成绩留在河北医科大学第四医院外科工作，自此开启了他的医学生涯，并为之奋斗一生。

在投身于乳腺疾病诊疗的道路上，刘运江见证了乳腺学科一路的发展。从最初普外病区一个不起眼的小病种，到普外一科腺体疾病中重要的一员，再到如今独立的乳腺中心，学科在不断细分与扩大中实现自身的跨越。

依托专科化的基石，在科技发展的助推下，乳腺中心临床和科研彼此促进，使中心在快速发展中获得业内认可，先后荣获中国抗癌协会乳腺癌科普教育基地、中国临床肿瘤学会乳腺癌规范化诊疗示范基地等荣誉称号。

让我们跟随刘运江副院长，这位扎根河北医科大学40年、"土生土长的河北医科大学人"，回溯乳腺中心的发展历程。

## 乳腺中心奠定专科化发展基础

乳腺学科的发展，离不开医院的总体统筹与发展，两次搬家成为学科发展的标志性记忆。第一次是1989年底，普外科整体搬至新建的南楼，由最初的2个病区扩大为3个病区，细分为外一科、外二科和外三科，外一科以腺体疾病为主，包括乳腺疾病、甲状腺疾病、胰腺疾病等；外二科以肠疾病为主；外三科以胃疾病为主。第二次是2009年东院建成后，乳腺学科搬迁至东院，拥有独立的乳腺中心。

伴随学科的发展，刘运江在临床工作的磨砺中快速成长，不断追求卓越，与时代共进步。在这期间，1998年被公派日本研修的经历，带动了当时手术方式的转变与诊疗思维的改变。

值得一提的是电刀游离皮瓣的技术和保乳手术。电刀游离皮瓣具有出血少、视野清晰、快速切割等优势，回国后，刘运江将这项技术引入科室，从中青年医生开始，手把手教他们掌握了该项技能，手术中止血纱布和钳子的使用量减少了多半，患者恢复更快。此外，在临床实践中，手术模式也由以根治术为主，变成以改良根治手术为主，并开展了保乳手术。

除了外科技能，日本先进的治疗理念及设备，对于早期筛查、早诊早治的重视，各医院间诊疗的同质化，也让刘运江感到震撼，对他整个临床生涯产生了影响，成为他在科室及医院管理中努力的方向。

东院区建成后，以"大专科小综合"为发展模式，形成了乳腺中心和血液淋巴瘤中心两个大专科，以及综合内科、综合外科等小综合。乳腺中心由原来的40左右张床位扩展到3个病区的140多张床位。

乳腺中心成立后，奠定了专科化发展的基础。那么，又该以什么样的模式来实现乳腺学科的快速发展呢？这个问题摆在了刘运江以及耿翠芝主任等带头人面前。根据既往学科管理经验，结合在上海、天津等地的考察学习，最终打破了乳腺外科单一的模式，确定了以乳腺外科为主，联合化疗、放疗、病理、医学影像和基础研究等多学科的协作模式。

有了明确的发展方向后，中心进入快速发展期，也带动了影像科、放疗科、病理科等相关学科的发展，促使这些学科更加细分，形成不同的亚专业，与乳腺中心进行协作。中心在发展中始终向全国顶级的乳腺中心看齐，目前，在全国也形成了一定的知名度（图14-1）。

在乳腺疾病的手术方式上，从以前的改良手术，到保乳手术、前哨淋巴结活检，再到乳房的整形与重建，科室医生之前在普外科打下的手术基础，使得各种术式均能顺利开展。中心逐渐形成了以手术为主、结合术前新辅助治疗和术中乳房整形、一期和二期再造术于一体的乳腺肿瘤诊治专业化的特色和优势。

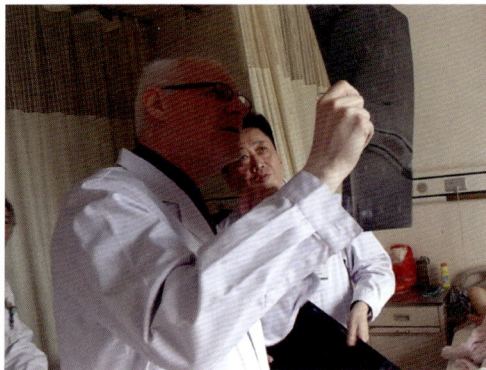

图14-1　刘运江和国外同行共同查房

专科化发展提高了疾病整体的诊治水平，让我们来看乳腺中心的一组数据：2023年手术量近3 500台，新辅助治疗占比达30%，保乳占比达45%，前哨淋巴结活检率约75%，乳房重建率在19%以上，综合能力达到国内大型教学医院水平。

作为省内的标杆和引领者，河北医科大学第四医院乳腺中心也肩负起带动省内各中心发展的责任。近年来持续通过指南巡讲、开展继续教育活动、推广MDT模式等方式，促进各医院诊疗的"同质化"，让基层医生具有和大医院医生相同的诊疗理念，使患者在各级医院享受到同样的治疗（图14-2）。

从全省来看，在整个乳腺学科向专科化发展的大趋势下，在医护人员掌握相应的专业技能，具备专科化发展的能力，以及有病源量的保障的条件下，目前很多地市级医院，甚至县级医院也实现了专科化发展。

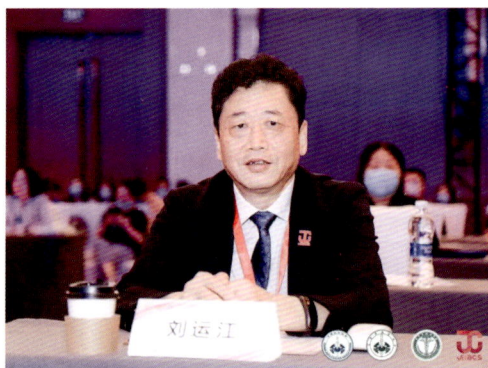

图14-2　刘运江参加学术会议交流

## 科技推动，科研助力，精准发展

医学的发展离不开科技的进步，几十年来，乳腺癌治疗水平得到大幅提升，得益于诊疗手段的进步、药物的不断研发，以及基础与转化研究的进展。

刘运江分享，以乳腺癌的分类为例，最开始是通过病理类型来分类，包括导管癌、小叶癌、黏液癌等，在不断发展中形成了如今的分类方法，即以免疫组化结果对乳腺癌进行分子分型，分为Luminal A型乳腺癌、Luminal B型乳腺癌、HER2阳性乳腺癌、三阴性乳腺癌，根据不同的分型，采取不同的治疗方法。

又如，在抗HER2药物曲妥珠单抗被研发出来之前，HER2阳性乳腺癌患者的预后差，术后复发风险高。抗HER2治疗药物的问世及不断的发展，改变了患者结局，使HER2阳性患者获得了同激素受体阳性相近的治疗效果。

刘运江清晰地记得一位HER2阳性乳腺癌患者因曲妥珠单抗病情逆转的故事。该乳腺癌患者病灶不足2 cm，手术后两年便复发了，出现了肝转移，经穿刺活检，确诊为HER2阳性乳腺癌。在应用曲妥珠单抗仅3次后，肝上转移灶便消失了。如今已过去十多年，患者病情一直得到了很好的控制，病灶完全缓解，获得了和常人一样的生活。"如果没有使用曲妥珠单抗，出现肝转移后单靠化疗，患者可能只有半年到一年的生存时间。"刘运江感慨，曲妥珠单抗神奇的治疗效果，完全改变了患者的治疗结局。

刘运江介绍，在日常的乳腺癌新辅助治疗中，很多患者应用抗HER2治疗一两个周期，肿块便明显缩小，不仅增加了患者的治疗信心，改善患者依从性，也让医患间建立更加和谐的关系，使患者获得更佳的治疗效果。

"抗HER2治疗药物的不断问世，丰富了我们的治疗手段，也改变着我们的临床思维，使整个临床医学从循证医学逐渐向精准医学的时代迈进。"刘运江表示，依托于科技的发展，乳腺癌已经成为一种慢性可控性疾病，在某种情况下成为可治愈的疾病。

河北医科大学第四医院乳腺中心不仅在乳腺疾病临床诊治中紧随前沿，一直以来也将科研工作置于重要地位。乳腺中心作为国家级临床药物研究基地，提供了肥沃的创新土壤，在这里，刘运江带领大家在新药、新的治疗方案、耗材设备等多方面开展研究，不断探索更多的可能性，也获得了丰硕的成果。

刘运江是乳腺中心最早取得药物临床试验质量管理规范（good clinical practice，GCP）证书的人，自从2011年开展参与临床试验以来，乳腺中心已经有64人获得GCP证书。目前，乳腺中心33位医生中，有博士生导师6名、硕士生导师6名，带领团队开展各类研究，包括基础研究、转化研究、一期、二期、三期临床研究、研究者发起的临床研究等，并牵头开展全国多中心研究。自2011年开始，参与临床试验48项，其中国际多中心临床试验8项，国内多中心临床试验33项，作为牵头单位的临床试验7项（图14-3）。

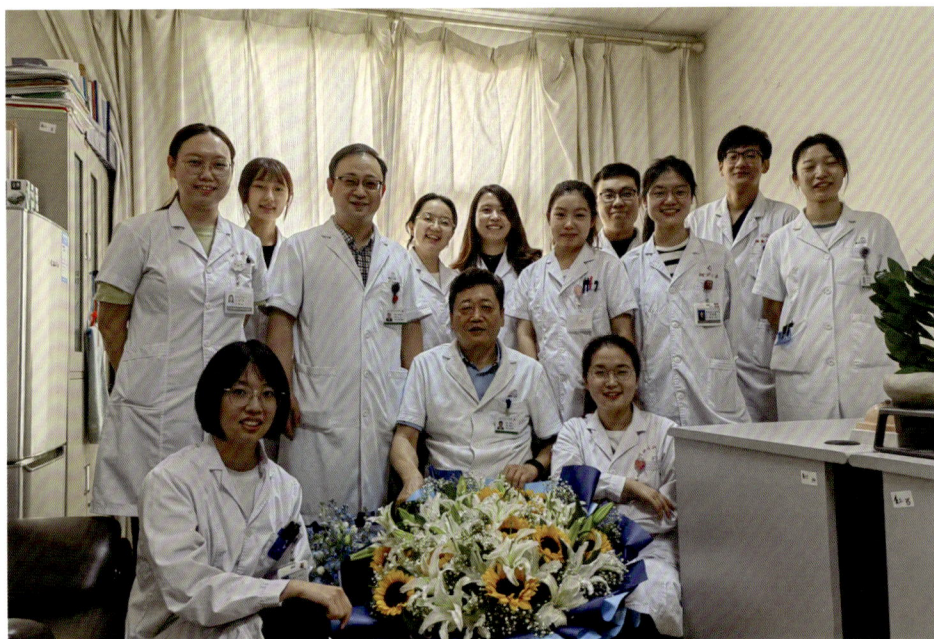

图14-3　刘运江（中）在教师节和学生合影

在诸多研究中，值得一提的是APHINITY研究，该研究是针对HER2阳性早期乳腺癌患者进行"妥妥双靶"辅助治疗的研究。研究中，河北医科大学第四医院乳腺中心贡献了几十例病例。研究发现，应用双靶治疗，患者有很高的耐受性，此外，对于具有高复发风险的HER2阳性早期乳腺癌患者，能够有更好的获益。

刘运江表示，作为这项重磅研究的参与者，不需要外界对该治疗方案的普及，本身就能体会到双靶的优势，有了这种理念，便能更快地让患者用上双靶治疗方案，自然地站在了最新治疗方案的潮头。而在这些研究中，除了医生能获得最为前沿的治疗理念，积累研究经验外，患者参与试验，也有巨大的获益，在药物不可及的情况下免费获得最前沿的治疗。

2002年曲妥珠单抗在中国上市前，刘运江的一些患者曾到北京参加上市前的临床试验。"入组试验并不容易，要重新检查HER2基因是否过表达。由于药物昂贵，一年用药花费几十万，能够入组的患者都觉得是中了大奖。"刘运江回忆。

回望乳腺癌诊疗几十年的发展历程，人们在一次次探寻，发现，解码，一次次打破乳腺癌治疗的"天花板"，"中大奖"已变得稀松平常，于乳腺癌患者来说，可以期待的是一个拥有更多治疗机会，充满更多治愈可能的未来。

## 青岛大学附属医院乳腺中心
## 构建国际化多学科协作综合性乳腺中心

从2012年6月诞生起，青岛大学附属医院乳腺病诊疗中心（以下简称青大附院乳腺中心）至今已走过11个春夏秋冬。起笔是世界眼光，落笔为时代标杆。11年间，中心主任王海波教授带领团队，驰骋乳腺疾病战场，行而不辍，打造出国际水准、多学科协作的乳腺病诊疗中心，为患者提供充满人文温度的"一站式"医疗服务。

### 从"0"到"1"

2011年夏，王海波迎来了人生的转折点。原本为普外科一员的他，被委以重任——开拓医院的乳腺事业，牵头组建乳腺病诊疗中心。

一直以来，青岛大学附属医院与德国的医院有着紧密的交流与合作，欧洲先进规范的乳腺病诊疗中心令院领导及乳腺专业老专家深感触动，希望也能在院内打造出一个国际水准的乳腺中心。王海波成为实现这一目标的人选。

然而，对于这项工作，王海波起初并不情愿，只是被动地接受安排。他坦言，"那时对乳腺外科的理解，依然停留在普外科层面。在普外科中，乳腺外科手术单一，不受重视。在技术进阶上，大家的普遍认知是，先做乳腺、甲状腺手术，再做胃肠手术，最后做肝胆手术。"

专攻乳腺专业后，王海波希望以崭新的视角来开展新的工作。在全身心投入乳腺中心的过程中，他渐渐喜欢上乳腺专业，并将其看作是值得一生倾注心血、全力以赴的事业。

为了组建乳腺中心，王海波走访参观了国内各大医院，包括解放军总医院第五医学中心、复旦大学附属肿瘤医院、上海交通大学医学院附属瑞金医院、北京大学肿瘤医院等，又远赴德国、意大利、美国等多家乳腺中心进行考察。

通过走访考察，以及吸纳国内外同行的管理经验，最后确定了以德国海德堡大学女子医院乳腺中心为样板，建立一个多学科协作的乳腺专病中心，为患者提供"一站式"医疗服务。

德国海德堡大学女子医院乳腺中心是通过德国乳腺中心标准认证的乳腺专病中心，青大附院乳腺中心以此为标杆，引入了国际先进的乳腺疾病诊疗理念和技术，并将国内最新的乳腺疾病的理论研究与临床最新成果应用于患者。

青岛属沿海城市，对外交流广泛，加之青岛经济发达，患者有更高质量的治疗需求。因此，在引进德国先进模式的同时，王海波也综合考虑了青岛本地的实际情况，将国际先进的诊疗模式与中国实际的医疗运营模式和本土需求予以有机结合。

2012年6月，在全院的期待与憧憬下，定位"国际水准、国内先进、青岛特色"的青大附院乳腺中心成立（图14-4），成为全国规模较大、配置较为完善的乳腺疾病诊疗中心之一。

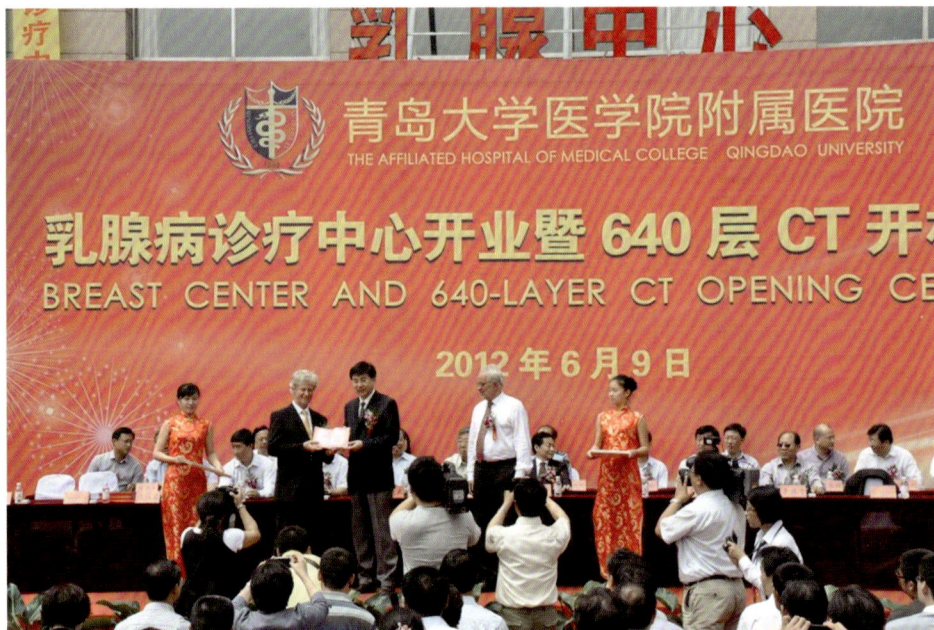

图14-4　青岛大学医学院附属医院乳腺病诊疗中心成立仪式

乳腺中心的建立与发展，不仅满足了患者的需求，对乳腺癌学科亦起到重要的促进作用。经过11年的努力与沉淀，乳腺中心取得了卓越的成绩，获得了百姓的良好口碑。门诊量由最初的几千人增至12万人，年手术量由500多例增至2 800例。更为欣喜的是，如今，在政府、医院各级领导部门的重视、关怀下，乳腺中心已发展为青岛大学附属医院乳腺病医院。

## 打破学科间壁垒

早些年，在中国大多数医院，乳腺癌患者就诊需奔波于影像科、外科、肿瘤科等多个科室，常感困顿与疲惫。青大附院乳腺中心打造的"多学科协作综合治疗"模式，打破了学科间壁垒，下设乳腺影像科、乳腺外科、乳腺整形美容科、乳腺肿瘤内科，并整合了病理科、核医学科、康复科、肿瘤放疗科等多学科的优势。

如此，简化了就医流程，使患者在乳腺中心便可享受到检查、诊断、手术、放疗、化疗、内分泌治疗、分子靶向治疗、康复治疗、心理指导等"一条龙"优质服务，不仅极大地方便了患者诊疗，同时也提高了诊疗效率。

王海波指出，多学科综合诊疗模式的实现，依托于医院领导的高瞻远瞩与大力支持，搭建起了以多学科为基础的行政框架，此外，他认为，医生的情怀与理念同样重要。"我们医院的病理科、放疗科等在行政上并不属于乳腺中心，但是这么多年来大家一直积极投身于乳腺疾病的多学科诊疗，就是因为认可这项工作的价值，愿意去面对各种困难和挑战，共同把这项工作做好。"

每个星期二、星期四，乳腺中心都会举行疑难病例多学科讨论，为患者提供个体化的医疗服务。多学科协作的模式，使乳腺疾病的治疗更加规范化（图14-5）。以HER2阳性乳腺癌为例，最近几年靶向治疗率接近100%，曲妥珠单抗联合帕妥珠单抗的双靶治疗率也居于全国前列。

带领团队一路向前的这些年，王海波感受到，学科的发展离不开创新药物的研发以及先进理念的推动。学科的发展，也促进了创新药物在临床上的应用。曲妥珠单抗便是一个很好的实例。

HER2阳性乳腺癌曾一度是乳腺癌中预后最差的类型，但是曲妥珠单抗的出现，带动了靶向治疗理念的形成，此后帕妥珠单抗等靶向药相继问世，促进了靶

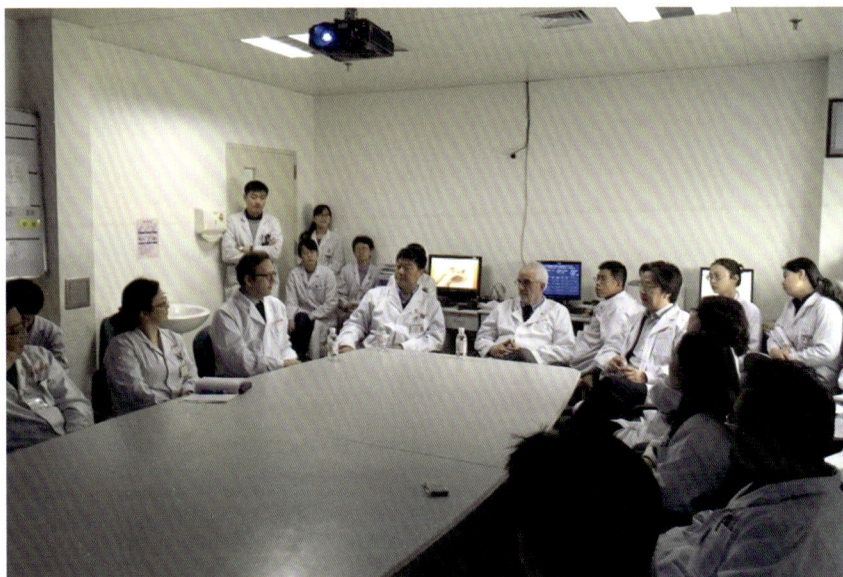

图14-5　德国海德堡大学女子医院Hans Junkermann教授、Florian教授和解放军总医院第五医学中心江泽飞教授来科里查房并参与MDT讨论

向治疗理念的发展，彻底改变了HER2阳性乳腺癌的临床治疗结局。

正是因为优异的疗效，曲妥珠单抗在临床上得到了广泛应用，首先在国外上市，随后进入中国，又顺利进入国家医保。特别是在青岛，在进入国家医保前，曲妥珠单抗便进入了青岛市特殊药品救助的名列，使患者提前享受到了好药带来的获益。

如今，曲妥珠单抗和帕妥珠单抗联用的双靶治疗理念，奠定了早期、晚期乳腺癌治疗的基础。曲妥珠单抗-美坦新偶联物（T–DM1）的出现，促成了新辅助双靶治疗后分类理念的出现，使整个HER2阳性乳腺癌的治疗发生了革命性的变化。

分类治疗的理念，使乳腺癌治疗更加精准。对于新辅助治疗后达到pCR的患者，可继续应用双靶治疗1年，而未达到pCR的患者，则推荐使用T–DM1进行治疗。若新辅助治疗后出现转移，一线可以继续应用以单抗类药物为主的治疗，失败后二线可以选用T–DM1治疗。

"因此，一个药物的出现不仅使临床上多了一个用药选择，更重要的是带动了治疗理念的改变。曲妥珠单抗等靶向药物的应用，改变了HER2阳性乳腺癌患者不良预后的结局，创造了患者治愈长期生存的可能。"王海波表示。

## 人文的温度

王海波出身医学世家，同时受导师裘法祖教授的深远影响，医学的人文温度早已融入血液。他时刻铭记导师的教诲：医生的手术刀不是冷冰冰的一把刀，它是用来给患者解除病痛的。医生治疗的不仅是疾病，更是一个人。医生不仅要切除病灶，还要让患者从心理上重新成为完整的社会人。

在创建乳腺中心时，王海波便践行着这样的初心：乳腺中心一定是一个充满人文关怀的地方，不仅仅关注患者得病后的治疗，更要通过早期筛查、早期诊断，早期发现疾病，使治疗效果更好，甚至避免得病。

对于已经得病的患者，给予他们全身、全程的治疗，包括早期作出诊断，进行彻底的手术切除，切除后通过乳房重建或采用保乳手术，保持形体的完整。此外，通过个案管理师的关怀，让患者保持心理上的健康。对于出现复发转移的患者，能够回到乳腺中心，由其信任的医生、了解她情况的医生继续治疗。通过这些措施，为患者提供全程、个体化的人文关怀。

不仅如此，人文的温度还体现在了更多的细节上。为了给患者营造温馨的环境，乳腺中心一改大多数医院的白色、蓝色或绿色的设计，而是选择粉色进行装饰；在门诊，专门设计了一个包含更衣室和正式检查的诊室结构；此外，还建立了"愈她小屋""粉丝带之家""关爱大讲堂"等，为患者提供诊疗咨询及互助关怀。

**关于未来**

通过团队11年的努力与发展，乳腺中心已经形成了专病多学科诊疗的模式，在早期诊断、疾病诊疗和康复关怀上做出了成绩。展望未来，王海波希望继续发挥团队的力量，在疾病筛查、预防、随访等方面进一步开展工作，让患者不仅从生理上，也能从心理上重返社会，稳定地生活。对于早期乳腺癌患者，能够及时发现疾病复发，及时做好处理。

此外，他希望能够提炼总结乳腺中心发展中的经验，为国内其他中心提供借鉴与帮助，通过中国临床肿瘤学会、中国抗癌协会、中华医学会乳腺外科学组等平台，与大家进行更多的交流。

"路漫漫其修远兮"，在未来的行医之路上，王海波仍将以赤诚之心，竭尽所能，不仅用高超的技能改变疾病治疗结局，正用炽热的人文情怀传递医者温暖，让乳腺癌患者看到希望，看到未来。

**云南省肿瘤医院乳腺病科**

**努力的方向对了，才可能接近成功**

2002年，是讲述中国抗击乳腺癌故事的分水岭，这一年，随着首个抗HER2治疗药物——曲妥珠单抗在中国获批上市，抗HER2靶向时代随之开启。

"四五十年来，乳腺癌患者是生存改善最明显的人群之一，其中，抗HER2治疗发挥的作用是当之无愧的。抗HER2治疗20年的历程，可以说是肿瘤治疗领域的典范。"聂建云表示。

回望人类的抗肿瘤治疗史，很多基因都进入了研究范畴，但真正发挥疾病治疗价值的寥寥可数。抗HER2治疗的成功，源于对乳腺癌发生发展起到关键作用的驱动基因HER2的发现，靶点明确，进行精准打击，才能挽救无数患者于危难，这带给聂建云深刻启示：不要盲目去钻研，找到关键的点，找准方向去努力，才会逐步向目标靠拢。无论是他本人一路的成长，还是乳腺科的发展，无不因方向明确而受益。

1996年，从医学院校毕业的聂建云选择了云南省肿瘤医院（以下简称云肿），从一名普通的医生，到担任科室主任，再升任医院副院长。

1997年，乳腺病科在汤学良主任的牵头下成立，从最初一个名不见经传的小科室，到如今发展成为三个病区的庞大中心，并成为云南省乳腺癌临床诊疗中心、云南省重点临床专科、国家癌症中心乳腺癌规范化诊疗与质量控制示范建设单位。

20多年风云流转，聂建云与乳腺病科相伴前行，让我们走进他们的故事。

## 建立专科，精准定位

早年，乳腺病科的成立是云肿迈出的关键一步。那时，全国乳腺专科寥寥无几，汤学良主任以其睿智和远见，带领云肿乳腺病科成为全国的"排头兵"。

"云肿乳腺外科如今的发展，与很早便成立了乳腺专科是分不开的"。聂建云指出，成立乳腺专科后，科室定位清晰，更加利于患者选择科室，为患者的积累打下了良好基础。于医生，有了明确的专科方向，才能深耕钻研，在临床、科研上才有更高的建树，产出更多的成果。

乳腺病科成立时，聂建云从湖南医科大学毕业尚不足一年，成为一名外科医生是他的梦想，却被汤主任从普外科带到了乳腺外科，和他一起的，还有另外3位年轻医生。包括汤主任在内的5位医生、10位护士支撑起了最初的乳腺病科。

那时，在大多数人的概念里，普外科是真正的外科，而乳腺外科是个小众科室，风险低，技术含量低，甚至很长一段时间都不认为这是一个外科。直到今日，一些人甚至还有这样片面的认知。

从乳腺外科的实践中，聂建云体会到，外科是乳腺癌重要的治疗手段，一些复杂的手术仍存在技术壁垒，如腹壁下动脉穿支皮瓣乳房重建术等，都具有很高的技术含量。此外，乳腺癌患者围手术期也面临着很高的风险。发展至今，无论是在综合医院还是肿瘤专科医院，乳腺科已经成为庞大的科室，在院内占据重要位置。

云肿从最初的乳腺病科，已经发展成如今的乳腺外一科、乳腺外二科、乳腺外三科共3个科室，占据了3层楼的空间。团队成员也从最初的5位医生、10位护士发展为如今的五六十位医生、百余位护士，再加上研究生，形成了庞大的团队。2021年，全年开展乳腺癌手术2 000余台，初诊乳腺癌患者超3 000例。而当年参与建科的5位医生，如今都已成长为全国知名专家。

## 人各有能，因艺受任

用得其长，则才无或弃；偏诘其短，则触物无可。

在聂建云看来，学科建设最终要落到团队建设，人乃根本。只有整个团队同步向前努力，才能实现学科发展。无论是高年资医生、中青年医生，还是研究生、进修生，都是团队建设这个强劲链条中的一环，若出现任何薄弱环节，都会影响全局。

由聂建云带领创建的乳腺外三科，短短两三年时间便取得了快速发展，离不开乳腺外科前身多年发展经验和优势的助力，也离不开聂建云的用人之道。

"医学是专业壁垒高的领域，在该领域工作或学习的人都是非常优秀的人，都拥有自己的闪光点。一个团队不仅要有统一的方向，也要求同存异，发挥每个人的优势，凸显个性，让他们绽放光芒。"聂建云说。

科室成立之初，聂建云便在团队建设中融入创新的模式——建立学术模块，根据高年资医生特长，让他们各自负责一个独立的模块，如研究生带教、主治医生及主治以下医生管理、进修医生管理、科普患教等工作。

针对各学术模块，科里每周都会组织学术活动，如每周三组织研究生进行病例分享及点评讨论，以此调动大家的积极性，在繁忙的日常工作中主动学习。如今，学术模块广受认可，已经成为医院的学术品牌。

在临床技能上，聂建云鼓励科里医生拓展自己的技能边界，鼓励他们参加国内外会议，为他们提供进修学习的机会，例如突破乳房重建等技术壁垒；鼓励带组医生学习新技术，挖掘一些既往认为冷门或关注度较低的疑难杂症；组织开展"未来之光"青年医生培训等活动。医院也不惜重金邀请全国知名专家来院讲座，形成了学习上进的氛围，推动年轻医生快速成长。

云肿作为云南省唯一集医疗、教学、科研、预防于一体的三级甲等肿瘤专科医院，承担着全省肿瘤防治研究、人才培养及肿瘤学术交流任务，每年邀请各地方医院年轻医生前来进修，并举办全省的青年医师病例演讲比赛等活动。此外，也会带领科里医生深入基层，进行查房示教，科普义诊。

作为云南省医师协会乳腺癌专业委员会的主任委员，聂建云牵头组织省内一系列大型学术活动，如云岭乳腺论坛、质控中心年会等，兼顾发达及欠发达地区医生需求，既邀请国际专家分享前沿知识，也组织病例讨论及模糊知识点的辩论，以此带动全省乳腺癌诊疗水平的提升。

## 学科发展，借力而行

如何谋求云肿乳腺外科更好的发展？尽己所能，做好自身优势，再通过借力、借势和借智积极向前发展是聂建云的管理之道。

### 借力——我们不可能凭一己之力就把事情做好，要学会跟别人合作，优势互补

经过近些年的发展，肿瘤治疗已不再是一个科室的单打独斗，需要借助多学科团队的力量。

聂建云介绍，MDT日益受到医院重视，将其作为一项重要指标对科主任进行考核。在云肿，除对住院患者常规开展MDT外，医院还开设了MDT特色门诊，由内科、外科、放疗科、病理科、影像科等多学科组成的团队共同出诊，一站式解决患者的疾病难题。在乳腺外科，大家也主动作为，将MDT摆在重要位置，积极

践行。

"乳腺癌的任何一项治疗都应该有MDT团队的参与，只是治疗内容不同，权重会有不同，要学会借力，为患者保驾护航。"聂建云表示。

在乳腺癌HER2阳性亚型中，因抗HER2治疗贯穿疾病全程，更加需要多学科团队，在不同阶段制定个体化的治疗计划。

2008年，云肿乳腺外科成为云南省乳腺癌临床研究中心，中心整合了乳腺疾病诊疗相关的科室资源，包括乳腺外科、内科、影像、病理、超声、整形等学科形成合力，为患者提供综合的诊疗服务。

此外，聂建云鼓励医护联动，尤其是年轻医生与护理人员合作，在护理工作中也实现了诸多突破。两三年内科室已申请三四十项专利，建立了成熟的患教平台，患者经过一次住院，都掌握了一定的乳腺癌专业知识。

基础研究是学科建设的重要部分，为突破基础研究瓶颈，乳腺外科主动与国内外专家或医疗机构建立合作，展开交流，借助优秀团队的力量谋求更好的发展。

**借势——借助我国乳腺学科快速发展的大好形势，搭上这趟快速列车，融入整个学科发展的洪流**

"乳腺学科的发展在全国呈现出勃勃生机，学术活跃度明显高于很多其他瘤种。其中，HER2阳性乳腺癌更显示出了蓬勃的发展势头。"聂建云表示。

从2018年起，聂建云便参与中国临床肿瘤学会乳腺癌（CSCO BC）指南的制定，贡献学术观点，表达学术心声。他感受到，近些年随着抗HER2药物可及性的增加，以及通过临床实践，医生更加深刻地认识到抗HER2治疗的重要性，抗HER2治疗的权重在乳腺癌中变得越来越大，推荐级别越来越高，治疗理念在不断深入人心。

抗HER2治疗使患者有了更好的生存获益，而患者接受度是治疗向前推进的关键点。患者一般会认可化疗、手术这些耳熟能详的治疗手段，但对于靶向治疗和内分泌治疗等比较独特的治疗理念，认知度和接受度要低很多。因此，医护在患教上会多下功夫，用浅显易懂的方式告诉患者为什么要进行抗HER2治疗，不进行会有哪些风险，治疗有哪些注意事项，会出现哪些不良反应……

很多患者都有类似经历，从开始对抗HER2治疗不以为然，到经过各种治疗，无路可走时选择抗HER2药物，最终悬崖勒马，力挽狂澜。这些生与死的教训，让聂建云对抗HER2治疗的价值深感认同，带领团队借助乳腺学科蓬勃发展之势，积极推动临床及科研一路向前。

在曲妥珠单抗实际应用中，往往会有药液剩余，临床面临着余药管理的问题。目前在云南省肿瘤医院乳腺病科，输注剩余的药会让患者自行带走，为此科里请企业配置了专门的泡沫保温箱，并充分告知患者保存药物的注意事项。

聂建云注意到，这种带药方式可能面临药物保存不善影响药效或造成污染等风险，影响患者治疗的效果和安全性。他希望，能够由医院统筹安排来进行保存，另外，可参考国内外一些医院的经验实行按量结算，医院采购后，患者需要多少就配置多少。但由于涉及医保等配套政策问题，具体执行时还有很多问题有待解决。

**借智——个人的思维和认知是有限的，甚至因视角的局限，努力的方向还可能出现偏颇，需要借助学界大师的智慧发展自己**

在医学各个领域，都有一些优秀学者高瞻远瞩，引领学科发展方向。

2003年和2011年，聂建云曾两次到加拿大麦吉尔大学Goodman癌症中心进修学习，并多次到美国、加拿大、日本、西班牙、法国、韩国、新西兰、泰国等国家进行学术交流。

为加强与国际同行的交流与合作，云南省肿瘤医院搭建了多个学术平台，如国际高发肿瘤论坛、中美（云南省肿瘤医院昆明医科大学第三附属医院—美国MD安德森癌症中心）肿瘤论坛、中加（云南省肿瘤医院昆明医科大学第三附属医院—加拿大阿尔伯塔大学）肿瘤论坛、中新（中国—新加坡）乳腺疾病诊治进展培训班。在这些会议上，邀请国际在乳房整形重建等方面有高深造诣的专家来院进行指导，分享知识理念。

关于抗HER2治疗，目前还有很多不明朗之处，会议就国际上有争论的点展开讨论。例如，2 cm的病灶是否要进行抗HER2新辅助治疗？小肿块乳腺癌（T1a、T1b）是否要进行抗HER2辅助治疗？新辅助治疗期间靶向药应用多少周期？如果靶向药无效，如何更换方案？HER2低表达人群是否应用抗HER2治疗？

在交流中碰撞思想，在探讨中凝聚共识。受国际交流以及研究新观点、新理念的影响，聂建云团队也在优化开拓治疗方案。以前对于T1c期乳腺癌不会考虑新辅助治疗，而如今T1c期患者也在尝试新辅助治疗。大家对抗HER2的治疗的价值也愈发认同，在前期治疗效果不佳须调整方案时，会更倾向于调整抗HER2药物，而非化疗药物，CSCO BC指南的变迁中对此也有所体现。

**尾声**

在聂建云的从医之路上，他始终相信努力奋斗的意义，更深感努力方向的价值。扎根乳腺外科，是他一生为医的选择。在这条路上，带领团队，带领学科，向下扎根，向上生长。

本文受访专家

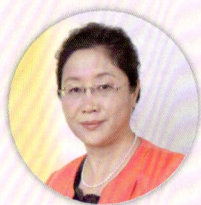
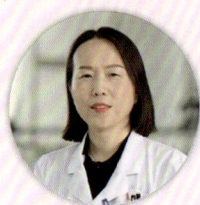
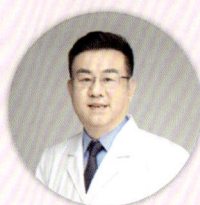
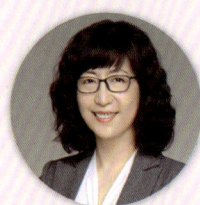

耿翠芝　　　　刘真真　　　　佟仲生　　　　滕月娥

15

# MDT：聚众力、汇众智的肿瘤"狙击战"

> 能用众力，则无敌于天下矣；能用众智，则无畏于圣人矣。
>
> ——孙权

如今，肿瘤治疗已不再是某个科室的"单打独斗"，整合各科资源的多学科会诊（MDT）因打破学科间壁垒和局限，为患者提供"一站式"诊疗服务，实现个体化、规范化的精准诊治等优势，被誉为"通往医学未来的必经之路"。

20世纪90年代，美国一些重要的肿瘤治疗中心建立了MDT治疗模式。21世纪初，在一些欧美国家，MDT模式已成为医院医疗体系的重要组成部分。为提高医疗质量，2007年，我国部分医院针对单病种癌症正式开始采用了MDT模式。2010年后，更多的三甲医院逐渐开展多学科联合会诊，尝试为疑难重症患者提供综合诊疗。

我国从国家层面也印发、制定了多项文件，如《关于加强肿瘤规范化诊疗管理工作的通知》《进一步改善医疗服务行动计划（2018–2020）》《关于开展肿瘤多学科诊疗试点工作的通知》等，明确了肿瘤多学科诊疗质量控制指标、多学科诊疗组织实施规范，有力地推动了MDT在全国的推广应用。

在乳腺癌诊疗中，MDT也随着医学技术的进步而不断发展。其中，抗HER2治疗的进步，愈加凝聚起多学科团队的力量。从HER2基因检测、新辅助靶向治疗、辅助靶向治疗，到长期的管理，使各学科紧密合作，共同为患者带来最佳的治疗方案。

在乳腺癌MDT模式探索中，一些医院冲锋在前，成为MDT发展中的"排头兵"，一些医院走出了独具特色的MDT诊疗模式。本文，我们邀请耿翠芝教授、刘真真教授、滕月娥教授、佟仲生教授，请他们聊一聊各中心MDT发展历程及经验，希冀"他山之石"，可以为更多中心带去启迪与前进的力量。

## 河北医科大学第四医院乳腺中心
## 公开MDT，打破阻隔医患的"心墙"

河北医科大学第四医院乳腺中心从2005年开始在全国较早地开展了MDT模式。2008年7月，经河北省卫健委批准成立河北省乳腺疾病诊疗中心。2009年，乳腺中心扩容后，MDT逐步走向正轨。2012年，乳腺中心尝试公开MDT，开启了全新的病例讨论模式。至今，该中心对MDT模式的探索已有近20年的时间。

在"以患者为中心"理念的指导下，MDT诊疗模式汇聚不同科室的优势，打破学科壁垒，各科室专家集思广益，为患者提供"量身定制"的诊疗方案。而公开MDT则缩短了医患专业知识不对等带来的认知差异，让患者对自身病情及诊疗方案多一份了解，打破了阻隔医患的"心墙"。

下面跟随时任乳腺中心主任耿翠芝教授的讲述，让我们一探河北医科大学第四医院乳腺中心MDT的发展历程。

### "把病情向患者及家属讲清楚"

随着信息时代的快速发展，越来越多的患者及家属通过网络等渠道获取疾病相关信息，形成对病情的基本了解，同时也会产生很多疑虑。

2012年9月，乳腺中心开启了公开MDT，这是全国的首次探索，旨在让患者和家属提前介入治疗方案的讨论，解决患者疑问，拉近医患彼此的距离。

对于参加公开MDT的患者，耿翠芝表示不会设置任何限制，"参与的条件只有一个，只要患者和家属愿意，就完全可以参加。"

在参与MDT过程中，患者不论知识水平如何，均可提出自己的疑问。"我们非常理解患者，医生能够快速作出诊断和处理，是基于几十年的实际临床经验和知识理论。而患者却不同，即使学历再高，仅在几天或几周内把自己的病情弄清楚，选择一个正确的诊断或治疗意见是不可能的。"

耿翠芝日益认识到，"要把病情跟患者及家属说清楚"，这也是医院对患者及家属始终怀有的尊重。

她回忆，参与公开MDT的第一位患者是位难治的三阴性乳腺癌合并肺动脉高压患者。MDT由乳腺外科、呼吸内科、心内科、放疗科、麻醉科、病理科等多学科专家参与，对病理类型、治疗方案、面临风险等各个方面进行了讨论。患者的病情很棘手，已经出现了腋窝淋巴结转移，需要进行手术，但麻醉科、呼吸科和心内科专家一致认为，由于肺动脉高压，患者手术风险非常大。年仅50多岁的患者，是冒险进行手术？还是用药物维持治疗？在听取各专家的意见及治疗风险后，患者及家属在充分了解自身病情后，最终选择了药物治疗。但遗憾的是，由于疾病进展快，肺动脉高压一直降不下来，手术、药物、放疗等方案均无法发挥作用，患者最终因乳腺癌肝转移去世。

面对患者和家属的疑问和知情需求，每一场公开MDT都是对乳腺中心医疗水平的检验。参与医生也承担着不小的压力，不仅要具备良好的医疗水平，还要掌握前沿的专业知识和理论技能，才能自如地解答患者提出的各种疑问。

面对种种压力，耿翠芝有信心与底气应对这些考验。因为随着乳腺中心的成立，MDT诊疗模式也步入正轨，乳腺中心团队无论是临床技能，还是理论知识，均已达到很高水平，均可以非常自信地帮助患者分析和解决问题。这也成为开展公开MDT的底气，为公开病例讨论提供了动力源泉。

除本院医生走出去参加包括江苏省人民医院殷咏梅教授、中国医科大学附属第一医院金锋教授和滕月娥教授等组织的省外医院MDT讨论外，乳腺中心还会邀请国内优秀医疗团队参与本院的MDT讨论，中国医学科学院肿瘤医院徐兵河院士、复旦大学附属肿瘤医院邵志敏教授、解放军总医院第五医学中心江泽飞教授、江苏省人民医院王水教授等专家都曾来院交流指导。耿翠芝也会带领团队深入优秀医疗中心参观学习，与国内外专家展开深入交流，以此提升本中心专业化诊疗水平（图15-1）。

公开MDT已开展了10年，仍拥有蓬勃生命力，它的诞生与发展，既饱含了患者及家属对疾病有更多了解的夙愿，也彰显了医学的人文关怀，以及医生团队对自身诊疗水平的信心。

## 一条适合乳腺中心的MDT诊疗之路

其实，早在2005年，耿翠芝初次接触MDT时就被它的"魅力"所折服。作为

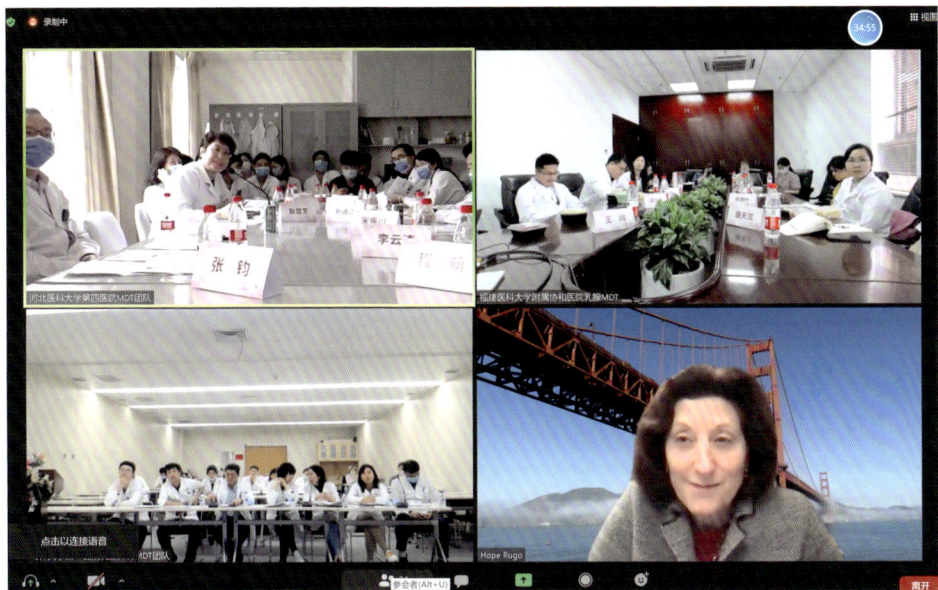

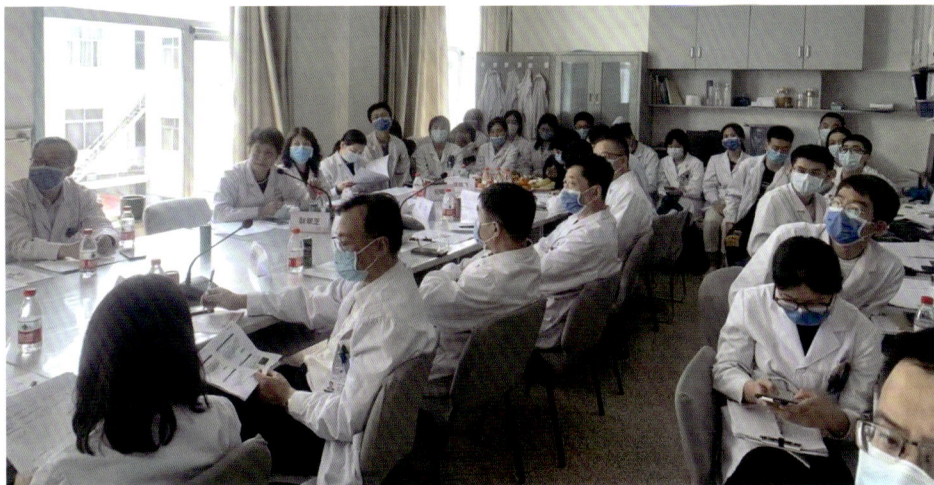

图15-1　河北医科大学第四医院MDT团队与国内外专家交流经验

河北省优秀专家，她被派往美国MD安德森癌症中心学习。期间，每个星期二、星期四下午，医院都会组织乳腺肿瘤MDT讨论，每次持续两个半小时，最多讨论3个病例。

　　耿翠芝跟随美国导师参加MDT会议，看到的是一幅多学科医生坐在一起共同讨论一位乳腺癌患者治疗的场景。参与讨论的不仅有内科、外科、放疗科、整形科等科室医生，还有牧师、社会工作者。各位医生清晰的汇报，引经据典的讨论，引起了她极大的兴趣，第一次见到这种场面，她感到既新奇又兴奋。即使并非能听懂全部内容，但通过文字上的传达交流，她仍深刻认识到了MDT存在的重要性。也是在2005年底，耿翠芝在本院开启了MDT模式的摸索之旅。

最初的MDT很简单，仅是学习美国的这种形式，与患者面对面地讨论病情，并邀请涉及的科室，如放疗科、化疗科、心内科等，有时仅有放疗一个科，而非把很多科室聚集起来。

随着科室的发展，乳腺癌患者日益增多，整个科室超负荷运转。41张床位收治了80位患者，连走廊里都住满了人，这种状况导致治疗中出现了很多问题。此外，随着患者人数的增加，各种病情的患者均聚集在此，治疗中也出现了一些错误和不适当的治疗。例如，一些炎性乳腺癌患者，被当成炎症去治疗，通过热疗等手段治疗后，发现肿瘤生长更快。在这些情况下，迫切需要成立乳腺中心，将放疗、化疗、病理等学科都纳入进来，通过多学科的协作，为乳腺癌患者提供更精准的诊断和治疗。

2009年，随着东院区开诊，乳腺中心正式落地。床位数由原来的41张增加到126张，成为以乳腺外科为主并联合化疗、放疗、病理、医学影像和基础研究等多学科、松散式协作诊治中心。乳腺中心的建立，打开了一片新天地，使MDT正式开展起来，其发展迎来了新的机遇。

耿翠芝介绍，保障患者安全是开展MDT初期重要的考量。"那时，进行MDT讨论的病例多是肿瘤晚期、肿瘤较大或合并其他疾病的复杂、难治性病例，通过MDT将不同科室汇聚起来，为患者可能出现的各种情况提出诊疗意见，从而保障患者安全。"

在MDT的探索中，少不了要面临各种挑战。其中，在"松散式"协作诊治下，各科室间的合作便需要经历一个磨合的过程。

耿翠芝解释，所谓"松散式"合作，并非所有科室集中在一起，由某个中心领导统筹管理，而是由各学科针对乳腺癌专业配备一定资源力量。由于这些科室本身人员有限，工作量大，很难专门针对乳腺癌开展一些检查项目。比如，乳腺癌的免疫组化指标开始只是雌激素受体（ER）、孕激素受体（PR）、人类表皮生长因子受体2（HER2），后来随着Ki-67、p53等指标的广泛应用，病理科与乳腺中心的合作才进一步深入。又如，放疗科也面临同样的问题。最初与乳腺外科合作的放疗团队，并非细分后的乳腺放疗专科人员，因而很难掌握最前沿的乳腺放疗理念及方法。如今，影像科、病理科、放疗科等各科室均分出团队，专注于乳腺疾病的诊疗，为乳腺疾病MDT的开展带来不可或缺的力量。

从最初简单的形式模仿，走向具有完善的流程及运行机制；从参与团队更多个人经验的分享，到运用各种循证医学证据、指南提出诊疗建议，乳腺中心MDT在耿翠芝等人的带动下，在全国比较早地建立起MDT诊疗模式，并一步步探索与尝试，走出了一条适合本中心的MDT之路。

## 吸纳新知　自我更新

MDT探索之路，也是团队不断自我更新，吸纳疾病诊疗新方法、新理念的学习之路。近20年，乳腺癌诊疗发生了巨大变化，诸多重要临床试验结果先后问世，改变着临床实践。美国国家综合癌症网络、中国临床肿瘤学会、中国抗癌协会乳腺癌专业委员会制定的中国乳腺癌诊疗指南，根据循证医学证据、药物可及性和精准医学新进展，每年在不断更新。

伴随乳腺癌诊疗的不断发展，无论是在早期乳腺癌患者的辅助治疗和新辅助治疗规划上，还是晚期乳腺癌患者的多线治疗选择上，对MDT的需求都在与日俱增，因而也对MDT团队提出了新要求。

耿翠芝指出，针对HER2阳性乳腺癌，药物选择愈加丰富，如曲妥珠单抗、帕妥珠单抗、恩美曲妥珠单抗（T-DM1）、小分子酪氨酸激酶抑制剂（TKI）以及抗体药物偶联物（ADC）等，要求各科室医生不仅要熟悉药物本身的适应证，还能根据患者实际情况选择最佳药物，例如，新辅助治疗如何选择靶向药，是否要进行强化辅助治疗等，都需要医生紧跟临床最新进展，了解指南变化，制定最佳的用药策略。

此外，病理诊断是临床医生开展诊疗的指路明灯，因此，病理科医生需要不断提高诊断的精准度，才能满足精准诊疗的要求。ADC的问世，使病理科针对HER2阳性乳腺癌，不仅要作出HER2阳性的诊断，还要诊断出HER2低表达，甚至极低表达的情况，以进一步优化治疗方案。

在手术治疗上，过去认为只要患有乳腺癌，就要进行乳房切除术。而如今，手术的精准度越来越高，医生也有了更多选择。是选择乳房全切手术还是保乳手术？是选择前哨淋巴结活检还是腋窝淋巴结清扫？什么情况下应该做保留乳头的乳房切除术？什么情况下应该做保留皮肤的乳房切除术？腔镜手术适合什么人群？医生唯有掌握了相关知识，才能作出适合患者的选择。

"精准诊疗是各学科追求的目标，如果MDT团队不持续学习，了解最新治疗进展，那么MDT也便失去了本身的意义。"面对疾病诊疗的日新月异，面对患者需求及临床要求的提高，耿翠芝心怀敬畏与担当，为了更好的治疗方案，为了每一位患者更有期待的明天，紧随时代潮流，与MDT团队并肩前行！

........................................................................................................

### 河南省肿瘤医院乳腺科

# 打造河南特色MDT诊疗模式

作为河南省委、省政府确立的国家肿瘤区域医疗中心主体建设单位，河南省肿瘤医院于2018年入选国家首批肿瘤多学科诊疗试点单位，开启了包括乳腺肿瘤在内的5个高发癌种的单病种"首诊MDT"诊疗模式，在全国发挥了示范带头作用。

在乳腺癌MDT诊疗模式的探索中，乳腺科主任刘真真教授带领MDT团队制订了具有河南特色的乳腺癌诊疗共识，针对不同分期，乳腺科主导开展了早期乳腺癌MDT和晚期乳腺癌MDT，不仅改善了患者就诊体验，也使乳腺癌规范化诊疗水平得到大幅提高。

## 上下一致的诊疗意见

肿瘤治疗是整体的综合治疗，因此，与恶性肿瘤的对抗，不是一个科室的"单打独斗"，需要团队多学科的力量。国家卫生健康委员会也在积极推动多学科诊疗模式，倡导开展多学科门诊及单病种多学科病例讨论，以提高肿瘤诊治水平。

2016年，乳腺科牵头成立了乳腺癌MDT专家团队，针对诊治效果欠佳的疑难病例进行会诊。在进行MDT讨论时，刘真真发现，团队对于美国NCCN指南、CSCO BC指南、CACA乳腺癌诊疗指南等的理解存在一定的偏差。这可能与以下两方面因素有关：一是面对的患者情况不一，不可能全然遵照规范，需要制定个体化的治疗策略；二是医生在进行治疗决策时具有偏好性，这与医生的诊疗经验、诊疗习惯、成长环境有关。

刘真真认为："一个学科应该有一个共同的使命，针对同一类患者应该有相同的治疗理念，这样不仅可以减轻患者对治疗的困惑及不理解，对于年轻医生的培养也是有所裨益的。"

针对疑难病例MDT中展现出的诊疗理念上的偏差，团队予以不断修正。在这个过程中，大家萌生了制订本院共识的想法，以此实现发出共同声音的愿景。

针对不同分期，乳腺科主导开展了早期乳腺癌MDT和晚期乳腺癌MDT，这是河南省肿瘤医院乳腺MDT的一个鲜明特色。

刘真真解释，早、晚期患者的诊疗目标不同。对于早期患者，重点是通过个体化、规范化的治疗达到治愈，该目标相对容易实现，不同医生间的诊疗意见容易达成一致。而晚期患者病情复杂，追求生存质量，诊疗中会出现很多争议和分歧。因此，将早期和晚期分开讨论，参与早期MDT的主要是乳腺外科、乳腺内科、影像科、病理科和放疗科等相关学科，晚期MDT则更为复杂，还包括骨科、放射介入科、超声介入科等科室。

早期MDT安排在早上，晚期MDT安排在下午。开展时，所有相关科室相聚一起，共同商讨诊疗方案，对于晚期患者，常常需要将患者转到相关学科如骨科、放疗科，之后再回归乳腺内科接受治疗。

2018年，国家卫生健康委员会提出要在全国范围内开展肿瘤多学科诊疗试点工作，河南省肿瘤医院入选首批试点单位，推行首诊患者全部入组MDT的战略规划，乳腺科作为试点科室率先实现全部乳腺癌首诊患者入组MDT的目标。

从2016年开展疑难病例的MDT，到2018年实现所有首诊患者进行MDT，其间，MDT工作逐渐走向成熟，高效、精准的诊疗路径使患者得到了及时、规范的治疗。基于MDT工作，学科达成治疗共识，2019年，在大家的共同期盼下，《河南省肿瘤医院晚期乳腺癌诊疗专家共识》正式发布。在共识的指导下，对于遇到何种类型的患者应做怎样的治疗推荐，科室上下的意见是一致的，这是河南省肿瘤医院乳腺MDT最鲜明的特点所在。

## 开放进取的MDT团队

在临床诊疗和MDT中，医生首先要遵循规范。由于乳腺癌领域新药和新研究不断涌现，能够为患者带来更好的疗效，指南也随之进行更新。MDT亦是保持这样的开放状态，如果出现新药物，MDT团队会经过开会讨论，若确认新药有充分的循证医学证据支撑并被纳入指南推荐，日后在制定MDT诊疗意见时，也会将该药纳入考虑范畴，以便第一时间为患者提供科学前沿的诊疗服务。

MDT所具备的宽容开放、随时更新的状态，也对MDT团队成员提出了更高的要求——不仅要持续学习，了解最新的诊疗资讯，进行文献解读，更要以兼收并蓄、开放进取的姿态不断吸收新内容、新知识。

以HER2阳性乳腺癌诊疗为例，针对原发性、肿瘤直径>2 cm的HER2阳性患者，可纳入新辅助治疗的范畴。现如今，吡咯替尼已获批HER2阳性乳腺癌新辅助适应证，成为可选药物之一，但因为吡咯替尼可能存在腹泻等不良反应，给临床管理带来一定的难题，目前应用最多的依然是"曲-帕双靶"新辅助方案。

在规范化新辅助治疗中，强调至少6个周期的治疗，以使疗效最大化。达到或未达到病理学完全缓解（pCR）的患者，其后续治疗方案将存在很大不同。对于达到pCR的患者，依然推荐双靶治疗，未达pCR的则可能选择恩美曲妥珠单抗（T-DM1）。T-DM1可能出现血小板降低等不良反应或耐药问题，如何提高患者依从性、实现药物的全程使用依然是难题。来那替尼的循证医学证据大部分是在单靶时代积累的，而在双靶时代，对于肿瘤负荷较高的患者，是否仍应用来那替尼则需要进行综合考量。

乳腺癌MDT的发展背后离不开学科的强劲助力。河南省肿瘤医院在省内较早地成立了乳腺专科。1993年建立乳腺学组，2002年成立乳腺专科，2009年成立河南省乳腺诊疗中心，集中精力发展乳腺疾病诊疗。一步一个脚印走来，乳腺科在医院的大力支持下，患者数量不断增加，乳腺内外科医生的学术思维逐渐成熟，同时助力乳腺学科及相关学科的同步发展。

为了便于"以患者为中心"的多学科协作模式的开展，影像科、放疗科、超声科、病理科等科室均单独设立了乳腺学组，亚专科的发展与单病种中心的壮大伴随而行。在此基础上，无论是乳腺癌早期、晚期还是局部治疗，患者都能得到更专业化、更规范化的治疗指引。凝聚产生力量，团结诞生希望。乳腺MDT团队同心，为患者争取更多的治愈机会。

---

### 天津医科大学肿瘤医院乳腺癌防治研究中心
### 构建乳腺癌诊疗"天津模式"，由MDT走向MTB

在人类与乳腺癌的斗争中，以"单病种、多学科、一体化"为特色的"天津模式"在诊疗史上留下了浓墨重彩的一笔。针对乳腺癌单一病种，乳腺癌防治研究中心多学科联动，群策群力，为乳腺癌患者做好"顶层设计"，解决诊疗期间各种疑难问题。

在对乳腺癌的不断探索中，分子层面有了诸多进展，在分子肿瘤专家委员会（molecular tumor board，MTB）的助力下，实现了更加精准的诊疗。

作为MDT团队的中坚领导力量，乳腺肿瘤内科主任佟仲生教授讲述了"天津模式"下，乳腺癌防治研究中心MDT团队发挥的举足轻重的作用。

### 顶层设计

随着乳腺癌诊疗的发展，多种治疗手段使乳腺癌可控可治，患者获得了长期生存。如今，临床上已将乳腺癌当作一种慢性病来管理和治疗。

佟仲生解释，在所有乳腺癌中，激素受体阳性乳腺癌占比为60%~70%，这部分人群疾病进展较为缓慢；对于HER2阳性乳腺癌，抗HER2药物的晚期一线靶向治疗有效率为60%~70%，总生存期达57.1个月，半数患者生存时间超过5年，这是巨大的进步。

"针对乳腺癌这种慢性病，进行全程管理、顶层设计尤其关键。"佟仲生强调。每个时间节点都是患者获得更多生存的机会，因此要把握好这些关键的节点。

令他感到遗憾的是，临床实践中接触了很多管理不佳的案例。一般来说，患者在应用某治疗方案2个周期后，如果保持疾病稳定的状态，可维持原有方案。然而，有些医生在患者前期治疗中随意换药，导致后面可选择的药物越来越少，无法给患者带来好的生存获益。此外，这些治疗中，有时是单纯内分泌治疗，有时是内分泌联合靶向治疗等，频繁换药也会导致无法评估哪些药实际发挥了很好的治疗作用。

在乳腺癌患者的全程管理中，离不开多学科团队的参与，MDT也伴随乳腺癌治疗的发展而诞生与发展。

以前，医生常常是"单打独斗"，遇到本科室无法处理的问题时，再去邀请相关科室的专家会诊。后来，一些志同道合的同行相互协助，自发地围绕某个疑难问题展开讨论，共同解决患者难题，逐渐形成了MDT诊疗模式。

佟仲生指出，临床如今对MDT有了新的认识和理解，即患者在初始治疗时，MDT团队作出整体、全面的规划，随后按照指南开展规范化治疗，并在每一个关键的时间节点进行最佳的管理安排，通过医疗团队的随访观察，不定期地进行远期校正，以达到最佳的治疗效果。

实际临床中，MDT往往是对疑难病例的讨论。患者常常是找到自己的主管医生，经过治疗出现不能解决的问题时，才会寻求MDT的帮助，往往错过了最佳治疗期。因而，佟仲生多次强调，"MDT作为患者疾病诊疗的重要方式，其介入时机应前移到患者就诊之初，这样才能作好'顶层设计'"。

## 乳腺癌诊疗"天津模式"

天津医科大学肿瘤医院于2003年成立乳腺癌防治研究中心，集基础研究、筛查、诊断、手术、内科、乳房再造、康复于一体。经过多年探索，形成了以"单病种、多学科、一体化"为特色的乳腺癌诊疗"天津模式"。

针对乳腺癌单一病种，整合各方优势资源，实现多学科联合会诊，为患者提供最佳的治疗方案和策略。其中，有7个科室专门从事乳腺癌的诊疗工作，包括乳腺外科、乳房再造科、乳腺肿瘤内科等。特别值得一提的是，其中还包括目前全国唯一的乳腺影像诊断科和乳腺病理研究室。

作为天津医科大学肿瘤医院的"王牌"，乳腺中心因其强劲的综合实力，一流的乳腺肿瘤专业队伍而闻名遐迩，在国内乳腺癌领域占据一席之地，也赢得了患者的好口碑。来院就诊的患者中，约半数为外地患者，东北三省、内蒙古、新疆、山西、河北等全国各地的患者慕名而来。

佟仲生指出，"天津模式"的形成与发展，离不开医院的历史传承与发扬。天津医科大学肿瘤医院乳腺肿瘤学科由我国肿瘤学奠基人金显宅教授创建。1984年，金显宅倡导成立了中国抗癌协会，同年乳腺癌专业委员会成立，李树玲教授担任首届主任委员，带领了全国乳腺癌防治研究的开展。

在MDT开展初期，各学科自发、免费开展疑难病例讨论，大家各抒己见，为患者提供解决方案。2014年前后，鉴于MDT在肿瘤诊断中的巨大作用，医院从行政层面设立了MDT制度，并制定收费标准，使得MDT慢慢进入了良性循环的轨道。

如今，已形成专业的MDT诊疗团队，建立了明确的MDT准入和实施流程标准。此外，基于各学会/协会制订的乳腺癌诊疗指南，乳腺肿瘤内科制订了适合本院的晚期乳腺癌诊疗规范，乳腺外科也制订了不同乳腺癌的手术规范，这些规范为MDT的开展提供了理论支撑与实操指导，规范了临床诊疗。

佟仲生同时表示，在现有治疗模式下还存在诸多改进的空间。天津肿瘤医院年手术量逐年增加，2021年已超过7 500例，居全国之首，肿瘤内科年出院患者8 000多例。然而，在这些患者中，实际上参加MDT的比例并不高。

阻碍因素是多方面的，一是费用问题，患者未认识到MDT的价值，认为花这么多钱进行MDT不值得。二是就医习惯，患者习惯于找首诊医生，比如在外科做完手术，后面的随访以及出现复发转移，还会去找外科医生。患者这种观念往往是落后的，作为医生也比较被动。

在对比是否进行MDT的患者情况后，佟仲生团队发现，参与MDT的患者总生存期明显要长于未参与MDT的患者，中国医科大学附属第一医院做过同样的分析，得出相同结果。

"总而言之，转变患者的就医观念需要一个过渡阶段，医生也要跳出自己的视角，从患者角度考虑整体的就医流程，以及合理的治疗手段的开展。"佟仲生表示。

## 从MDT到MTB

在与癌症的对抗中，人类从未停下进取的脚步，每一次的胜利都将癌症治疗向前推进一步。其中，值得一提的是，*HER2*基因的发现以及抗HER2药物的研发，使乳腺癌治疗迈进"靶向治疗"时代。抗HER2靶向药的相继问世与不断发展，使HER2阳性乳腺癌患者的治疗结局大大改善。

谈到MDT与抗HER2，佟仲生认为，MDT的发展与抗HER2的发展是互相促进、相辅相成的。MDT团队经过讨论达成共识，给予HER2阳性患者从诊断到治疗的综合诊疗意见，抗HER2的发展则为MDT的开展提供了更多可使用的"武器"，增加了可选择的方案。

对于初始诊断HER2阴性的患者，是否就没有抗HER2的机会呢？事实并非如此。有些患者手术半年后，可能出现新进展或肿瘤转移，并且由于乳腺癌本身是异质性疾病，转移灶与原发病灶病理结果可能不完全相符。因此，MDT团队会建议对转移灶进行病理检测，很多原发灶HER2阴性的，转移灶可能出现HER2阳性，经过靶向HER2治疗，便能给患者带来更长远的生存获益。

如今，基于分子分型，乳腺癌诊疗中形成了分类而治、分层管理的理念。不同亚型的乳腺癌在临床表现、治疗策略和疾病预后方面均存在差异。MTB作为一种特殊的MDT模式，主要从分子层面讨论肿瘤相关诊疗问题，近年在乳腺癌的精准诊疗中发挥了重要作用。参与MTB的不仅有肿瘤科临床医生，还包括病理学、生物信息学、分子生物学和肿瘤遗传学专家。

"MTB可以实现药物精准治疗，通过对基因检测结果的分析，能够为疑难肿瘤患者寻找更加精准的、高效的药物，寻求后续的治疗方法。"佟仲生指出。

以早期三阴性乳腺癌为例，如果患者存在不良预后因素，特别是淋巴结阳性、有家族史，则预后更差。通过MTB，对患者进行基因检测，如果发现有BRCA突变，手术后可应用小分子聚腺苷二磷酸核糖聚合酶（PARP）抑制剂进行干预，能够显著延长患者中位无病生存期。

又如，接受抗HER2治疗的晚期患者，在进行长期治疗后出现疾病进展，通过多基因检测或全基因检测，可以明确哪条通路出现了突变或缺失，针对特定靶点的PI3K抑制剂等已被研发出来，可以进行更加精准的治疗。

佟仲生相信，随着精准时代的到来，小分子和单克隆抗体的发展，以及针对不同信号通路中不同节点抑制剂的发展，MTB在未来将会有更广阔的发展前景。


# 中国医科大学附属第一医院肿瘤内科
# 做全省MDT发展领路人

在中国医科大学附属第一医院（以下简称医大一院）11楼第3会议室里，肿瘤内科副主任滕月娥教授有着难忘、珍贵的回忆。

每当MDT会议召开之时，全场座无虚席。除本院医护人员外，来自大连、丹东、朝阳等省内各地的专家也相聚于此，参与热闹的MDT讨论。他们常常乘火车赶来，当天回不去的专家，则在沈阳留宿一晚，第二天返程。火车载动的，是热切求学的愿望。

谈到开展MDT的初衷，滕月娥感言，"我们的目的很单纯，就是为了带动省内专家学习，合理解决当地医生在临床中遇到的难题。"

怀着这份初心，滕月娥团队带领省内专家，将MDT开展得如火如荼，将辽宁省乳腺癌MDT年终总结会打造成学术品牌。在这个过程中，培养并提高了大家MDT意识，逐步推广了规范化诊疗，这些成果令滕月娥倍感荣耀。

## 初建：磨合有期，会诊有益

MDT在国内发展早期，滕月娥曾去各大医院参观，了解各院的科室管理模式，切身感受到"多学科、多专家为一位患者量身定制诊疗方案，可能更为全面、精准和个体化"。受各中心和行业内大咖的影响，以及院内肿瘤内科医生对MDT模式的认可，2011年，滕月娥与乳腺外科金锋主任率先建立了乳腺癌MDT团队，"内科医生不能单打独斗，团队凝聚的力量会更强"。

MDT团队建立后，发展一直较为顺畅，但也并非没有过"尴尬期"。滕月娥笑言，"我们是硬把其他科室专家拉进MDT团队的。"实际上，影像科、病理科、放疗科与内科并不在一个平台上发展，因而，肿瘤内科与其他科室对MDT的认知水平与认可程度并不一致，导致团队在讨论时偶尔会出现对话困难的情况。所幸，团队成员间的磨合期并不长。滕月娥将相关领域专家汇聚于乳腺领域，一起参加学术会议、进行学术交流、开展相关培训，使各成员形成了共同的理念，建立起交流的基础（图15-2）。

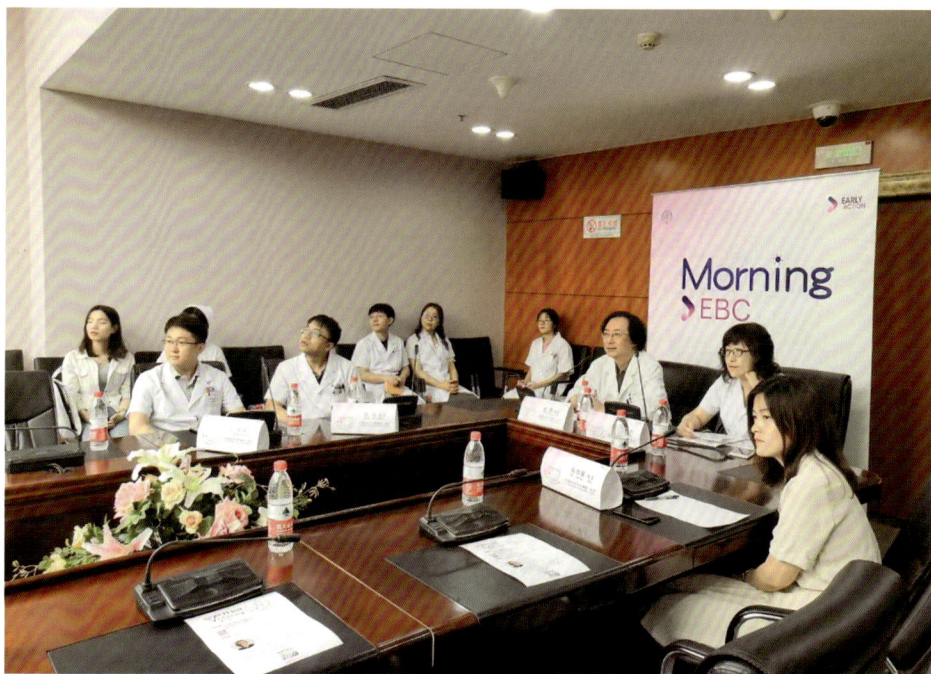

图15-2　金锋教授和滕月娥教授主持MDT会议

在团队培养上，滕月娥和金锋也花了不少心思，形成了所谓"走出去，请进来"的模式。首先是带团队到国内各医院参观学习，其次是请高水平的MDT团队来院进行指导。借此，医大一院MDT团队得以了解高水平团队的经验及彼此间的差异，使自身得到培养与锻炼。

于患者而言，尤其是HER2阳性乳腺癌患者，接受MDT的益处亦是显而易见的。医大一院MDT团队在病例讨论中高度重视再穿刺、再活检，对于复发转移患者，MDT团队要求至少行一次穿刺活检，以确定是否为HER2基因扩增。若确认为HER2阳性，则对患者的既往治疗方案进行评估，一旦发现误差，则可及时扭转，为患者的全程治疗保驾护航。

在滕月娥看来，MDT不仅是针对疑难病例的会诊，更是规范化治疗理念的推广与交流。"为使获益最大化，抗HER2靶向药的'排兵布阵'，包括用药顺序及组合等，都要依据循证医学证据。"对于开展新辅助治疗的HER2阳性乳腺癌患者，MDT团队在新辅助治疗的前、中、后期都会对患者进行会诊，以确定患者的术前治疗方案是否行之有效，在疗效不佳时适时更改治疗方案，或根据术后结果及时调整辅助治疗方案等。

## 发展：拾级而上，终可拿云

用金锋主任的话来说，医大一院的MDT是"以继续教育为目的，结合临床实践"而开展的，以提高辽宁省乃至东北地区各专家的MDT理念、推广规范化治疗为宗旨。这里的"教育"对象，除了医大一院MDT团队，还包括省内相关领域的专家。

MDT中，有一个穿梭于会议全程、始终忙碌的身影，这就是MDT秘书。在参与国内其他中心的MDT会议时，滕月娥发现一些中心设有科研护士这一岗位，比如复旦大学附属肿瘤医院和上海交通大学医学院附属瑞金医院，他们紧密配合医生开展各项工作。

MDT秘书的作用举足轻重，起初，滕月娥自发担起这一职责，但这并非长久之计，为进一步培养年轻医生和MDT秘书接班人，滕月娥安排科里的主治医师轮流担任。MDT秘书在各环节发挥作用，实际上也是对年轻医生的锻炼。首先，MDT秘书必须具备一定的医学专业背景，收集并审核参与讨论的病例资料，并评估需要参与MDT的科室；其次，应有很强的文书写作技能，汇总归纳MDT意见，提交给专家进行审核，并再次反馈给MDT提审专家和患者；最后，需要会后收集MDT反馈意见督促专家意见的执行，并对患者逐一做好年终随访。更进一步，MDT秘书还可建立自己的数据库，将病例输入电子数据库中进行存档总结。

一开始，MDT会议每两个月才开展1次，类似于学术会议的交流，医大一院11楼第3会议室座无虚席，省内专家专程赶来参加，这个时期的MDT会议给滕月娥留下了难忘的记忆。经历了几年的发展沉淀，MDT开展频率及形式已基本固定，新生团队也成长为理论技能扎实的成熟团队。

只是，MDT虽然造福了患者，但这种由科室自行发起、靠着友谊关系互相帮忙的方式并不具有可持续性，长此以往，在一定程度上挫伤了团队成员的积极性，亟须挖掘内动力，助推MDT发展再上一个新台阶。

2015年是医大一院MDT发展历程中的第一个转折点——开设了MDT收费门诊，以每周1次的频率及患者付费参与的模式提供服务，这代表MDT开始成为医院的一项临床工作，与临床实践有了更紧密的联结。

2017年，伴随网络的兴起，医大一院肿瘤内科肺癌专业组、胃肠道肿瘤专业组陆续开展了网络MDT。考虑到专家需要从四面八方赶来，十分耗时耗力，网络又很便捷，医大一院在国内率先建立了乳腺癌网络MDT平台，沈阳市内的专家线下参与，而沈阳市外的专家通过线上参会（图15-3）。

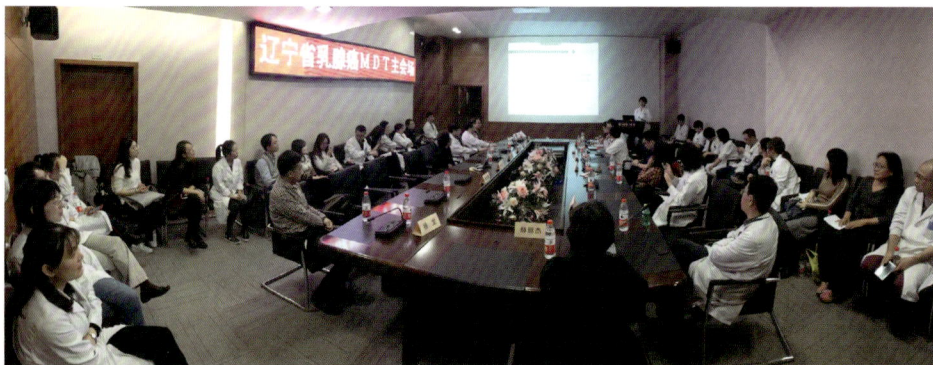

图15-3　辽宁省乳腺癌MDT会议

这种线上、线下相结合的模式进一步扩大了会议规模，也邀请到中国医学科学院肿瘤医院、复旦大学附属肿瘤医院、解放军总医院第五医学中心等医院的专家进行线上交流。"这不仅提高了医大一院乳腺MDT的影响力，也增加了院内医生与国内专家大咖学习的机会。"

作为国家区域中心，医大一院与中国医学科学院肿瘤医院（以下简称医肿）的MDT团队始终保持着紧密的联系，并参与医肿每月一度的MDT。在交流过程中，滕月娥感受到医肿MDT模式的"魅力"。第一，参与MDT的每一个科室实力都非常雄厚，包括影像、病理、放疗科等。第二，医肿MDT团队会对每一例病例都进行细致、精准的讨论和分析，并基于此制定出非常全面科学的治疗策略。第三，医肿MDT团队既能遵循规范，又能寻求创新。第四，各学科间的发展齐头并进，在各自领域均处于全国领先地位，且产出颇多重要研究成果。滕月娥畅谈道，"未来，医大一院的转化研究、团队建设、多学科建设也应该齐头并进，这是我们追求的目标。"

## 总结：精益求精，初心未改

在不断创新MDT模式的过程中，医大一院的MDT病例数量日渐庞大，而在辽宁省内，雄心勃勃、一腔热情要办好MDT的中心也不少，加之各医院内肺癌、乳腺癌、胃肠道肿瘤、影像科、病理科等科室的积极加入，省内MDT开展得如火如荼。

然而，即使各临床医生能够在繁忙的临床事务之余参与会诊，并给出相应的诊疗意见，难题却一直摆在眼前，因为随后的MDT意见执行、患者随访、病例反馈等才是更需要投入精力与耐力，但往往也是更难长期坚持的。为了评估MDT的开展能否真正让患者获益，同时传递诊疗经验，滕月娥萌生出创办辽宁省乳腺癌MDT年终总结会的想法。

年终总结会的前置准备工作耗费大量的人力、物力。滕月娥团队需要联络省内所有参与MDT的单位对患者的生存结果和治疗细节进行随访，并组织相关人员对患者信息整理分类及统计分析，随后绘制生存曲线，最终明确这成百上千例患者中真正取得生存获益的患者比例，最后将总结结果反馈给MDT专家，使其在明确现有治疗的长处或不足的同时，启发其对更优模式的探索。

经过多年的实践和积淀，滕月娥和金锋带领团队摸索和总结出了独具特色的MDT诊疗模式，其研究成果获得辽宁省科技进步二等奖。同时，将MDT经典病例汇集成书，共同主编《乳腺恶性肿瘤多学科治疗病例精解》一书，为广大医务工作者留下珍贵的参考资料。

开局的那一步或许最为沉重，需要付出最多的勇气，但随后的道路就好像铺陈开来，只待这个团队坚定地走完。对于滕月娥及团队来说，所谓名誉或学术影响力，本就不是初心所在；培养并提高了省内外专家的MDT意识，在肩并肩协作成长的过程中，逐步推广了规范化治疗，同时使省内外专家得到了专业培训，才让他们感到欣慰。

滕月娥认为，医生必须在精准病理、精准诊断的基础上，遵循规范化治疗理念，同时，希望在精准治疗上更上一层楼。目前，仅靠现有的免疫组化手段还不足以满足精准病理检测需求，在HER2阳性乳腺癌病理检测方面，伴随诊断试剂盒的应用使免疫组化结果更为精准可靠。"通过基因检测、免疫组化等技术，明确患者出现的突变类型，如*HER2*突变、*PIK3CA*突变等，找到耐药原因，选择的治疗方向或治疗策略就会更具针对性。"此外，未来乳腺癌精准治疗更加聚焦于筛选靶向药物的获益人群，进一步提高患者的治疗有效率，改善难治患者及耐药患者的预后。"在这方面，我期待伴随诊断技术可以取得更好、更精准的结果，使我们可以第一时间确定患者的首选药物。"

MDT还有很多发展的空间。譬如，搭建数字化MDT系统，届时只要将患者的信息、影像提交到电子病历系统，系统便可自动筛选需参与讨论的科室专家，减轻MDT秘书的工作负担；实现让更多的患者参与MDT，不仅有住院患者，还有门诊患者，或借鉴复旦大学附属肿瘤医院的形式——直接以MDT模式开展门诊；邀请分子诊断专家一同参与MDT讨论，通过基因诊断给出精准治疗建议，将有利于对疑难病例进行更深入的剖析，提出更具建设性、创新性的治疗方案。

高原之外还有高峰，医大一院MDT未来发展的道路还很长，还有很多的可能性。既仰望星空，朝着医肿、复旦大学附属肿瘤医院等全国顶尖团队的方向努力，又脚踏实地，在未来开展更多转化研究，解决MDT中实际难题，努力做百姓健康的守护者。

**本文受访专家**

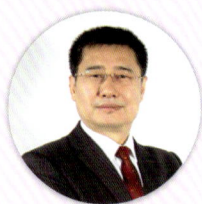 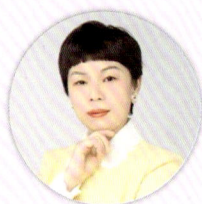 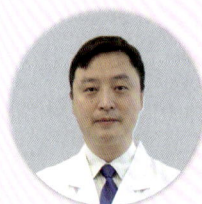 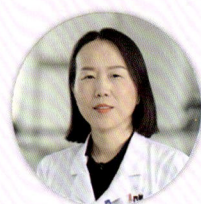

王建东          黄利虹          刘强          刘真真

16

# 个案管理：架起医、护、患间的桥梁

2019年，是讲述乳腺癌个案管理故事的分水岭。

这一年，中国医药教育协会乳腺癌个案管理师分会成立，成为首个单瘤种个案管理师分会，实现了里程碑式的跨越。分会的成立，汇聚起全国有志于乳腺癌患者全程管理的医护工作者，开启了我国乳腺癌个案管理发展的新篇章。

随着医学的发展和治疗手段的进步，乳腺癌患者获得了长期生存，乳腺癌治疗已加入"慢病化"管理行列，对个案管理提出了迫切需求。作为乳腺癌患者的"健康管家"，个案管理师架起医、护、患间的桥梁，为患者提供了动态、持续、个体化、全程化的专业指导，也为疾病诊疗注入浓浓的人文色彩。

## 全新的管理模式

在乳腺癌领域，个案管理还是一个新兴事物。它的诞生与发展，基于乳腺癌庞大的患者群体，以及较长的生存时间内患者对于更高质量生活的追求。

黄利虹指出，随着抗HER2靶向治疗等治疗手段的发展进步，乳腺癌患者生存时间在延长，且乳腺癌发病率不断提高，患者数量越来越多，而医生和护士人数有限，需要一个全新的模式将患者科学地管理起来。此外，乳腺癌患者的治疗复杂，涵盖手术、化疗、放疗、内分泌治疗、靶向治疗、分子免疫治疗等多种治疗手段，治疗之路非常漫长，在长期生存过程中，也会面临治疗、用药、康复等方面的诸多疑问，难以得到及时解决。

如何在有限的医疗资源下，做好数量庞大的乳腺癌患者群体的管理，是业界共同面临的挑战。我国乳腺癌的个案管理起步较晚。20世纪90年代，我国台湾开始出现以病种划分的个案管理模式，我国大陆于2002年开展了个案管理，其中，广州、深圳开始了早期个案管理的探索，随后上海、北京等地也开展了个案管理模式。在发展过程中形成各自优势，各有所长。

中山大学孙逸仙纪念医院苏逢锡教授最早设立了乳腺癌"疾病管理师"制度（即"个案管理"），经过20年的发展，已经形成了该院鲜明的特色。目前有6名专职的疾病管理师，实现乳腺肿瘤患者的全流程管理。

逸仙乳腺肿瘤医院执行副院长刘强介绍，疾病管理师既是医生的助手，又是患者的管家。一方面协助医生管理患者，缓解了医生的压力，另一方面作为医患间的纽带，保证了医疗质量和患者安全。

"很多患者反映，有了疾病管理师，他们的心就放下来了。"患者的这份踏实与安心，离不开疾病管理师事无巨细的管理。从患者入院开始，疾病管理师便全程追踪，妥当安排好各项治疗。出院后，患者也不用担心联系不到医生，疾病管理师会提醒他们后续该做的治疗，复诊的时间，协助预约挂号……使患者得到及时治疗。对于患者的疑问，如化疗后什么时候去检查血常规，检查结果出现异常是否需要处理等，疾病管理师也能很好地予以解答。

"如果给患者做了治疗，却不知道自己治疗得如何，那显然是不行的。"刘强认为，医生应始终怀有这样的认识。为此，中山大学孙逸仙纪念医院非常重视患者的随访工作，随着患者数量越来越多，为方便疾病管理，搭建了随访系统，建立了包含几万例病例的电子数据库。

数据库的建立，不仅大大节省了疾病管理师的工作时间，让疾病管理更加高效，还成为医疗质量控制的有力参考，以及开展科研的"肥沃土壤"。可以随时去跟踪查找，比如某一类型、某一分期的乳腺癌患者局部复发情况，远处转移情况，甚至某位医生的手术复发率情况等，还可以观察到某种新技术或某种治疗方式引发的不良反应，及时提醒，及时讨论来作出改进。

"随访系统的建立需要投入很多人力物力，短期内不会带来经济效益，但长期来看，对于一个科室的发展和整体水平的提升是不可或缺的。"刘强表示。

作为"第一个吃螃蟹的人"，中山大学孙逸仙纪念医院在疾病管理制度中进行了早期实践，走出了适合本院的发展模式。同时，也带领国内其他中心个案管理的建立。由此，我国乳腺癌个案管理逐渐起步，走向发展探索的道路。

## 个案管理实践

2017年，解放军总医院普外医学部乳腺外科正式开展疾病管理模式，牵头此项工作的是王建东主任和黄利虹护士长。

黄利虹第一次了解疾病管理师是在2016年吉林大学白求恩第一医院召开的一个小型会议上，一位讲师讲述了到中国台湾学习疾病管理师的经历。同年，本院邀请一位台湾的讲师，同样提到了疾病管理师。这两次讲课引起了黄利虹对疾病管理师的兴趣，从此开始关注这一模式。

年底，黄利虹向科室主任王建东汇报了疾病管理模式。王建东也看到了疾病管理师的价值，通过参与相关会议，并邀请中山大学孙逸仙纪念医院苏逢锡教授介绍相关工作，多方了解后，认为有必要将这一工作向前推进。

最初，个案管理工作主要集中在院外患者的随访。由于床位紧张，乳腺癌患者三五天便出院了，而出院后患者的居家管理和康复管理是脱节的。黄利虹分享了一个让她深受触动的故事。

"一天，一位患者举着特别粗的胳膊来病房找到我，根据患者的症状和表现我判断是乳腺癌术后相关淋巴水肿。当时，我就在想，手术后出院患者的康复及综合治疗带来的不良反应等这些问题由谁来管理呢？患者院外的空档期没有专人来管理导致患者的生存质量下降，这促使我们对院外患者的管理进行探索。再来回顾一下这个患者情况：大家会认为，淋巴水肿是乳腺癌术后常见的术后并发症之一，不可完全避免，但是通过这么多年的经验积累和不断的学习，我们发现如果在患者出现轻微水肿时进行及时的识别与干预，就可避免或减轻患者肢体的肿胀程度，患者不至于拖着沉重的胳膊来找我们。"

2015年，黄利虹便申请了院内的乳腺癌术后康复门诊，以术后患者康复为主，此外，还会帮助患者做好院内化疗、放疗等协调工作。当时，恰巧黄利虹在开展一个多中心的课题，需要了解患者的生存状态及生活质量，于是便开始定期电话随访，来了解患者术后复发、治疗等情况。

个案管理工作起始于患者的术后随访和康复，后来逐步发展为从患者入院开始到出院后的康复，对治疗各阶段全流程、全方位的管理。有些患者即便转到了肿瘤科，也仍然会继续跟踪随访管理。

王建东和黄利虹很欣喜地看到，经过5年多的付出和努力，个案管理工作给科室带来了诸多改变，最为受益的是患者。个案管理师如同患者的"健康管家"，使他们接受的不再是片段式的医疗护理，而是连续、完整的身心照护。当患者从一个普通人突然变成癌症患者，心理上会遭受巨大的冲击，个案管理师设身处地地进行心理疏导。在后续治疗中，为每位患者制定个体化的管理规划，安排好各阶段的治疗，解答患者的各种疑问，比如，下一步要做什么治疗，为什么在手术前开展新辅助治疗，手术后有哪些注意事项，什么时候到哪里进行什么治疗等。患者也感受到，自己一直都是有人在管理、在关心的，管理师在尽最大能力，为自己解决各种难题。

个案管理工作的开展，不仅使患者受益，也使医院和科室从中受益。第一，增加了医护之间的凝聚力。以前大家都很忙，各自为战。个案管理让大家更能够有共同的认同感，医生会理解护士，护士会理解医生，使医护关系更加融洽、和谐，如今大家拧成一股绳。第二，患者满意度提升。因为个案管理更注重人文关怀，帮助患者协调解决了很多问题，护理质量也得到提升。第三，医疗指标得到改善。个案管理使工作效率更高，医护之间沟通更加顺畅，使保乳率、日间化疗率、床位使用率等均得到提升。

在解放军总医院普外医学部乳腺外科积极推动个案管理工作的同时，700千米之外的河南省肿瘤医院，个案管理模式也成为乳腺科的一张名片。

"在以规范、理性为基准或没有太多感情色彩的诊疗模式中，个案管理师添加了一个更富有人文性质的角色，使患者在接受规范治疗的同时，也获得了来自医护人员的人文关怀，提高了患者对治疗的依从性和信任度。"乳腺科主任刘真真对个案管理作出如此评价。

目前科室共有10余名个案管理师，分设在6个病区，配合医生开展工作。作为连接医、护、患的桥梁，个案管理师由专科护士担任，同时面向医生和患者开展工作。面向患者，包括向患者反馈MDT意见、沟通前期检查结果、阐明治疗方案及治疗困境、疏导患者心理、管理患者饮食、术后随访等，为患者提供全程、贴心的诊疗服务。面向医生，及时向医生告知患者状况，如出现并发症、恶心呕吐等不良反应，使患者能够更好地配合后期治疗。个案管理师就如黏合剂，使医患间的关系变得更为融洽、紧密，为科室工作的开展提供了便利，成为科室一项有特色的、亮点的工作。

## 里程碑式跨越

在个案管理模式的探索中，各中心形成了各自的特点和经验，全国尚没有统一的发展模式及规划，甚至没有统一的称谓，疾病管理师、个案管理师、医生助理……叫法不一。王建东和黄利虹感受到，随着更多医护人员参与到个案管理工作中，业内欠缺一个学习交流的平台，能够汇聚各家所长，让大家少走弯路。

2019年3月，中国医药教育协会乳腺癌个案管理师分会正式成立（图16-1），分会的成立是里程碑式的跨越，加速了我国个案管理的发展步伐，为有志于乳腺癌个案管理师事业的医护人员提供了深入交流的平台，逐渐形成规范的指导意见，并吸纳更多志同道合的同行们加入队伍。

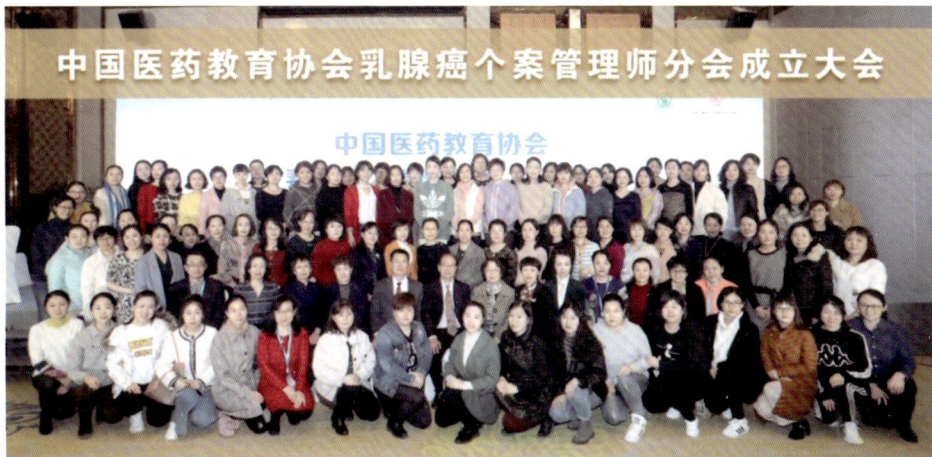

图16-1　中国医药教育协会乳腺癌个案管理师分会成立大会

　　分会成立仅一年后，便组织撰写了《中国乳腺癌个案管理模式专家共识》，对乳腺癌个案管理的定义、乳腺癌个案管理师的管理、乳腺癌个案管理模式和乳腺癌个案管理的成效指标给出了具体的阐述，为乳腺癌"诊断-治疗-康复"全程管理提供了新标准。

　　"共识的制定，一方面是提供了指引，另一方面也带动了大家的积极性。由已经积累了一定经验的中心，带领大家去推行个案管理模式。"黄利虹表示。

　　作为分会主任委员，黄利虹在共识制定中投入很多心力，所有问题均由其草拟，参与共识制定的各位专家同行开展了两次线下讨论，并通过电话进行沟通，了解分会下设的60多家单位的运作情况，全面考虑综合性医院与专科医院开展模式上存在的差异，综合大家的意见，使共识最终能够服务于全国的各家医院。共识完稿后，修改了10余遍，在一遍遍的打磨中，终于成稿。

　　共识提到了个案管理模式目前面临的问题：我国的乳腺癌个案管理模式构建缺乏系统化，工作流程缺乏标准化，个案管理师培养缺乏规范化。由于各家医院有不同的模式，要解决这些问题确实不易。黄利虹表示，各中心要"求大同，存小异"，在遵循一些硬性要求下，包括人才选拔、培训等，在共识的框架下各家中心可以有自己的发展模式。其中，也希望做一些尝试。如今乳腺癌治疗提倡分类而治，个案管理也可以"分类而管"，比如，针对HER2阳性这一类患者做成一个平台，将随访的内容流程化、标准化，这也是今后的工作方向。

　　目前，在分会的带领下，我国乳腺癌个案管理如火如荼地开展。2021年，开设了第一期个案管理师培训班，进行理论培训，让大家了解个案管理的概念和发展历程，如何在科室里去开展。培训班很火爆，72个名额很快就报完，大家对个案管理模式展现了极大的热情。培训结束颁发培训证书，得到了科室及护理部的认可。此外，组织专家在各学术会议上进行讲课，也使个案管理工作得到了各位科室主任的认可。

为夯实个案管理模式的落地，促进个案管理师队伍的发展，分会还启动了"乘风破浪的天使——乳腺癌个案管理案例大赛"，参赛选手展示了自己的风采，也让大家对个案管理师有了更深入的认识。

"从成立组织到制定共识，再到举办培训班，分会在稳步地发展。虽然还不能与欧美等模式相比，但是我们确实在进步。提起个案管理，'乳腺界'几乎没有人不知道，这是非常大的飞跃。"对于分会的发展，黄利虹充满信心。

她指出，个案管理未来的发展，要适合每家医院的发展需要，允许个体化，它不是一个放之四海而皆准的模式，而是有一定的弹性。此外，期待建立统一的信息化平台，将患者不同阶段情况记录下来，利用智能化平台进行统一管理，以减轻个案管理师的工作量，提高管理效率，更好地去服务患者。此外，还可利用平台开展课题研究，发挥科研价值。

## 从被动执行者到主动管理者

"个案管理工作是对护理人员价值的提升，不再是'三班倒'的日常执行工作，而是真正地参与到医疗决策、护理决策，从一个被动的执行者变成一个主动的管理者。"黄利虹同时指出，"个案管理师不仅要承担科室的行政管理，更多的是对患者整个病程以及相关疾病专业知识的累积"。个案管理师岗位是对护理人员的一种激励，是让人感到自豪的工作。

个案管理的工作集评估、计划、实施照护、协调和监测于一体，在个案管理师的各项职责中，其中一项是质量监控，包括监督医生是否完成各阶段治疗计划，监督护理人员是否按计划完成各项护理措施，并评价完成质量。以乳腺癌治疗中典型的抗HER2药物为例，黄利虹详解了其中的管理要点。

抗HER2靶向药赫赛汀（通用名曲妥珠单抗）给HER2阳性乳腺癌诊疗带来了质的飞跃，无论是多个重磅的临床研究，还是真实世界研究，都证实大大延长了患者的生存时间。

"我们在实际的临床中感受到给患者生存带来的获益，感到非常欣慰。赫赛汀需要由我们护理人员自己配置，为了让这么好的药在患者身上发挥最大的作用，我们护理人员第一步就是要把好安全关，对新药进行充分的学习，包括药理性质、稳定性、如何配置、如何储存等。"黄利虹指出。

另外，首次输注的患者，会特别关注患者的不良反应，做好心电监护。赫赛汀说明书上标注，首次输注在90分钟内完成，但是为了降低患者发生不良反应的风险，实际上输注的时间是要大于90分钟的。在各中心的应用中，一些患者会出现寒战、发热及其他急性不良反应，导致患者停药，还是挺惋惜的。但是在黄利虹的带领下，十几年的靶向药物管理中，没有出现过严重的不良反应。

鉴于个案管理工作的复杂性及挑战性，个案管理师均是从护理团队中筛选出的优秀人员。对于个案管理师的要求，王建东、黄利虹、刘真真表达了一致的观点。

首先，个案管理师要有上进心，拥有持续学习的意愿和能力，不仅要有护理经验，还要了解乳腺癌常规诊疗，能够处理各种紧急情况，在与患者沟通时更要将专业术语转化为患者听得懂的语言。

其次，需要具备较高的情商与较强的沟通能力，有为患者服务的强烈意愿。这是非常重要的，因为个案管理不仅要与患者及家属交流，还要与其他团队交流，良好的沟通和协调能力是工作顺利开展的关键。沟通中除展现专业素养外，更要融入人文关怀，对患者进行心理疏导，其中还包含人生的哲理、法律、政治等多种因素。

在实际工作中，学科带头人也会对其进行培训和引导，定期反馈，及时了解个案管理师的工作给患者带来的体验，并不断纠偏。

## 未来展望

由于我国个案管理模式尚处于初级探索阶段，在个案管理实践中，还存在缺乏岗位认可、角色定位不清晰、人力配备不足等诸多有待完善之处。

刘真真指出，在开展工作时，患者在一定程度上更在乎主管医师的态度与看法，常常忽视个案管理师的工作与努力。每一名医生都应该帮助个案管理师顺利地开展工作，认清个案管理师独立性、专业化的角色界定，不再使其承担角色之外如常规护士的工作。在与患者沟通时，也要充分表现对个案管理师的尊重和认可，使患者意识到个案管理师的重要性，承认其工作的价值。这种尊重、爱护、保护、认同和沟通，对于个案管理师的成长非常重要。

王建东也表示，目前，个案管理师的职业发展面临一些困境，个案管理工作要占用个案管理师大量的业余时间，他们24小时待机，没有正式编制，没有待遇补贴，大家都是靠信念、出于对工作的热爱，在默默地做着工作。但是从长期来看，这种义务的付出并非长久之计，个案管理工作还需要得到各界的支持。

他呼吁将个案管理师纳入医疗体系内，在医院内设立相应的岗位，在政策上予以支持，让他们的工作价值得以体现。个案管理工作使患者治疗依从性提高，治疗更加规范，生活质量得以提高，实际上也节省了社会资源，符合"健康中国"的要求。

此外，也希望通过大医院专家间的学习交流，逐渐带动基层医院乃至社区医院医务工作者参与个案管理工作，与医院的个案管理师做好配合。例如，医院的个案管理师主要负责新发病例，后面的随访工作交给社区管理。二者做好衔接，可以更为便捷地为患者提供服务，这种方式也符合医疗资源下沉的政策，在这个过程中，基层医务人员的能力也得到提升。

个案管理顺应患者的需求而诞生，并有一群医学同仁为其发展精诚团结、并肩作战，在各方努力与支持下，必将走出一条适合我国国情的个案管理之路。

# 篇章三

# 沐浴阳光

## 扩大药物可及性，普惠患者

从企业对肿瘤创新药的研发，到政府将创新药纳入医保，提高药物可及性；从医务工作者寻求更优的治疗手段，到患者组织为患者提供身心关爱，再到患者个体与疾病顽强斗争……面对乳腺癌共同的敌人，政府、企业、医务工作者、患者组织、个体，共同演绎出一首生命的礼赞。

**本文受访专家**

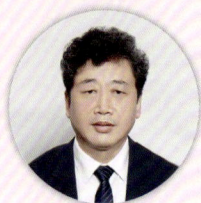
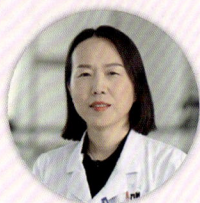
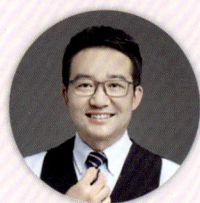

刘运江　　　　　刘真真　　　　　聂建云

17

# 抗HER2靶向药进医保，提高药物可及性

　　肿瘤治疗作为医疗健康领域的聚焦点，是创新力量、创新资源最集中的领域，靶向治疗与免疫治疗等突破性的治疗进展，改变了临床实践，为肿瘤患者带来了新希望。

　　然而，从"有药可用"到"用得起药"，还有诸多问题横亘其间。解决患者用药难问题，其实就是解决患者用药的可及性问题。将药物纳入国家医保，是提高可及性、可负担性最为关键的途径。

　　在乳腺癌治疗领域，靶向药赫赛汀（曲妥珠单抗）2017年被纳入国家医保目录，令无数患者为之沸腾。从2002年在中国上市，历经15年时间，天价救命药得以"飞入寻常百姓家"。

## 医生、患者期待更多好用的治病"武器"

"对于医生和患者来说，特别希望好药研发后能尽快用得上。因为药物是治病的'武器'，有更多好用的'武器'，才能更好地抗击病魔。"河北医科大学第四医院副院长刘运江教授表示。

他指出，药物上市后被纳入医保，是提高药物可及性主要的方式。在指南制定中，药物可及性是需要考虑的重要因素。从2017年起，中国临床肿瘤学会（CSCO）乳腺癌专家委员会便开始致力于制定符合中国国情、更接地气的指南，在推荐治疗方案时会将药物可及性作为必要的参考因素。对于一些国外已经上市但尚未在中国上市、可及性差的药物，指南不会进行推荐。而虽然国内已经上市，但患者负担很重的药物，推荐力度也不会很高。

河南省肿瘤医院乳腺科主任刘真真教授同样认为，药物可及性和可负担性的提高，对于患者治疗来说具有重大意义。虽然在全世界范围内，中国并非乳腺癌高发地区，但是中国人口规模庞大，乳腺癌发病率增速也相对较快，每年新发病例数约40万。曲妥珠单抗、帕妥珠单抗、T-DM1等靶向药进入中国市场，对临床实践产生了重大影响，改变了患者命运。过去医学界认为HER2阳性是不良的预后指标，但现如今，随着靶向药物的不断涌现，HER2阳性患者预后得到大幅提高。而实际上，这些靶向药物获批在中国上市，包括获批新适应证的时间都滞后于国外几年。

2003年，云南省肿瘤医院副院长聂建云教授赴加拿大访学，他真切地感受到国内乳腺癌诊疗与国际发达国家的差距。他认为，造成这种差异的原因是多方面的，例如经济条件、医生认知、药物可及性等。当时，抗HER2药曲妥珠单抗在国外已普遍应用，而在国内，抗HER2治疗还只是一个概念，能够真正使用的患者极少。

令他印象深刻的是，当时云南省第一例接受曲妥珠单抗治疗的患者治疗费用高达四五十万，患者经济条件非常好，能够负担起高额的药价。但对于绝大多数乳腺癌患者来说，这简直是"天价"。到了2011年左右，随着经济条件的发展，以及抗HER2治疗理念的深入，患者有了更多抗HER2治疗的机会。而云南省内患者真正普遍有机会使用曲妥珠单抗，还是在药品降价后。

聂建云感叹，经济负担是影响药物可及性重要的壁垒，尤其是经济条件相对落后的地区。在药物没有被医保覆盖或报销比例很低的情况下，很多患者便放弃了相关治疗。由于HER2阳性是乳腺癌预后较差的类型，抗HER2治疗是尤为重要的手段，其他治疗方式有限，治疗效果也不甚理想。因负担不起高额的药费而放弃抗HER2治疗，很多患者是以生命作代价的。

## 治疗新曙光

2017年7月19日，包括曲妥珠单抗在内的36种药品经谈判成功纳入国家医保目录，为HER2阳性乳腺癌患者的治疗带来新曙光。

在此之前，曲妥珠单抗约为每单位（440 mg）24 500元，经过谈判，每单位药品支付标准降至7 600元，降幅近70%。且进入乙类目录后，医保基金还会支付超过70%的费用，患者用药费用不到原来的十分之一，这样的价格令患者为之振奋。

聂建云清晰地记得曲妥珠单抗刚被纳入医保时的情形。由于云南省肿瘤医院有着庞大的乳腺癌患者群体，为了应对曲妥珠单抗进入医保后患者急剧增加的用药需求，医院提前准备了充足的药物。一直以来储备的患者需求，在药物进医保后的一两个月一下子释放出来。

"那段时间我们的治疗密度是非常大的，真正感受到国家政策给患者带来了切实的获益。一些患者激动得热泪盈眶，因为这样救命的药，以前可能要变卖家当，甚至倾家荡产也用不起，如今国家政策一下子给了她治病的机会。"

曲妥珠单抗进入医保后在临床用药上发生了巨大变化。进医保前，即使在云南省很多省级医院，针对HER2阳性乳腺癌患者，抗HER2治疗的比例都不足10%。而进医保后，这几年抗HER2治疗比例已经超过了80%。

刘运江也分享了用药变化。"我的患者是条件相对比较好的，即便这样，在曲妥珠单抗没纳入医保前，HER2阳性乳腺癌患者中能用得起曲妥珠单抗的也不到一半。曲妥珠单抗被纳入医保后，患者需求量骤增，不仅刚做完手术的患者要用，甚至做完手术一两年的患者也提出了用药需求。"

聂建云指出，在中国很多患者和医生用药都是基于医保政策的，医保具有重要的导向性。国家大力倡导医疗、医药、医保"三医"联动，因为只有药物被医保充分覆盖，提高药物可及性，很多治疗理念才会被执行。医保政策不仅促进了患者对药物的可及性，同时也推动了医生对药物和治疗方案的认知。

曲妥珠单抗可及性差时，医生便不会花很多时间和精力去深入了解相关信息，因为这些信息不会转变为实践，仅仅是一个知识点。而如今药物可及性大大提高，不管是早期HER2阳性患者的新辅助治疗、辅助治疗，还是晚期患者的治疗，抗HER2都成为重要的治疗手段，医生面临着眼前患者现实的用药问题，促使其必须充分了解药物，包括疗效、毒性作用和不良反应、医保政策等，也相应地推动了医生优化治疗理念，拓展自己的知识边界。

在国家医保普遍覆盖的情况下，抗HER2治疗药物的可及性越来越高，中国患者与国外患者治疗间的差异也在逐步缩小，在某些领域甚至还要领先于国外。

## 持续优化的医疗保障

近年来，国家医保局加快医保药品目录调整频率，实现每年动态调整，对创新药品予以支持和倾斜，一些创新药上市当年即被纳入国家医保目录，让患者得以更快地用上新药、好药。

继靶向药曲妥珠单抗后，2018年12月，又一抗HER2药帕捷特（帕妥珠单抗）在中国获批上市，相比曲妥珠单抗漫长的进医保进程，帕妥珠单抗上市不足一年便被纳入国家医保目录，降价幅度超过70%，各指南也很快将其作为一级推荐。

聂建云表示，临床研究充分证实，不管是在HER2阳性乳腺癌早期还是晚期，不管是用于辅助治疗还是新辅助治疗，曲妥珠单抗联合帕妥珠单抗双靶治疗比曲妥珠单抗单靶治疗均有更佳的获益，双靶理念已被临床医生所接受。

然而进入医保后的靶向药在临床中的应用还面临具体的问题。刘运江指出，如今，即使曲妥珠单抗和帕妥珠单抗均被纳入医保，但据统计，仍有超过10%的HER2阳性患者用不上新药，比如偏远地区患者。

分析其中原因，一是基层医院的治疗理念欠缺。针对此，刘运江近些年一直在开展基层医院规范化培训，开展继续教育，进行指南规范化治疗的巡讲，使基层医生掌握前沿的技术及理念，以此促进基层医院与大医院间诊疗的同质化，整体提升我国乳腺癌患者的远期生存率。二是基层药物的缺乏。在国家分级诊疗的政策下，好药也应该下沉到基层去，提高基层医院的用药可及性，大医院只需给出治疗方案，患者在基层医院便能用药治疗，将大大方便患者整体诊疗。

此外，靶向药还面临进医院难的问题。在公立医院绩效考核中，药品占比和耗材占比是关键性指标。由于新药大多比较贵，进入医院会增加药占比，为了在绩效考核中获得好成绩，各医院会限制这些昂贵药的进入，导致新药进医院难，这是当下非常突出的问题。

为缓解药占比，国家推动了"双通道"管理机制，即通过定点医疗机构和定点零售药店两个渠道，满足药品供应保障、临床使用等方面的合理需求，并同步纳入医保支付的机制。

此外，刘真真和刘运江同时提到，新药研发在试验设计上的改变，有助于推进新药在中国的上市进程。早期，一些国际新药临床试验没有纳入亚洲人群或中国人群，或纳入的样本量小，为此，这些药物进入中国临床前，还要开展桥接试验，以验证在中国人群中的疗效和安全性。

如今，医药公司在研发新药、开展新药临床研究时，正在争取更大范围的覆盖，如开展更多的国际多中心研究。很多国际医药企业的新药研发在初始设计时便包括了中国人群，这样药物一旦在国际上市，也能很快在中国上市。与此同时，国内的临床医生也积极参与国际新药试验，提供中国患者数据，以加快新药在中国获批的进程，使患者能够更早、更便捷地从新药中获益。

作为分管院内医保事务的副院长，聂建云希望荧光原位杂交（FISH）检测能够纳入医保。他解释，在乳腺癌初始分型诊断中，需要进行免疫组化（IHC）检测，IHC 3+判定为HER2阳性，IHC 2+者需要进一步应用FISH方法进行基因扩增状态检测。在全国大部分地区FISH检测为自费项目，对于已经进行了很多检测的患者来说，仍需自费进一步做FISH检测，一些人会选择放弃，也就意味着很多患者放弃了抗HER2治疗的机会。

"通过医保的工作，我们认识到基因检测的重要性，我们云南省正在推动基因检测被医保报销。虽然这个工作很小，但对患者治疗导向来讲，仍具有一定的意义。"聂建云直言。

## 健全多层次保障体系

解决新药的可及性问题，不能仅依靠基本医保一条道路。2021年9月，国务院办公厅印发了《"十四五"全民医疗保障规划》，指出我国已基本形成以基本医疗保险为主体，医疗救助为托底，补充医疗保险、商业健康保险、慈善捐赠、医疗互助等共同发展的多层次医疗保障制度框架，以更好地满足人民群众多元化医疗保障需求。

近年来，各地推出普惠型商业医疗保险，作为基本医保的一种补充手段。该类保险门槛低，可将患者群体纳入保险覆盖范围，弥补了基本医疗保险与传统商业健康险间的空白。

在赫赛汀进入医保前，慈善捐赠发挥了积极作用。刘真真介绍，2002年赫赛汀进入中国市场，因为药物价格高昂，年用药费用为三四十万。2011年，中国癌症基金会开展了"赫赛汀患者援助项目"，施行"买6赠8"的方案，年用药费用降至一二十万，使药物可负担性得到大幅度提升。

据悉，"赫赛汀患者援助项目"为一项慈善项目，旨在向适合使用赫赛汀治疗的贫困或低收入肿瘤患者提供援助，由企业向基金会赠药。项目覆盖了全国31个省，促进了中国癌症防治事业的发展，提高了患者获得赫赛汀的可及性，使乳腺癌患者获得了更大的支持。

2019年3月，中国癌症基金会又启动了帕捷特患者援助项目，进一步扩大了乳腺癌患者帕捷特的用药可及性。

"总体而言，能够获取药物的途径越多，药物可及性就越高，越能保障患者得到更好的治疗。"刘运江表示。

着力发展医疗卫生事业，筑牢百姓健康屏障，全方位、全周期保障人民健康是国家一直以来致力的方向。作为百姓朴素的愿望，"病有所医"已被纳入国家基本公共服务项目标准之一，成为每个公民的基本权利。国家也将继续优化各项卫生健康举措，让人民获得持续的幸福感、安全感。

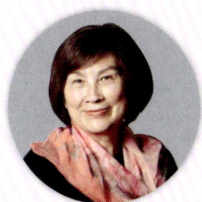 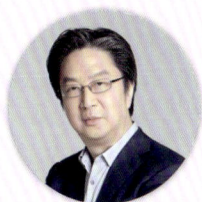

史安利　　　　江泽飞

18

# 患者组织：汇聚微光，传递生命力量

苏格拉底说，未经审查的人生是不值得过的。那么，人生的意义是什么？我们到底要过怎样的一生？

对每一位不幸患癌的人来说，当一场大病来袭，改变他们既定的人生轨迹，甚至威胁生命时，这个平日无暇思考的哲学命题会悄然出现在他们脑中。历经种种考验，他们倍加珍惜生命，开始思索人生，追求生命的真正意义。他们在各处，散发着自身的微光。

而患者组织，一个不被大众所熟知的团体，以一种抱团取暖的方式，汇聚起众多的微光，他们照亮彼此，在完成身体康复后，获得真正意义上的精神康复，勇敢回归社会，并为医疗卫生事业贡献力量。

让我们通过全国最大的全瘤种患者组织——中国抗癌协会康复分会，一窥我国患者组织的发展历程，感悟生命的力量之和。

## 探寻中国故事的"国际表达"

2015年9月，在北京国家会议中心，一场特殊的大会——第十八届全球乳腺癌患者支持大会（the 18th Reach to Recovery International Breast Cancer Support Conference）盛大开幕，这是史无前例的由患者组织举办的国际性会议，也是首次在中国大陆召开的全球乳腺癌患者支持大会。

"这次大会的举办是我国癌症康复事业走向国际的一个新起点。"中国抗癌协会康复分会时任主任委员史安利教授表示。

谈起会议背后的故事，还要回到2年前。2013年，史安利参加第十七届全球乳腺癌患者支持大会，第一次从聆听者的身份转为报告者，向全世界汇报了中国的患者组织情况，引起强烈反响。

汇报后，组委会主动找到史安利，提出可以在中国举办亚太地区会议。然而，史安利内心并不知足，她瞄准的是全球会议。举办会议需要提出申请，像申办奥运会一样。回到国内，她便着手准备申办材料，在做了大量准备后，满怀信心与期待，递交了全英文的申报材料。

然而，一个月过去了，仍未收到任何回复。史安利心里有些犯嘀咕，"是不是没戏了？"于是，她托中国台湾的朋友去问。朋友来电回复，因为主席团每月开一次会，所以才拖了。同时带来一个好消息，在中国、法国、捷克3个国家的竞选中，最后中国获得了最多投票，成功争取到了第十八届全球乳腺癌患者支持大会的举办权。

大会由中国抗癌协会癌症康复分会、中国抗癌协会乳腺癌专业委员会主办，迎来了700余位国内外宾朋，国家卫生健康委领导，全球乳腺癌患者支持大会主席、副主席，国际抗癌联盟的乳癌联盟秘书长以及各国医学专家、学者、康复组织代表、乳腺癌患者齐聚北京，共同研讨乳腺癌防治方法，分享康复、人文关怀经验，构建乳腺癌病友的国际支持网络（图18-1）。

会议的成功申办，让史安利认识到，我们只有在国际上发出自己的声音，才能被别人看到。会议的成功举办，也是一个关于"请进来，走出去"的故事，史安利带领中国抗癌协会康复分会发展的12年，正是通过这种方式，使分会不断发展壮大，由2010年的60多个会员单位增至2022年的122个，在省、市、县（区）、社区等各处生根发芽，散发光亮。

伴随肿瘤发病率的持续攀升以及医学的发展，患者生存期延长，总患者数持续增加。如何满足广大患者的康复需求，使他们获得更好的生活质量，是史安利一直思考的问题。

她带领分会，利用各种机会，在全国各地建立患者康复组织，尤其是边远地区。对于没有资源的普通患者，想发展起一个康复组织极其困难。史安利感受到这种不易，也因此每年组织康复组织骨干培训班，以提高各地患者组织骨干的能

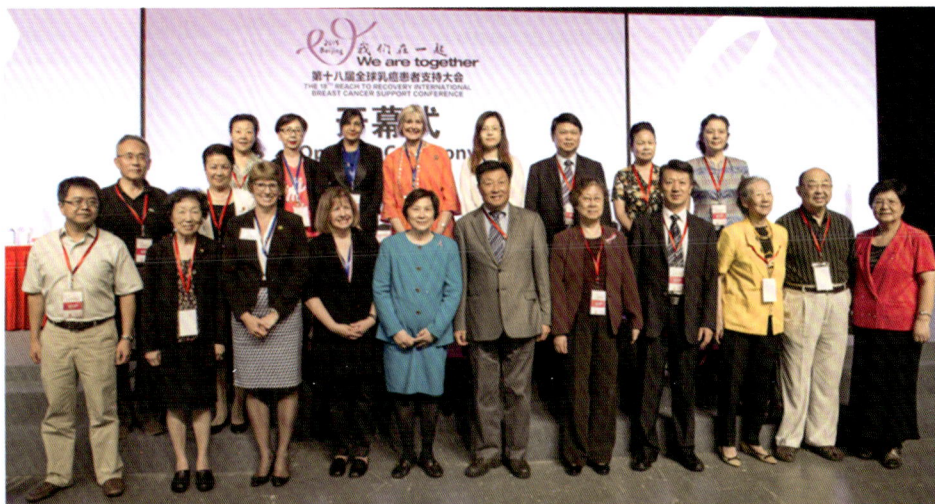

图18-1　第十八届全球乳腺癌患者支持大会

力建设，推动各地康复组织的发展。通过10年骨干培训，使各地患者组织逐步建立了完善规范的体系。

我国台湾、香港等地患者组织发展较早，史安利便邀请台湾、香港的专家来交流经验。开始时，只邀请一两位专家，交流后发现大家对康复组织开展的工作仍不甚了解。后来，便成建制地引进，比如一个康复组织设立接待、服务、筹资、宣教等5个部门，邀请这5个部门的领导集体授课，详述各部门职责，"手把手"教学。

为进一步增进彼此了解与交流，史安利创立了两岸四地癌症康复论坛，第一届在济南召开，开创了我国癌症康复领域合作交流的新局面。第二届在中国台北召开，80名大陆代表赴台参会。会后，从南到北参观访问，实地考察学习中国台湾和香港患者组织如何开展工作，因而有了更直观的认识。

在多次参加全球患者组织交流大会后，考虑到语言及参会人数限制等因素，史安利萌生了举办中国自己的患者组织会议的想法。这一想法在罗氏中国等各方支持下变为现实，2018年12月，第一届中国患者组织经验交流会在上海成功举办，成为国内首个大规模跨病种患者组织交流平台，至2022年已成功举办4届。

### 患者援助播撒爱的温度

随着药物研发的不断进步，大量新药获准进入中国市场，给患者带来更多的生存获益。以乳腺癌抗HER2药物赫赛汀（通用名曲妥珠单抗）为例，它的出现彻底改变了HER2阳性乳腺癌患者的治疗结局，成为"救命药"。但是，进入医保前，一年几十万的治疗费用让很多患者望而却步。

在患者组织领导者之外，史安利的另一个身份是癌症康复者。虽然自己没用上抗HER2药物，但最初了解到早期应用可以实现治愈时，她还是受到巨大的震撼。因此，她密切关注着抗HER2药。

"救命药"用不起，成为患者无法承受之痛，为帮助患者解决用药难题，北京爱谱癌症患者关爱基金会启动了"赫赛汀特殊患者援助项目"。6年间，数万患者从中获益。北京爱谱癌症患者关爱基金会在中国抗癌协会康复分会的基础上开展工作，包括支持各地康复组织发展，进行能力建设，开展患者援助，组织抗癌达人评选等丰富的活动。

每一位癌症患者都有自己独一无二的生命故事，史安利讲述了两个感人至深的患者故事。

其中一位患者的抗癌故事曾被拍成故事片，激励很多人。2009年，在北京癌症康复分会举办年度会议期间，组织部部长找到当时任北京癌症康复会副会长的史安利，告知晚上有位患者要结婚，邀请她担任证婚人，史安利爽快地答应了。在能容纳一千多人的大礼堂后面，走出来一位身穿婚纱、美丽动人的新娘，旁边是她高大帅气的丈夫，挽着新娘走向台前，全体起立鼓掌迎接。

"由于没戴老花镜，工作人员写了大大的证婚提示词给我，念到新娘名字的时候，我难过得怎么都念不出来。她在后面告诉我她的名字，我说我知道，但就是念不出来。回身我就抱着她丈夫，连说谢谢，他说您放心吧，我一定照顾好她。"一面是步入婚姻殿堂，奔向美好新生活的喜悦，另一面却是癌症晚期的残酷现实。回想起彼时的情形，史安利情绪再次涌起，声音仍有些哽咽。

结婚那年，患者还是一位年仅22岁的小姑娘，乳腺癌却已经到了晚期，肝、肺等主要脏器都出现了转移。之前为了治病买药，卖了家里的房子。后来有了赫赛汀患者援助项目，史安利第一时间打电话给她。她回复说已经和爱人去了日本，那边药费全免。她通过赫赛汀维持治疗了10年左右，出现耐药后又用了帕捷特（通用名帕妥珠单抗），共生存了15年。

从这位患者身上，史安利看到了抗HER2靶向药神奇的治疗效果。但遗憾的是，并非所有医生都了解这个药物。

史安利第三次患癌住院时，病房新收进一位患者，聊天中患者讲述了自己的故事。她是一个渔民，家境贫穷，诊断为早期乳腺癌，历经手术和放、化疗各种治疗后，仍旧出现了转移。史安利听后感到非常生气，患者已经到了三甲医院，却没做过基因检测，而是按照常规老式的方法进行治疗，愣是把早期变成了晚期。她当即让这位病友找来主管医生，赶紧做一个HER2基因检测，结果一出，HER2基因呈强阳性。史安利马上通知基金会负责患者援助项目的人，特批免去15万的基础用药费用，为这位病友提供了援助。

"夫妻俩当场就给我跪下了。我女儿以前都不了解我在做什么，看到这情景她都哭了，她说才知道我妈在做这么好的事。"史安利感言，做这份工作既揪心，又很有成就感。

2003年退休后，史安利便开始了癌症康复的工作，为帮助更多病友奔波劳碌，70多岁高龄，仍在为患者组织服务。

"很多人不理解，都这么大岁数了，怎么还做这个呢，该享受下了。但我觉得工作也是享受，需要做点自己喜欢又有意义的事，这是不一样的感受。人到了这个年纪，就是想做点善事，情不自禁地就想帮人家，同时也是帮助了自己。"史安利说。

她对工作、对生活抱有极大的热情，总能发现其中的闪光点，从中找到乐趣。"特有意思""特别好""特感人""太震撼了"……这些感情充沛的词语，是她习惯的表达，交谈中，很难不被她的激情、她的情绪所感染。

投入工作时，时常忘了自我，滔滔不绝讲完后，回到家里才感到疲惫不堪，躺下后就不想动了。她对病友有发自心底的爱，患癌后的坚韧、积极乐观，也带给病友无限鼓励与力量。患者组织正是汇聚了这些润物细无声的力量，才展现出欣欣向荣的风貌。

## 开展公益宣教倡导社会支持

开展患者教育、社会公益宣教是患者组织重要的工作内容。在中国抗癌协会康复分会举办的患者教育活动中，不得不提的是"RUN FOR HER FAMILY"（为她而跑）全国乳腺健康公益宣教活动。

自2016年在长城脚下开启第一次公益健步走以来，活动已经连续举办了7届，江泽飞教授、任国胜教授、徐兵河院士、沈镇宙教授、邵志敏教授、吴炅教授等百余位乳腺癌诊疗领域顶级专家参与其中。活动形式新颖多样、参与性强，从健步走、全国抗癌明星评选，到乳腺癌康复者T台时尚大秀，再到沉浸式艺术展，将乳腺癌公众疾病教育、乳腺癌规范化诊疗知识以及乳腺癌患者康复活动向全社会进行了广泛普及（图18-2）。

史安利分享了活动中感人的一幕。2019年，"RUN FOR HER FAMILY"全国乳腺健康公益宣教活动在上海外滩举行，中国抗癌协会康复分会的9名乳腺癌康复者带来了一场别开生面的彩绘时尚大秀。康复者在台上走秀时，舞台被灯光照亮，史安利看到台下帕妥珠单抗药物的发明者Mark Sliwkowski感动得落泪，眼泪掉在胡子上，在黑暗中亮晶晶地闪着光。后来他主动和患者合影留念，表示没想到对中国患者有这么大贡献，特别感动，很鼓舞人（图18-3）。

实际上，"RUN FOR HER FAMILY"活动最初的名字为"RUN FOR HER"，加上"FAMILY"（家庭），更加强调家庭支持在乳腺癌患者康复中的重要作用。

"真正的康复是心理康复，只有家庭支持、社会支持，患者才能实现真正的

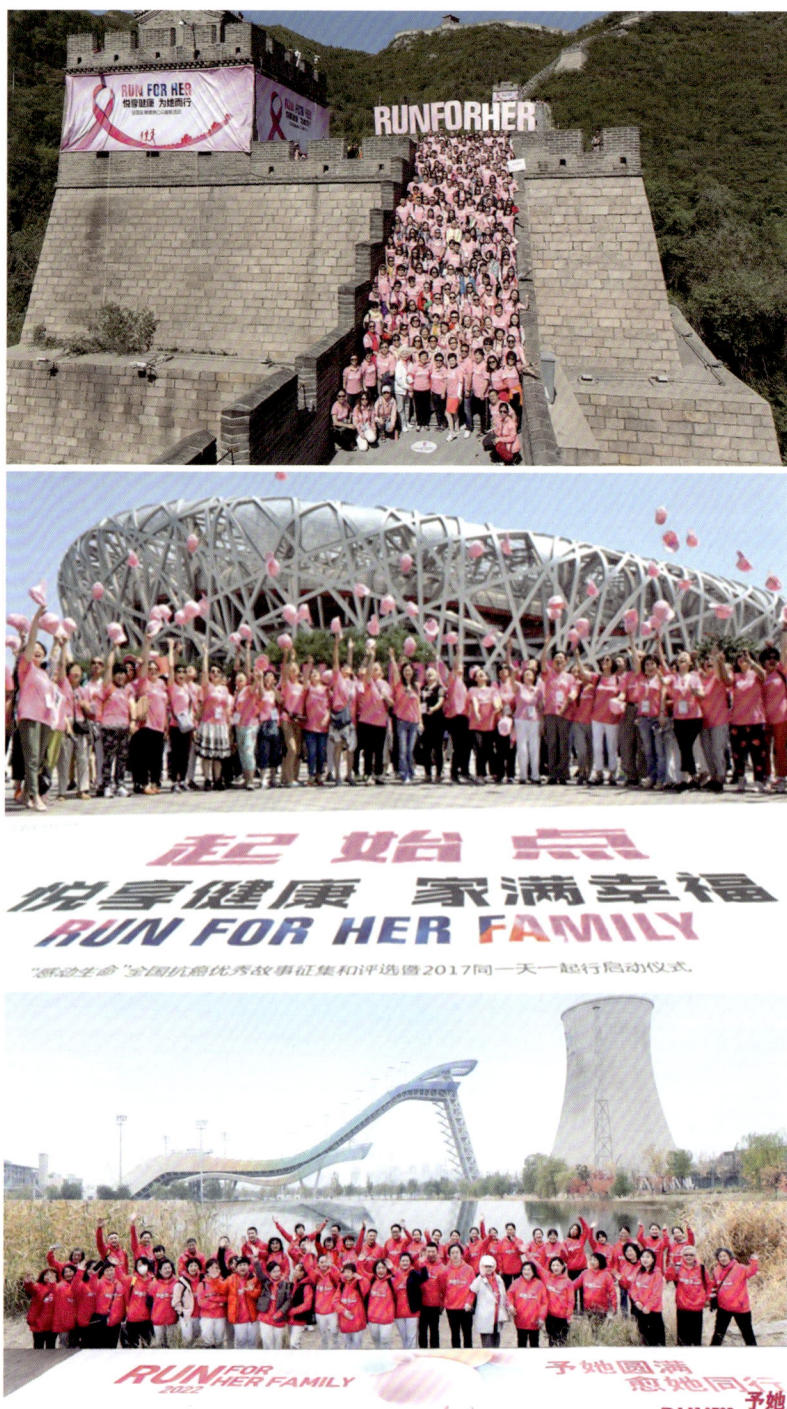

图18-2　"RUN FOR HER FAMILY"活动

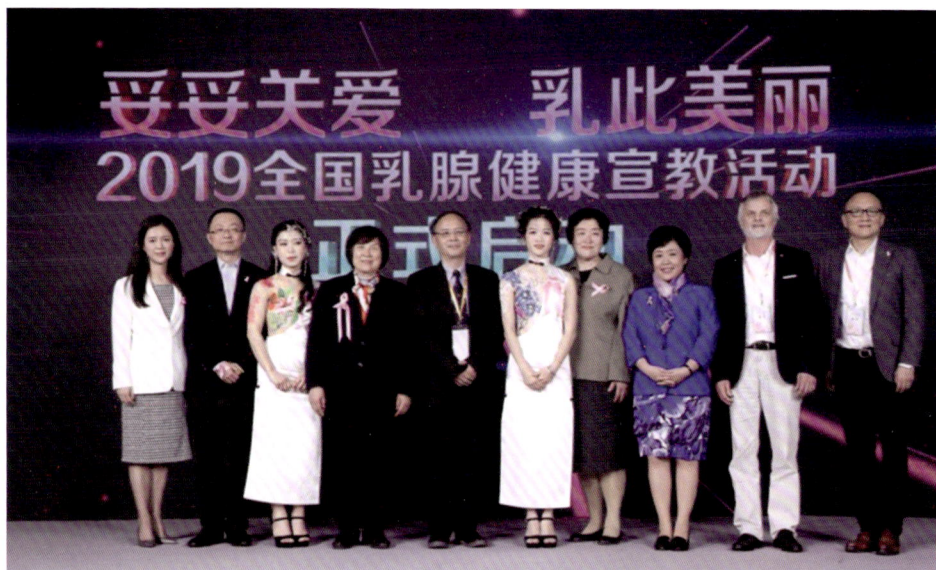

图18-3 2019年"RUN FOR HER FAMILY"全国乳腺健康公益宣教活动

康复。"史安利指出，我国台湾、香港的患者组织尤其重视这方面工作。例如，新诊患者入院时，便会到病房探访，进行心理疏导，使患者建立面对疾病的信心。同时，与配偶进行谈话，指导他们做好支持，接幼儿园子女放学回家，组织做功课、做游戏。通过这些方式，给予家庭全方位的支持。

作为"RUN FOR HER FAMILY"活动的延续，"同一天一起行"乳腺健康公益宣教健步走活动也引起了广泛的社会反响。活动一方面倡导多运动的生活方式，来预防肿瘤的发生，呼吁全社会关爱癌症患者及康复事业；另一方面，也向全社会展示了癌症康复者的精神面貌，鼓励病友及家属树立战胜癌症的信心。

"每年10月，我们在全国各地组织患者参加活动，在公园里举着旗子，有认识的人聊着聊着就加入进来，后来人越来越多，形成了一个全社会参与的队伍，也得到了当地政府的支持，通过这个活动，将运动康复推广到了全国。"史安利介绍。

每年中国肿瘤学大会前一天，"同一天一起行"健步走活动更是迎来"高潮"，中国抗癌协会领导、与会专家以及各地患者代表，统一着装，高举旗帜，一起健步走，热闹非凡。第二天正式会议开场前，"同一天一起行"健步走活动宣传片则作为暖场视频，再现10月全国各地及大会前一天活动的盛况。

"同一天一起行"癌症康复健步走活动引起了中国抗癌协会的关注和认可，由康复分会主办三届后，成为中国肿瘤学大会官方的品牌活动，作为年会必不可少的环节。

多次参与"RUN FOR HER FAMILY"活动的江泽飞教授同样表示，对于患者来说，家庭和社会的支持是必不可少的。"我们有些患者得不到家庭支持，很悲伤，失去了宝贵的治疗机会，当然，更多的患者一路都有家庭的陪伴。"（图18-4）

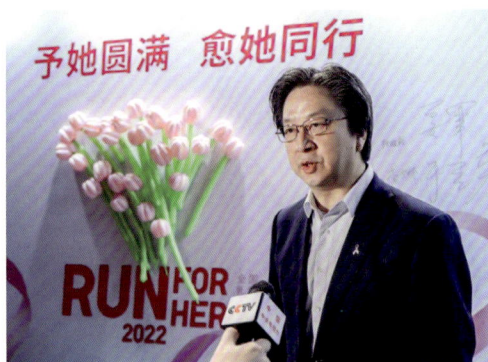

图18-4　江泽飞在2022年"RUN FOR HER FAMILY"活动中接受CCTV采访

江泽飞分享了一个印象深刻的患者故事。患者是一名20岁出头的学生，乳腺癌分型为HER2阳性，已经到了病危状态，患者弟弟找到他，他被那份眼神和表情深深打动，收治了患者，由于当时抗HER2药物赫赛汀很贵，他便发动自己同学和好友募捐，并负担了租房费用，让患者从不见阳光的地下室搬了出来，最后患者生命延长了5年多。这位由众多好心人支持治疗的患者让江泽飞颇有感慨，尽自己所能去做一些事情，尽管无法解决所有问题，至少让患者生命有了很好的延续。

江泽飞认为，关于社会资源的分配，应该对早期患者有更多的投入，但并不意味着对晚期患者就要放弃。当然，不放弃并非意味着给患者过多辛苦的治疗，因为陪患者聊天，积极地对症处理，或安排患者休息一段时间，这些也是可行的治疗手段。任何生命都有价值，我们应该充满敬畏之心。

对于公益宣教，江泽飞一直以来都积极投身其中。早在出国前，他便有了这样的意愿和念头，而在国外亲眼看到很多患者组织开展工作，更让他坚定了做好患者教育的决心。这些年来，他带动科室、学会开展了丰富多样的宣教活动，例如，每年利用"妇女节"（3月8日）、"母亲节"（5月第二个星期日）、"建军节"（8月1日）、"粉红丝带月"（10月）组织宣教活动，走向政府机关、企业、农村、偏远地区，服务患者、服务社会。

2020年，在武汉，中国临床肿瘤学会乳腺癌专家委员会组织发起"ALL FOR HER乳腺名医诊疗室"网络义诊活动，短短四五个小时内便有百余位专家学者报名，不仅能为疫情期间无法得到正常诊疗服务的患者提供诊疗服务，还会纾解患者的不良情绪。由网络访问记录整理成集的图书《2020乳腺名医访谈录》，成为医患同心抗疫的见证录。

## 有为才能有位

患者组织从患者群体中孕育、发芽、生长，它们深刻理解患者及照护者所面临的艰难与挑战，以及未被满足的需求。随着数量的增加，患者组织的职能也在不断优化拓展。它们除了在患者援助、科普宣教、康复支持、求医问药、疾病管理等方面发挥至关重要的作用外，还在药物研发、临床试验、审评准入等方面发挥积极作用。

史安利介绍，患者组织的特点是中老年人较多，很多人还怀有"参与试验就是在当小白鼠"的观念，鉴于此，每次组织患者活动时，她都会特别邀请药企医学研发部门人员来讲课，让病友能够正确认识参与临床试验的价值和意义。实际上，参与临床试验是"双赢"，入组患者为自己增加了治疗机会，尤其在药物尚未在国内上市、药物可及性差的情况下，临床试验作为一种补充，提供的是延长生命的宝贵机会。

令她尤其感动的是，在Ⅲ期双盲临床试验中，如果在试验组看到了确切疗效，很多企业也会给对照组提供所研究药物。但她也表示，参加临床试验当然也存在一定风险，由于每个人身体的耐受程度不一样，有些人的不良反应会比较大。

企业医学研发部门来讲课，不免有些"王婆卖瓜，自卖自夸"的意味。后来，还会邀请医生来讲课，从治疗的角度来说明为什么要用这些药物，对患者有什么好处，患者便更容易理解，从而更好地与医生配合，与企业配合。

作为临床医生，江泽飞教授感受到患者对参与临床试验认识上的巨大转变。以前，很多患者会觉得是在拿自己做试验，但是随着越来越多的患者从试验中获益，大家的积极性不断提高，甚至主动要求加入合适的临床试验。

他介绍，参与临床试验有诸多获益。首先，如今设计良好的自主研究日益增多，为患者提供了多种选择。例如，同样是HER2阳性患者，会有不同的研究项目，如一线治疗、二线治疗、三线治疗、曲妥珠单抗治疗失败、TKI治疗失败等研究，患者可根据情况参与其中。其次，在已经用过标准治疗后，参与试验又赢得了新的治疗机会，可以不必等到新药上市才购买使用。再次，一些临床试验为优效性设计，加入研究组可有更佳获益，即使加入对照组，也是目前的标准治疗，并不吃亏，既省了高额的治疗费用，又得到了标准治疗。最后，如果发现试验方案对自己效果不佳，也可以及时地了解哪种方案不适合自己，并寻找更适合的方案。

其中，有些患者特别幸运，在疾病的不同阶段总能遇上合适的临床研究，犹如开车走长安街，一路"绿灯通行"。在乳腺癌早期时能够入组早期的研究，在晚期时，又先后入组一线治疗、二线治疗的研究，经历了8~10年的临床研究，既免去了治疗费，还获得了很好的生存。

由患者组织开展的患者生存现状调查可以直观反映患者的康复生活状况及需求缺口，为临床诊疗、政策制定等提供依据。2020年，北京爱谱癌症患者关爱基金会联合多家单位，发起了中国中晚期结直肠癌患者诊疗现状调查，采用"面对面、一对一"的床旁问卷方式，对就医及治疗状况、生存质量、心理感受、治疗引发的患者负担等方面进行了全面的调研。

通过调查，发现了患者真正的痛点、难点。例如，确诊中晚期结直肠患者中，只有3%的人做过肠镜；大部分患者有多次转诊的经历，被调查患者平均到2.07家医院就诊，有近1/4的患者就诊过3家及以上医院；靶向治疗是实现精准治疗的重要手段，仅37.3%的患者使用了靶向药物，42.6%的患者反馈医生没有推荐使用靶向药物。调查结果让临床医生看到了我国中晚期结直肠患者诊疗的严峻形势。

"要做就做典型"，史安利曾在科研管理部门工作，非常了解哪些是百姓最受苦受难的病，便就此开展调研。她指出，中国是肝炎大国，肝炎、肝硬化、肝癌是慢性肝病"三部曲"，病程长，负担重。接下来，她还将启动肝癌患者生存质量调查，用数据说话。

打造"以患者为中心"的医疗卫生生态圈成为未来发展不可阻挡的趋势，患者组织如今获得了各界的认可，靠的是一步步的稳扎稳打，有为才能有位。它们将服务患者、服务医疗、服务社会作为自己的使命，用实际行动书写着自身的价值，也必将成为实现"健康中国"不可或缺的力量。

展 望

走向未来

满足患者之需，实现精准化治愈

面对患者诸多未满足之需，在乳腺癌防治中，医学同道追逐的脚步从未停歇，科研提升，学科发展，期待未来乳腺癌个体化、精准化治愈的实现。

本文受访专家

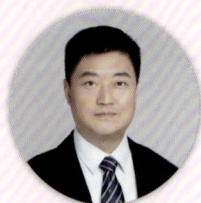

王海波

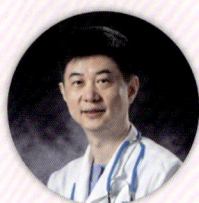

王坤

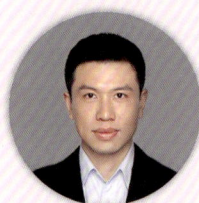

马飞

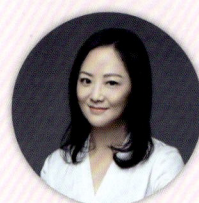

王碧芸

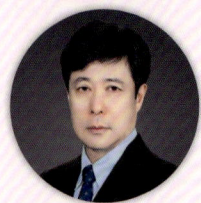

王永胜

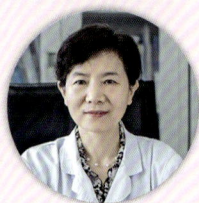

闫敏

# 走向未来：乳腺癌个体化、精准化治愈

作为"众病之王"，癌症令人闻风丧胆。但是，在与癌症持续斗争的数千年中，人类每次都迎难而上，伴随着科技的发展，在一次次斗争中深化对癌症的认识。

对抗癌症，外科手术"打响了第一枪"。而乳腺癌手术，也是人类历史上第一个被实施的癌症手术方案。此后，放疗展开了"局部战役"，化疗开启了"全面战争"，靶向治疗实现了"精准打击"，随着免疫治疗的出现，人类对癌症第一次发起了总攻。每一次斗争中，我们都取得了一定的胜利，使得癌症患者的生存期一次次延长，生活质量逐步得到提高。在众多瘤种中，乳腺癌已成为疗效较佳的实体肿瘤之一，乳腺癌患者5年生存率已接近90%。

然而，时至今日，我们仍然未攻克癌症，新的问题也在不断涌现。当前乳腺癌诊疗中，仍有诸多未被满足的患者需求——我们期待更好的脑转移治疗效果，整体提升晚期乳腺癌的预后，寻找更多的生物标志物，实现更精准的治疗，克服耐药，提升生活质量……这些需求都成为医疗行业持续攻坚的方向。

对乳腺学科而言，专科化建设将为学科发展筑牢根基，科研平台建设将为学科发展提供强劲动力。在《"健康中国2030"规划纲要》的指引下，未来，我们期待乳腺癌个体化、精准化治愈的实现。

## 乳腺学科蓄力发展

### 赋能专科方向，规范临床诊疗

在乳腺学科相关专家同辈的不懈努力下，我国乳腺学科在逐步向专科化方向迈进。乳腺学科由不受重视、仅为胸外科或普外科的一个分支学科，实现华丽转身。当前，全国各地均建立起独立的乳腺专科、乳腺中心或乳腺专科医院，乳腺学科在医院各专科中逐步占有一席之地，甚至成为医院发展的优势学科。乳腺学科不仅实现了自身发展，更为重要的是，改变了乳腺癌患者的生命走向，使他们获得了更多的生存机会。

青岛大学附属医院乳腺病医院院长王海波教授介绍，以前，与其他学科相比，乳腺外科手术较为单一，不受重视，当时普外科普遍认为的技术提升路径是先做乳腺、甲状腺手术，再做胃肠手术，最后做肝胆手术，从而一步步实现外科技术的提升。而近一二十年，随着乳腺癌发病率的提高，人们对乳腺癌的认识也在深入，专业需求越来越高。对于乳腺癌的治疗，一方面，需要外科技术与整形重建技术、微创技术等完美结合；另一方面，治疗不再仅仅聚焦于局部的外科手术，而是需要全身的系统性治疗，由专门的多学科团队来完成。

"以前很多人说乳腺学科太小了，做起来没意思。但当我从事这一学科后，才发现乳腺学科太大了，我的精力只够在其中一个领域深入研究，围绕这个领域作出系列的成果，我感到非常开心。"广东省人民医院乳腺科主任王坤教授感言，乳腺学科有太多需要深入研究的方向。

在各瘤种中，无论是分子诊断，还是靶向治疗、免疫治疗等新方法的应用，乳腺学科都走在前列，成为肿瘤治疗领域的典范与"排头兵"。

随着乳腺学科不断发展，治疗手段日渐丰富，治疗理念也不断更新。而新的治疗手段与理念只有转化为专科医生规范的诊疗行为，才能成为患者获益的保障，这也是各学会/协会颁布指南，以及国家大力推动乳腺癌诊疗质控工作的初衷。

对马飞教授而言，一方面，作为中国医学科学院肿瘤医院内科治疗中心主任，要站在时代的前沿，引领行业发展；另一方面，作为国家肿瘤质控中心乳腺癌专家委员会秘书长，也要深入基层，守好规范化治疗的底线。在他看来，这两方面的工作具有相同的分量。

"我国一些医院的诊疗水平可以与国际比肩，但是整体水平为什么相对落后？并非最高水平不行，而是因为我国医院间水平差距巨大，太多'短板'拖了后腿。"马飞感慨。因而，在未来，国家以及各专家学者将继续致力于提升各级医院，尤其是基层医院的乳腺癌规范化诊疗水平，以谋求学科更好的发展，更高质量的乳腺癌诊疗。

**夯实科研基石，推进学科发展**

高质量科研平台的建设，是乳腺癌学科发展的基石。近年来，我国持续有重磅的科研成果产出，不仅转变了"跟跑者"这一长久身份，也提升了我国在学术领域的话语权。

例如，在2021年，我国同时有3项原创研究被美国国家综合癌症网络（NCCN）指南引用，这在乳腺学界是史无前例的，包括王坤教授团队的NeoCART研究，中山大学肿瘤防治中心袁中玉教授团队的SYSUCC-001研究和复旦大学附属肿瘤医院邵志敏教授团队的PATTERN研究。

NeoCART研究作为首个被美国NCCN指南引用的新辅助临床研究，是王坤团队在新辅助领域持续深耕产出的系列成果的代表。在他看来，想要做出高质量的科研成果离不开三方面因素。

第一是专业团队的精诚合作。以前大家习惯于"单打独斗"，如今行业内志同道合的同辈们团结在一起，进行学术分享与讨论，碰撞出学术的火花，大家相互支持，形成了开展研究的合力。第二要有国际化视野，按照国际上认可的方法去开展研究。他坦言，既往团队对此认识不深，走了弯路后才逐渐认识到国际标准的重要性，并取得了一些成果。第三是外部资源的鼎力相助，临床研究的开展离不开学术机构、医药企业所提供的资源支持。

"中国专家不乏国际化视野，很多医生都曾到国外交流学习，具有很高的英语水平，能熟练地掌握各种知识，而且中国人具有勤奋的特质，国际上最新学术进展很快就能广泛地传播与探讨。"王坤指出，目前，我们需要在创新药的研发上加大投入，虽然近10年国内在这方面取得了很大进步，但如果国内药企能产出更多创新药，更多的中国临床研究将会在国际舞台绽放光彩。

谈及未来乳腺癌科研探索的方向，王坤认为，乳腺癌从诊断到治疗，再到后期的康复及患者生活质量的提升，每一个领域都值得深入钻研。例如，在诊断领域，广东省人民医院在影像组学领域投入了大量的科研团队与临床相结合，打造了成熟的诊断技术，使乳腺癌原位癌诊断率高达20%，达到了世界上优秀乳腺中心的衡量标准（原位癌占所有乳腺癌15%~20%）。此外，也和中国科学院的自动化研究所建立了良好合作，产出一系列在领域内号称为"标杆性"的研究成果，其中很多研究成果将逐渐在临床转化。

王坤同时指出，国家将科研平台的建立置于重要位置，以前国家自然科学基金仅资助基础研究，而现在国家基金委以及科技部都非常重视临床研究，建立了国家级临床研究中心和省级临床研究中心，以期通过临床研究带动科学进步。相信在国家政策的引导下，中国在三五年内会涌现出更多的学术成果。

在三阴性乳腺癌领域深入探索10余年，复旦大学附属肿瘤医院王碧芸教授团队取得了诸多科研成果。在她看来，做科研关键要找准研究点，并在该领域深耕。针对临床上的难点和争议点，去探索背后的机制，再反过来指导临床，二者相互促进。

除本中心科研平台外，自2017年起，王碧芸还在中国临床肿瘤学会青年专家委员会（CSCO YOUNG）的平台上，带领青年医生在乳腺癌领域开展了系列研究者发起的研究。

"为了响应CSCO号召，我们在乳腺癌领域开启了研究。由于缺乏资源，想要开展前瞻性、多中心的随机对照研究是非常困难的，于是，我们从一些回顾性研究入手，整合利用起大家手中的数据，希望能够回答临床上的一些没有循证医学证据的小问题。"王碧芸介绍了YOUNGBC系列研究开展的初衷。

令大家感到意外和惊喜的是，这样一颗小小的初心，却经过生根发芽，茂盛生长，结出了丰硕的果实。"开始大家只是在一起做一些事情，直到第9项研究的数据被业内相继引用，我们才发现确实做了一件很了不起的事，感到很自豪。"

王碧芸分析，YOUNGBC-9恰好契合了全球的热点，即分析了首个CDK4/6抑制剂哌柏西利在国内上市一两年的情况，拿出了中国自己的数据。由于研究思路明确，仅用2个月的时间便完成了数据收集、分析、成文和投稿，并迅速被国际知名杂志接收。

YOUNGBC系列研究还包括几项HER2阳性乳腺癌的真实世界研究，弥补了王碧芸团队此前因经济负担无法开展HER2阳性研究的遗憾。真实世界研究作为一个补充，解决了HER2阳性乳腺癌随机对照研究中没有覆盖的一些临床问题。

十几年前在国外学习时，当看到国外同行因为有数据的长期积累，只要有了新的理念、新热点，很快就能写出文章来时，王碧芸感到无比羡慕。而如今，通过大家的努力，梦想照进现实。YOUNGBC建立起自己的数据库，一旦有新的"idea（想法）"，利用数据库也能很快出成果，拿出国人自己的数据。

在各位青年医生的共同努力下，最初的3年时间里，YOUNGBC系列研究便产出了15篇论文，这些成果在专业会议上被解读，受到业内的认可与肯定。至2022年，系列研究已完成24项，另有几项研究还在进行中。在最初的回顾性研究基础上，还开展了一些前瞻性研究及转化性研究，并申请到了多项课题经费资助。

现在，王碧芸接任了CSCO青年专家委员会主任委员一职，在这个集聚各个瘤种的优秀青年医生的学术平台上，除乳腺学科外，王碧芸将凝聚更多学科青年的力量，发挥各科所长，促进彼此的交流，互相借鉴学习，进一步加深各学科及各中心间的合作，展现青年学术活力，为肿瘤领域的发展进步做出积极的贡献。

## 致力于未满足之需

### 追求疗效，也追求更好的生活质量

随着乳腺癌各治疗手段的不断涌现更迭，乳腺癌患者的生存期得以大幅延长，临床已逐渐将乳腺癌作为慢性病来管理。在乳腺癌的长期治疗过程中，各治疗方案的应用给患者带来获益的同时，也给患者的生活质量带来了不同程度的影响。近年来，患者生活质量得到业内的广泛关注，在保障治疗有效的同时，医患也在共同追求更有质量的生存。

山东省肿瘤医院乳腺病中心主任王永胜教授指出，外科手术作为乳腺癌主要的治疗方式，在切除肿瘤的同时，也给患者带来了创伤，给患者生活质量带来了较大影响，例如乳房的缺失、腋窝淋巴结清扫后上肢水肿。在乳腺癌手术治疗领域，对于手术治疗的探索从未停止，由最初的乳房切除术，到保乳手术，再到如今的乳房重建。腋窝手术也从腋窝清扫手术到前哨淋巴结活检，以及探索乳腺癌免乳房及腋窝手术治疗的可行性，这些都是为了在保障治疗效果的同时，减轻对患者的影响，提升乳腺癌患者生活质量所作出的努力。

王坤表示，降低治疗影响、提高患者生活质量体现在乳腺癌整个治疗过程中。其中，化疗作为乳腺癌常用治疗方式之一，会产生较大的不良反应，如消化道反应、骨髓抑制、脱发等。随着靶向治疗更多证据的积累，业界对于早期HER2阳性乳腺癌靶向治疗升阶梯与化疗降阶梯开展了诸多尝试，如PHERGain研究探索了HER2阳性乳腺癌新辅助治疗免化疗的可行性。

在王坤看来，逐渐减少化疗的应用是一个好的趋势，未来在部分经严格筛选的患者中可以进行尝试，作为未来探索的方向。但他也强调，步子不能迈得太大，在当前的发展阶段，要十分谨慎地对待。

他解释，目前，大部分进行新辅助治疗的患者是病情偏重或肿块偏大、有淋巴结转移的患者，这些患者应用曲妥珠单抗和帕妥珠单抗，同时联合化疗才能达到更好的疗效。PHERGain研究在新辅助治疗早期预先识别出达到pCR患者的影像学特征，从而使这部分患者免于化疗，该研究是在严格监控的情况下进行患者筛选的，每一步都很慎重。

由于蒽环类化疗药的不良反应较大，近些年也有诸多关于免蒽环类化疗药的探讨与实践。王坤指出，目前的一个进步是蒽环的降阶治疗趋于实现了，像HER2阳性乳腺癌TCHP的方案便没有用到蒽环。由他牵头开展的NeoCART研究也没有应用蒽环类化疗药，而是更早地应用了多西他赛和卡铂，同样获得了很好的疗效。

另外，王坤还提到，通过保乳及重建手术，让患者拥有更美的外形，可以更自信地回归社会。针对每种药物的不良反应，进行提前预防，减少不良反应的发生，如提前预防骨质疏松的发生，这些都是提高患者生活质量的举措。

如今，抗HER2靶向药得到了日益广泛的应用。王碧芸指出，与化疗药物相比，靶向治疗本身就是毒性比较小的治疗方式，在应用曲-帕双靶治疗时，患者的生活质量是非常好的。

她介绍，随着大家对患者生活质量的日益重视，患者报告结局（PRO）、净获益、欧洲肿瘤内科学会临床获益量表（ESMO-MCBS）等概念日益受到广泛的关注。

患者报告结局是直接来自患者对自身健康状况、功能状态以及治疗感受的报告，可以提供一种标准化的方法来衡量生活质量和症状负担。将疗效与不良反应相抵后的"净获益"也成为乳腺癌诊疗效果的重要指标。ESMO-MCBS是一种结构化的方法，可评估临床获益程度。随着临床对这些概念的关注，以及将患者生活质量纳入诊疗策略的考量范围，今后将更加有益于患者生活质量的提升。

除选择不良反应小的治疗药物外，治疗模式的提升也为提升患者的就医体验、提升生活质量增加了"砝码"。在抗HER2领域，曲妥珠单抗皮下制剂（Herceptin SC）和曲妥珠单抗与帕妥珠单抗固定剂量复合皮下制剂（Phesgo）便是这样的一个"砝码"。

"抗HER2靶向治疗是一个长期的过程，早期患者需维持一年的治疗时间，晚期患者要用到疾病进展。曲妥珠单抗静脉滴注需30~90分钟，曲-帕双靶输注需要60~150分钟，长期的静脉注射治疗给患者和医疗系统都带来了不小的压力。"王碧芸指出，皮下制剂通过技术革新，仅用几分钟的时间就能完成治疗，而且不会引起很大的不良反应。这一医学上的进步，不仅大大减少了注射时间，提升了患者体验，也减少了患者的就诊时间及家属的陪护时间，缓解了就医困难，减轻了医疗系统的压力。

2022年10月，曲妥珠单抗皮下制剂已获批在中国上市，使中国的乳腺癌患者得以应用上这种便捷的治疗方式。Phesgo也已在欧美多个国家获批上市，相信不远的将来也将走进中国。

基于皮下制剂便捷的治疗方式，如今美国已经实现了居家注射，使得乳腺癌的慢性管理得以进一步实现。期待未来医学的进步带给乳腺癌患者更好的治疗。

**攻克脑转移难题**

作为乳腺癌的一种严重并发症，在乳腺癌进展中，脑转移会在15%~30%的患者中出现，给患者的生存和生活质量带来重大影响。

十几年前，河南省肿瘤医院乳腺科副主任闫敏教授便开始关注乳腺癌脑转移，并开展了多项相关研究。2014年前后，闫敏团队对脑转移的高危因素进行了分析，发现HER2阳性乳腺癌和三阴性乳腺癌的脑转移发生率较高，这与国际上发表的很多研究数据是一致的。在当时曲妥珠单抗用药不普遍的情况下，HER2阳性患者脑转移发生率非常高，而且发展得也很快。因此，对HER2阳性和三阴性患者，闫敏会建议患者每半年到一年进行一次头颅磁共振检查，以便及时发现脑转移。

对于脑转移，放疗是其标准治疗。令闫敏感到可惜的是，一些患者本身就因脑转移而痛苦不堪，再加上放疗带来的不良反应，患者十分受罪，很多人选择了放弃治疗。对于核磁共振发现的小肿瘤，闫敏团队会先用药物治疗，治疗2周期后评价其疗效，如果有效便可以继续用药治疗，暂缓放疗。总体来讲，各种药物对于脑转移的治疗有效率都很不乐观。一些对颅外转移有效的药，如对肝、肺、骨、淋巴结转移有效，对脑转移的有效率却很低。

2022年1月，闫敏团队脑转移相关研究——PERMEATE研究取得了突破性进展，研究成果发表于国际权威医学期刊《柳叶刀·肿瘤学》（*Lancet Oncology*）。该研究首次前瞻性地探索了吡咯替尼联合卡培他滨治疗HER2阳性晚期乳腺癌患者脑转移的疗效和安全性，研究显示了该方案的良好耐受性，在颅内和颅外病变均具有活性，特别是未行放疗的患者中疗效更佳。

面对乳腺癌脑转移的棘手难题，近年来，大分子单抗、小分子TKI和ADC药物均进行了不少的探索，为HER2阳性乳腺癌脑转移的患者带来了新的治疗选择。此外，也有学者试图识别出脑转移高风险人群，寻找可预测疗效的生物标志物。在更多同仁的努力下，未来的研究将为脑转移治疗注入新的活力，带来更多惊喜。

**精准化之路**

随着近年来个体化诊断及治疗手段的发展，乳腺癌治疗决策已步入了精准医学的新时代。乳腺癌治疗不再千篇一律，而是根据每位患者的分子分型、病理类型、基因表达情况进行个体化、精准化治疗。

王坤指出，2004年，乳腺癌被分为HER2阳性型、三阴性、luminalA、luminalB 4个表型，引领着乳腺癌近20年的发展。将来，每一表型可能还会细分出更多亚分型，像如今的三阴性乳腺癌又分出了BRCA突变型、免疫调节型以及其他的类型等，将来进一步的亚分型划分会使乳腺癌治疗更加精准。

近年来，马飞团队一直在试图探索生物标志物指导的HER2阳性乳腺癌治疗。例如，利用ctDNA检测指导抗HER2治疗。研究发现，一些此前HER2阴性的患者，通过ctDNA检测可发现患者HER2基因实际上存在异常，给予这类人群抗HER2治疗，可以延长患者生存期，为这一类人群提供了新的治疗机会。

马飞指出，对于未来乳腺癌的治疗，肿瘤内科医生最为关注的方向有两个：一是创新药的研发，二是通过伴随诊断，更精准地找到适合用药的人群。例如，乳腺癌二线治疗药物包括以T-DM1为代表的ADC药物，以及以吡咯替尼为代表的小分子TKI。在药物选择上，有些人适合T-DM1，有些人适合吡咯替尼，该如何选择？目前还没有高级别循证医学证据。对于此，业界也在致力于寻找能从药物治疗中获益的人群，进行精准治疗。

他以IMpassion 130和IMpassion 131研究为例进行了具体说明。IMpassion 130研究结果显示，阿替利珠单抗联合白蛋白结合型紫杉醇能够显著延长PD-L1阳性三阴性乳腺癌患者的无进展生存期（PFS）和总生存期（OS），引起极大轰动，研究结果在《新英格兰医学杂志》上发表。

而随后包含中国在内开展的国际多中心临床研究IMpassion 131研究却得出阴性结果。两项研究最大的差别在于，IMpassion 130研究中化疗药为白蛋白紫杉醇，IMpassion 131研究的化疗药为普通的紫杉醇。虽然既往化疗药效相当，但是结局却不同。FDA因此撤销阿替利珠单抗晚期三阴性乳腺癌适应证，美国NCCN指南也撤销了相关推荐。

马飞认为，实际上，IMpassion 131研究中部分患者也取得了良好的治疗效果，这种"一棒子打死"的做法，使部分晚期三阴性乳腺癌患者丧失了一个延长生命的机会。

因此，他带领团队进行了深入研究，最终找到了研究失败的原因。其一，没有找到精准获益的人群。临床试验中通过肿瘤浸润免疫细胞（IC）PD-L1阳性筛选优势人群，这种伴随诊断实际上并不合适。而是应该找到更精准的人群，筛选能获益的人群，去除无法获益的人群。其二，没有找到好的"搭档"。通过对肿瘤微环境分析，发现紫杉醇在杀伤肿瘤的同时，还会对免疫应答的有效微环境带来严重破坏，从而影响免疫联合治疗的疗效。因此，紫杉醇不适合与免疫治疗联合使用。该研究也为三阴性乳腺癌的精准免疫治疗提供了新的方向。

HER2靶点是乳腺癌治疗史上重要的靶点，也是发展较为成熟的治疗靶点。针对该靶点不断有新的抗HER2药物问世，使HER2阳性乳腺癌治疗发生了翻天覆地的变化。

王碧芸指出，HER2阳性是乳腺癌所有领域中热度最高、发展最快的。HER2靶点不仅是预后因素，还是预测药物疗效的因素，该领域会持续保持它的热度，另外，在HER2阳性、阴性二分法基础上，如今又分出HER2低表达，针对此已经有了很好的治疗方法。然而，关于HER2低表达还有很多需要进一步探索的问题，例如，原发灶与转移灶的不一致、HER2极低表达的下限、ADC药物联合治疗等问题都还有待进一步明确。

除HER2靶点外，医疗界也在不断寻找其他生物标志物和治疗路径，如Ki-67、TILs、PD-L1、PIK3CA等，针对不同标志物，不断有新的药物被研发出来，如PI3K抑制剂Inavolisib、CDK4/6抑制剂阿贝西利、哌柏西利，免疫检查点抑制剂阿替利珠单抗等，为乳腺癌患者提供更多的治疗选择。

此外，晚期乳腺癌如何优化治疗？如何合理地"排兵布阵"，提高整体治疗效果？耐药难题如何破解？……诸多难题有待去探讨。

在抗癌的路上，不屈的人们勇往直前，在漫漫黑夜中寻找光明，追寻蓬勃的希望。

（注：本书最终审稿于2024—2025年）

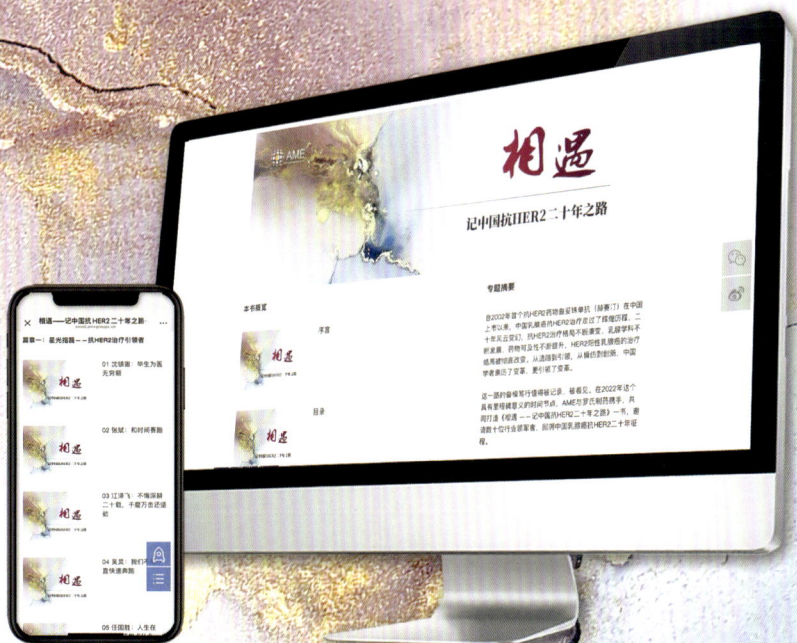